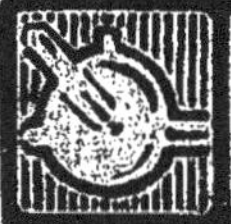

F. BARJON

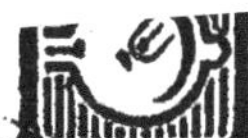

RADIODIAGNOSTIC DES AFFECTIONS PLEURO-PULMONAIRES

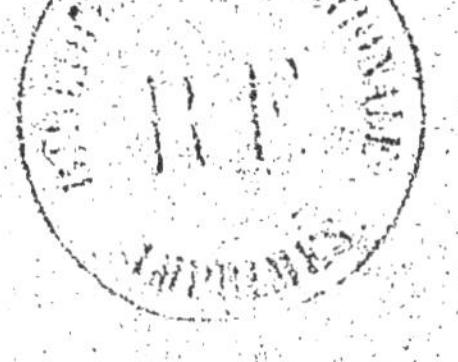

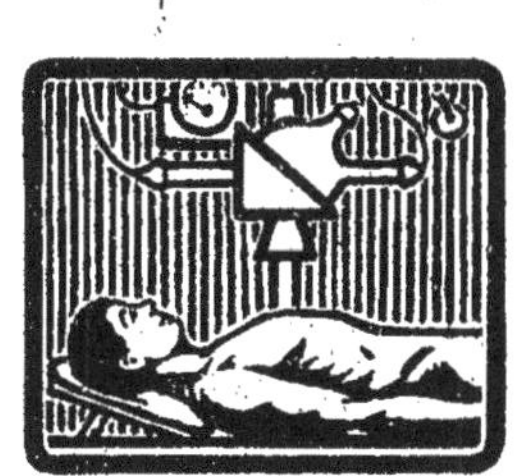

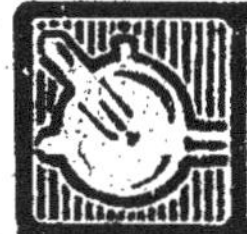

MASSON ET Cie
EDITEURS. PARIS

RADIODIAGNOSTIC
DES AFFECTIONS
PLEURO-PULMONAIRES

RADIODIAGNOSTIC
DES AFFECTIONS
PLEURO-PULMONAIRES

PAR

F. BARJON

MÉDECIN DES HOPITAUX DE LYON

Avec figures dans le texte et 26 planches hors texte

MASSON · ET · C^IE · ÉDITEURS
LIBRAIRES DE L'ACADÉMIE DE MÉDECINE
120, BOULEVARD SAINT-GERMAIN, PARIS, VIe
1916

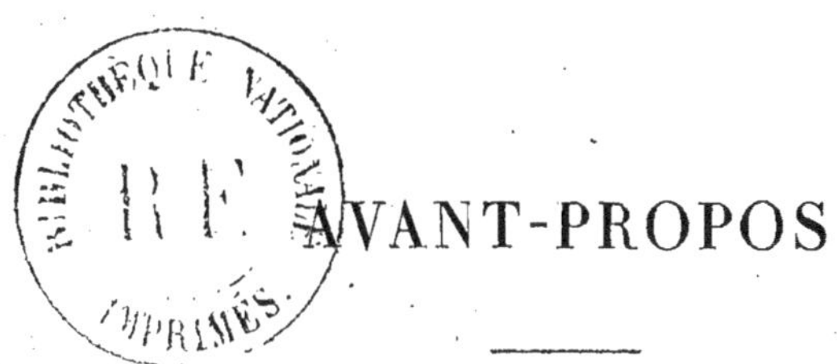

AVANT-PROPOS

Ce livre n'a aucune prétention. Il est destiné seulement à servir de guide aux radiologistes et aux médecins peu familiarisés avec l'interprétation des images thoraciques.

Le radio-diagnostic pleuro-pulmonaire est un des sujets les plus délicats de la radiologie, parce qu'il embrasse un champ immense qui touche à toute la pathologie du thorax. C'est celui qui nécessite de la façon la plus étroite, une collaboration constante avec la clinique, car les images pathologiques du thorax sont d'une variété infinie ; elles sont illimitées ; et aucune de celles qu'on peut être appelé à voir, ne ressemblera exactement à l'une des précédentes.

Même lorsque des images radiologiques paraissent avoir entre elles quelque ressemblance de forme, d'étendue, de localisation ; il arrive à chaque instant que ces ombres, sœurs en apparence, sont profondément dissemblables en réalité ; et qu'au nom de la clinique, elles réclament une interprétation tout à fait différente.

L'interprétation de ces images doit donc être basée sur le contrôle d'autres méthodes et sur des vérifications précises.

J'ai cherché surtout à m'appuyer sur des faits, à dire ce que j'ai vu. J'ai puisé dans les nombreux documents cliniques de mon service hospitalier, dans lequel tous mes malades sont suivis cliniquement et radiologiquement, en cherchant à faire converger les renseignements fournis par les différentes méthodes. J'ai choisi de préférence pour mes démonstrations, les observations qui avaient été vérifiées par l'autopsie ou par une intervention chirurgicale, laissant autant que possible de côté tout diagnostic dans lequel l'hypothèse ou la fantaisie quelque séduisantes qu'elles puissent être, auraient semblé tenir la première place.

Un tel travail est forcément incomplet, parce que je n'ai pas tout vu. Des documents nouveaux, rassemblés au jour le jour, combleront peu à peu les vides.

J'ai évité de me lancer dans la bibliographie et de surcharger ces pages d'un poids inutile. Qu'on ne cherche pas ici un index bibliographique, on n'y trouvera qu'un recueil de faits et d'observations. Leur seul mérite est d'être sincères, de se rapprocher autant que possible de la vérité, d'avoir en outre quelque intérêt pour le médecin, ou quelque valeur pour l'instruction des élèves.

Si ce petit livre peut rendre service à quelques-uns je n'aurai pas perdu mon temps.

F. Barjon.

Juillet 1916.

Ces pages venaient à peine d'être écrites lorsqu'a éclaté la grande guerre européenne qui en a retardé la publication.

Les faits nouveaux observés pendant cette période m'ont engagé à ajouter un chapitre sur les *Blessures pénétrantes du thorax par projectiles de guerre.*

F. B.

RADIO-DIAGNOSTIC

DES

AFFECTIONS PLEURO-PULMONAIRES

PREMIÈRE PARTIE

GÉNÉRALITÉS

CHAPITRE I

CONSIDÉRATIONS GÉNÉRALES SUR L'UTILISATION DE L'EXAMEN RADIOLOGIQUE DU THORAX EN CLINIQUE MÉDICALE

Progrès de l'examen radiologique. — Les progrès réalisés depuis quelques années dans la technique des examens radiologiques ont rendu véritablement pratique ce nouveau mode d'exploration, en le mettant pour ainsi dire à la portée de tous. Les perfectionnements apportés dans la puissance des instruments, la simplicité de leur manipulation, le meilleur rendement des ampoules radiogènes, ont permis de transformer un procédé d'examen regardé d'abord comme une simple curiosité, en une méthode utile, scientifique et pratique. Ceux qui l'ont utilisée une fois ne peuvent plus s'en passer, et le jour approche où les renseignements fournis par l'examen radiologique seront devenus aussi indispensables au médecin que ceux fournis par l'exploration stéthoscopique.

C'est qu'en effet la radiologie, exclusivement chirurgicale à son enfance, réduite à l'examen des fractures et à la recherche des corps étrangers, a peu à peu extraordinairement étendu son domaine. Comme toutes les méthodes de valeur elle s'est enrichie rapidement, et elle s'enrichit encore tous les jours. Timidement appliquée par le Pr Bouchard à l'examen des plèvres et du poumon, elle est devenue véritablement médicale. Elle a abordé l'étude physiologique et pathologique de tous les viscères importants et récemment encore Vaquez et Bordet nous montraient sa valeur dans l'étude du cœur et de l'aorte, tandis que Béclère indiquait tout ce que nous pouvons en attendre pour l'exploration du tube digestif.

Conditions favorables de l'examen du thorax. — Les rayons de Röntgen traversent les corps solides. C'est à cette propriété physique spéciale qu'ils doivent toute leur valeur. Mais cette pénétration n'est pas uniforme, elle varie en raison de la qualité des rayons émis, mais surtout en raison de la densité des corps traversés. Un ensemble de corps de densités différentes donnera donc sur l'écran radioscopique une série d'ombres de valeurs différentes aussi ; et cette différence sera d'autant plus marquée que les poids spécifiques des corps examinés seront plus distants les uns des autres. D'après ces données, il est facile de concevoir que l'examen du thorax se présente dans les conditions les plus favorables. Les deux poumons remplis d'air forment, de chaque côté de la cage thoracique, deux appareils d'une très faible densité qui vont se traduire sur l'écran radioscopique par deux plages claires, sur lesquelles se détachent merveilleusement les organes voisins, d'une densité bien supérieure. Ainsi apparaissent avec netteté les contours du cœur et de l'aorte rendus plus opaques par la grande quantité de sang qu'ils contiennent ; le gril costal, la silhouette du sternum et de la colonne vertébrale, rendus plus opaques par leur structure osseuse et leur richesse en sels minéraux.

D'autre part, la moindre lésion pathologique du tissu pulmonaire, amenant une modification sensible de la densité du parenchyme, donnera sur l'écran une ombre anormale qui attirera facilement l'attention du médecin.

Ainsi sont réalisées les conditions les plus favorables à l'examen physiologique et anatomique du thorax au moyen des rayons de Röntgen.

Importance de cet examen. — L'importance de cet examen est considérable, en particulier pour l'appareil pleuro-pulmonaire, le seul dont nous ayons à nous occuper ici. On obtiendra par ce procédé toute une série de renseignements nouveaux, très différents de ceux fournis par les autres méthodes d'exploration, mais qui viendront se surajouter à eux et augmenter dans des proportions considérables les ressources de l'investigation clinique.

Alors que jusqu'à présent l'ouïe et le palper jouaient le grand premier rôle, la vue devant se contenter d'observer en quelque sorte la forme et les contours du vase, sans rien apercevoir de son contenu, ce sens reprend tout à coup en médecine une valeur aussi grande que celle qu'il possède dans la vie de relation. Le médecin n'est plus un aveugle et il doit exercer son œil aussi bien que son doigt et son oreille pour arriver à la perfection dans la pratique de son art. Grâce aux rayons de Röntgen l'œil du médecin traverse maintenant sans peine la paroi du thorax, il pénètre les organes profonds qui jusque-là lui étaient restés cachés ; il en observe le fonctionnement, il en fait le tour, il en dissèque la structure intime. Du coup sa supériorité éclate sur celle des autres sens, car la palpation et la percussion ne renseignent que sur l'état des organes en contact intime avec la paroi ; l'auscultation ne décèle que les lésions assez superficielles pour transmettre à l'oreille des bruits perceptibles, tandis que l'œil fouille dans la profondeur et découvre les lésions les plus cachées. Aucun autre procédé d'exploration ne permet d'établir aussi bien que l'examen radiologique la topographie des lésions pleuro-pulmonaires, d'en fixer l'étendue, d'en préciser la localisation surtout dans les cas difficiles, d'en faire en quelque sorte l'*autopsie vivante* dont parle Claude Bernard.

Quelle autre méthode d'exploration serait capable de renseigner d'une façon plus claire et plus simple sur le fonctionnement de ces organes si précieux : le cœur et les poumons qui sont comme le centre de la vie ; de montrer sans le secours d'aucun appareil enregistreur les battements des oreillettes, des ventricules et de l'aorte ; d'apprécier sans spiromètre la valeur respiratoire des poumons ; de renseigner sur les mouvements du diaphragme, l'écartement des côtes, les déplacements du médiastin dans l'inspiration et l'expiration ? Quelle autre méthode serait capable de donner, tel un miroir de fée, la vision vivante des organes les plus cachés ? Et quelle supériorité encore. Tandis que les procédés stéthoscopiques ne livrent leurs secrets qu'aux seuls initiés formés par une longue pratique, tandis qu'ils ne les versent que dans une seule oreille, la radioscopie plus généreuse étale sur un large écran ses merveilleuses visions ainsi rendues visibles aux yeux de tous.

Nécessité de l'examen médical concomitant. Le radiologiste doit être médecin. — Il ne faudrait pas cependant que cette supériorité apparente enorgueillisse la méthode nouvelle et la grise au point qu'elle imagine pouvoir marcher seule et se passer des autres. Ce serait là une grave erreur. Si elle est plus brillante que les anciennes méthodes, elle n'a pas leur expérience et doit constamment faire appel à leur appui.

En effet voir n'est pas tout. Avec de bons yeux et de bons appareils il est facile de voir, mais il s'agit d'interpréter ce qu'on voit et d'en tirer des conclusions utilisables pour le diagnostic. Ceci certes n'est pas à la portée de tout le monde. Cette interprétation délicate exige toute une somme de connaissances très précises sur l'anatomie, la physiologie, la pathologie, c'est pourquoi il est de toute nécessité que le radiologiste soit un médecin. Je dirai même plus, pour être un bon radiologiste il ne suffit pas d'avoir le titre de docteur en médecine, il faut avoir une connaissance approfondie des malades ; il faut connaître la marche, l'évolution des maladies ; les complications qui peuvent les aggraver ; il faut en un mot être un excellent clinicien. C'est à cette condition seulement qu'on fera œuvre utile en médecine, et qu'on évitera des erreurs d'interprétation parfois grossières, dans lesquelles on tombera inévitablement sans la solide éducation médicale qui devrait être exigée de tous les radiologistes.

L'examen radiologique ne donne sur l'écran ou sur la plaque photographique que des ombres et des lumières, des blancs et des noirs. Il renseigne sur la forme, l'étendue, la situation, le degré d'opacité de ces ombres, leur rapport avec tel ou tel organe.

Il ne dit rien de leur nature, de leur valeur anatomique, de leur évolution. Ces renseignements qui manquent au radiologiste, le médecin peut les lui fournir, par l'interrogatoire du malade, l'examen de ses antécédents, l'étude de l'évolution de sa maladie, enfin et surtout par l'utilisation des autres méthodes d'exploration : auscultation, palpation, percussion ; recherche des troubles fonctionnels ; analyse des urines, des crachats ; etc.

L'interprétation judicieuse ne peut se faire qu'à la lumière de tous ces documents, sans en négliger un seul. Il s'agit de décider lequel de ces renseignements doit primer les autres, et pourquoi ; quelle place doit revenir aux renseignements secondaires ; en somme après avoir fait une analyse soigneuse et détaillée il s'agit de faire une synthèse. C'est en cela que consiste le diagnostic.

Il ne faut donc pas compter sur l'examen radiologique pour vous apporter un diagnostic tout fait, il ne vous apporterait que des erreurs. Cet examen est seulement destiné à fournir toute une série de renseignements, très utiles et très différents de ceux recueillis par les autres méthodes. Dans certains cas l'examen radiologique pourra être décisif et orienter le diagnostic dans un sens tout différent de celui qui avait d'abord été envisagé ; dans d'autres cas il se bornera à confirmer les renseignements déjà recueillis. Même lorsqu'il paraîtra à priori inutile il ne devra pas être négligé, c'est souvent alors qu'il est le plus intéressant, et qu'il fournit au médecin les documents les plus imprévus.

Mais c'est toujours le médecin qui doit décider en dernier ressort parce que le diagnostic ne doit pas être une affaire d'impression, mais une œuvre de jugement, d'intelligence et de travail. L'impressionnisme n'est pas défendable en médecine.

Le médecin doit s'intéresser à la radiologie. — Si le radiologiste doit être médecin, il serait bon aussi que les médecins soient un peu radiologistes. Sans doute, on ne peut leur demander avec le travail considérable qui leur incombe chaque jour, de se tenir exactement au courant de cette science nouvelle qui exige en dehors de la médecine toute une série de connaissances aussi abstraites que nombreuses, dont le cercle va chaque jour s'élargissant. Cela doit être réservé aux spécialistes et il est absolument nécessaire qu'il y ait dans cette branche scientifique des spécialistes médecins. Mais il serait très utile à tous d'établir un lien étroit entre médecins et spécialistes, les uns et les autres y gagneraient. Chaque médecin devrait s'intéresser à la méthode nouvelle, en connaître les principes élémentaires, apprendre à lire les images sur un écran ou une plaque photographique. S'il ne peut lui-même faire l'examen de ses malades, il devrait toujours venir assister à cet examen. Il apporterait ainsi au radiologiste toute une série de renseignements très utiles que ce dernier n'a pas toujours le temps de recueillir, il discuterait avec lui l'interprétation des images, le diagnostic y gagnerait en précision, et ils s'instruiraient beaucoup mutuellement. Il faut donc que les médecins se persuadent de plus en plus que le radiologiste n'est pas un sorcier, que ses instruments n'ont rien de mystérieux, ni de cabalistique, et qu'il ne peut pas en tirer une réponse toute faite comme une tablette de chocolat d'un distributeur automatique. Le temps est passé où le médecin ne considérait l'examen radiologique que comme un amusement ou une distraction ; où il portait tout son effort à prendre en défaut l'observateur encore inexpérimenté d'une méthode nouvelle, en lui proposant des rébus ou des énigmes que l'absence de tout renseignement rendait le plus souvent insolubles.

La radiologie est devenue une science utile et qui le deviendra tous les jours davantage, à la condition que le radiologiste et le médecin collaborent d'une façon loyale et étroite, en unissant leurs efforts pour arracher chaque jour à l'inconnu les lambeaux de vérité qui restent la base de notre instruction.

CHAPITRE II

PROCÉDÉS D'EXAMEN DU THORAX. RADIOSCOPIE. RADIOGRAPHIE

Deux procédés sont à la disposition du clinicien pour l'examen radiologique du thorax : *la radioscopie* et *la radiographie.* Ces deux procédés sont très différents, mais bien que leur valeur soit inégale, ils ne doivent pas être opposés l'un à l'autre. Aucun d'eux ne doit être délaissé systématiquement. Ils présentent chacun leurs indications spéciales, c'est au radiologiste à savoir les discerner. Ce dernier doit s'efforcer de les utiliser judicieusement de façon à tirer de chacun d'eux le maximum de renseignements ; de cette façon les deux procédés d'examen se compléteront mutuellement au grand bénéfice du médecin.

Radioscopie. — Il est certain toutefois que *la radioscopie* présente au point de vue clinique des avantages considérables. Elle n'exige qu'un matériel très simple, d'une installation facile, et peu encombrant ; le moindre coin suffit à le loger. L'examen radioscopique n'exige aucune manœuvre compliquée, il n'est ni fatigant, ni douloureux, ni effrayant pour les malades. Il est rapide et permet d'obtenir en quelques instants, sous des incidences variées, une multitude d'images qui suivant l'heureuse expression de Béclère se corrigent et se complètent. Il présente encore l'immense avantage, inappréciable pour le clinicien, de montrer les organes en mouvements, de renseigner sur leur fonctionnement ; de telle sorte que cette mobilité des organes qui a été longtemps la grosse difficulté de la radiographie du thorax, apparaît comme une des conditions les plus précieuses de l'examen radioscopique.

Aussi l'examen radioscopique doit-il être considéré en médecine comme le procédé de choix, qu'on doit toujours employer en première ligne avant tous les autres, parce que seul il est capable de donner une vue d'ensemble, d'orienter les idées et de préciser de quelle façon et par quelle méthode il doit être complété.

Orthodiagraphie. Mensurations. — L'orthodiagraphie est un succédané de la méthode radioscopique. On sait que l'image radioscopique, qui est en somme une projection conique, comporte une déformation et un agrandissement des organes qu'elle représente. Cette déformation est d'autant plus marquée que l'ampoule est plus rapprochée de l'organe qu'on examine. Il en résulte une certaine difficulté dans l'appréciation de la forme et surtout des dimensions exactes. Or dans certains cas on a grand intérêt à avoir ces renseignements. A savoir par exemple si une tumeur augmente de volume, si une lésion s'étend ou régresse, si un cœur dilaté reprend ses dimensions normales sous l'influence du traitement digitalique.

Il faut pouvoir comparer d'un jour à l'autre les contours exacts de ces ombres. Tel est le but de l'orthodiagraphie qui substitue à la projection conique une projection parallèle. Grâce à la mobilité de l'ampoule, elle permet au rayon d'incidence normale de devenir successivement tangent à tous les points du contour de l'organe. On obtient ainsi un tracé exact donnant en vraie grandeur les dimensions recherchées.

Radiographie. — La radiographie est un procédé plus complexe parce qu'il exige une installation plus puissante et un matériel plus compliqué. Il est plus coûteux parce qu'il nécessite le concours des ressources photographiques, et exige en particulier pour le thorax l'utilisation de plaques de grandes dimensions qui reviennent à un prix élevé. Ce prix a été accru encore ces derniers temps par l'apparition des écrans renforçateurs.

Pendant longtemps la radiographie si précieuse pour le chirurgien a été à peu près inutilisable en médecine. L'épaisseur du thorax nécessitait des poses assez prolongées, et comme il était impossible de supprimer pendant ce temps les contractions du cœur, et de suspendre les mouvements de la respiration, on n'obtenait sur la plaque photographique que des contours flous, impossibles à lire. D'autre part les ombres légères disséminées dans le parenchyme pulmonaire ne donnaient aucune image, les lésions étendues étaient seules enregistrées, du reste sans précision.

Guilleminot introduisit dans la technique un premier perfectionnement en permettant, grâce à un ingénieux dispositif, de faire la radiographie du thorax soit en inspiration, soit en expiration. Mais la pose restait longue et l'immobilisation très imparfaite.

Des progrès réalisés ces derniers temps dans la puissance de rendement des appareils générateurs et des ampoules, l'utilisation des écrans renforçateurs, ont permis de réduire les temps de pose dans de très grandes proportions. On fait aujourd'hui très couramment la *radiographie rapide* dont le temps de pose ne dépasse pas 1 à 2 secondes. Il est facile d'obtenir du malade en un temps si court une immobilisation parfaite et une suspension complète des mouvements de la respiration. Dans les laboratoires bien outillés on peut faire de la *radiographie instantanée* avec une pose plus courte encore (une fraction de seconde). Mais cette pratique qui exige un appareillage très puissant et coûteux n'est pas à la portée de tout le monde. Du reste la radiographie rapide est très suffisante, elle fournit déjà des images excellentes et d'une netteté parfaite quand elle est pratiquée dans de bonnes conditions[1].

La radiographie a l'avantage de donner des images nettes, riches en détails que la plaque photographique, plus sensible que notre rétine, enregistre avec précision. Ces images peuvent être examinées en plein jour, ou mieux à la lumière artificielle dans un négativoscope en réalisant les meilleures conditions possibles d'éclairage. De cette façon rien n'échappe de ce qui peut être vu et un bon cliché complète de la façon la plus heureuse l'examen radioscopique.

Toutefois ainsi que nous l'avons déjà dit, la radioscopie doit toujours précéder la radiographie. Elle permet de choisir parmi les nombreuses images qu'elle présente, celle qui sera la plus utile au diagnostic, celle qui a le plus d'intérêt à être fixée et qu'on aura le plus d'avantage à étudier en détail. La radiographie

1. Toutes les radiographies reproduites dans cet ouvrage ont été obtenues avec un contact tournant de Delon. Les poses ont varié de 2 à 3 secondes, suivant l'épaisseur du sujet, avec utilisation d'écrans renforçateurs.

étant coûteuse on ne peut multiplier les épreuves, il importe donc de les bien choisir.

La radiographie a encore l'avantage de fournir un document permanent. Elle est utile pour conserver et collectionner les cas rares, et dans chaque laboratoire on peut ainsi classer toute une série de clichés, qui seront utilisés ensuite pour l'instruction des élèves, l'illustration d'une publication scientifique : journal médical, livre ou atlas.

Dans tout ce que nous venons de dire, nous n'avons envisagé que la radiographie simple. Mais on a imaginé toute une série de procédés pour donner à la radiographie plus de précision, plus de netteté, lui permettre de rendre le relief des organes et d'enregistrer leurs mouvements. Nous signalerons seulement sans nous y arrêter la radiographie stéréoscopique et la radiographie cinématographique.

La *radiographie stéréoscopique* peut être réalisée soit avec une seule ampoule, soit avec une ampoule à deux anticathodes telle que celle de Guilloz, soit avec deux ampoules distinctes. Nous ne pouvons nous étendre sur ces dispositifs qui, malgré leur simplicité relative, exigent une installation et une perte de temps qui n'est pas toujours à la portée du clinicien. Cependant dans certains cas cette radiographie stéréoscopique peut être très utile pour indiquer la situation exacte d'une lésion en profondeur ou ses rapports avec tel ou tel organe. Son emploi n'étant pas courant sort un peu du cadre de ce livre.

Il en est de même de la *radiographie cinématographique* qui permet d'enregistrer les mouvements. Grâce à elle, on pourra sans doute bientôt enregistrer d'une façon pratique les différents temps de la contraction cardiaque et les phases de la respiration. Les progrès réalisés pendant ces dernières années permettent d'envisager sa réalisation pratique comme prochaine, mais jusqu'à présent elle n'existe encore qu'à l'état de simple curiosité.

Appareils et technique. — Nous ne pouvons nous étendre sur la description des appareils et de la technique et nous renvoyons le lecteur aux ouvrages spéciaux qui traitent ces questions en détails.

Quelques mots seulement à propos de la radioscopie et des appareils accessoires qu'elle nécessite.

Il ne faudrait pas croire qu'une installation coûteuse et compliquée soit indispensable. Avec une installation très simple on peut faire d'excellente besogne, l'ingéniosité de l'opérateur remplace souvent avantageusement les appareils les plus compliqués.

Nos constructeurs nous fournissent aujourd'hui toute une série d'appareils radiogènes robustes, de fonctionnement très régulier et de puissance suffisante. On n'aura que l'embarras du choix. On prendra de préférence celui qui donnera le meilleur rendement suivant la nature du courant dont on dispose ; celui qui à puissance égale sera le plus simple et le plus souple.

Du régime utile en radioscopie. — Comme puissance on dépasse rarement 2 milli, sur une ampoule de dureté moyenne en radioscopie ; on peut même faire d'excellents examens avec 1 milli et demi ou 1 milli, en ayant soin de s'accoutumer à l'obscurité. Il ne faut pas chercher à voir de suite et augmenter pour cela l'intensité. Ce serait dangereux pour l'ampoule et pour le malade. Avec un régime trop fort, l'ampoule, si elle n'est pas soigneusement mûrie, risque de mollir rapidement et on ne verra plus rien. Si l'ampoule, ayant acquis un degré de dureté suffisant résiste, le danger sera pour le malade. Le temps passe vite sans qu'on s'en rende compte au cours d'un examen radioscopique, surtout si le malade est intéressant et d'une interprétation difficile. Après avoir vu lui-même, le radiologiste veut montrer le malade à un confrère, puis aux élèves, l'examen se prolonge sans qu'on s'en doute, pendant qu'on discute le diagnostic et qu'on explique le cas, et si l'intensité du courant est maintenue tout ce temps, on risque fort de provoquer chez le malade une bonne radiodermite. J'en connais des exemples. Il est toujours préférable de faire les examens radioscopiques à petit régime, et si au cours de l'examen on a besoin de préciser un détail, un contour ou un rapport, on fait augmenter l'intensité pendant un temps très court et on revient ensuite au régime primitif.

Toutefois si on dispose d'un crédit suffisant il sera utile de prendre un appareil capable de donner une forte intensité et pouvant passer facilement du régime ordinaire au régime intensif (20 à 40 milli sur ampoule un peu dure). On pourra de la sorte, avec un écran renforçateur, faire de la radiographie rapide et fixer sur un cliché telle ou telle image qui aura paru intéressante à conserver au cours de l'examen radioscopique. C'est là un complément très utile et dont on ne peut guère se passer dans un service bien organisé.

Choix de l'ampoule. — On fera bien de choisir une ampoule robuste munie d'un régulateur excellent et très souple. Il est en effet indispensable de pouvoir facilement faire varier la qualité des rayons au cours d'un examen. Certaines lésions pulmonaires ne deviendront perceptibles qu'avec des rayons assez mous (n° 4 à 5, Benoist). Certains contours ne pourront être précisés qu'avec des rayons beaucoup plus durs (n°s 8-9, Benoist). Ces variations de pénétration doivent pouvoir être obtenues aisément et rapidement. Jusqu'à ces dernières années l'osmorégulateur de Villard était le seul à remplir ces conditions. Mais depuis, grâce à l'ingéniosité des constructeurs, on nous a livré d'autres régulateurs assez souples pour pouvoir être utilisés en radioscopie. L'osmorégulateur reste quand même un des meilleurs et des plus simples.

Si l'on veut combiner la radiographie rapide avec la radioscopie et passer rapidement de l'une à l'autre sans changer l'ampoule, ce qui est parfaitement réalisable en pratique ; il importe de choisir une ampoule à la fois souple et robuste capable de supporter sans mollir ce brusque changement de régime. Le type Müller à refroidissement par eau, le type Gundelach à refroidissement à ailettes, ainsi que les nouveaux modèles construits par Pilon réalisent fort bien ces conditions.

Le porte-ampoule. — Il faut avoir en clinique radioscopique un excellent porte-ampoule. Le fonctionnement du meuble radiologique, la régulation de l'ampoule peuvent être confiés à un aide ; la manœuvre du porte-ampoule doit être effectuée par l'opérateur lui-même. C'est là l'instrument propre du radiologiste, en quelque sorte son volant de direction, qui va lui permettre de conduire le rayonnement dans tel sens et sous telle incidence qu'il jugera utile. Il lui faut donc un instrument très obéissant, très maniable et dont il connaisse parfaitement toutes les ressources. L'appareil doit être très fixe tout en laissant à l'ampoule la plus grande mobilité ; il doit pouvoir se conduire avec une seule main, l'autre devant rester libre pour assurer l'orientation du malade. Il doit être muni enfin d'un diaphragme permettant de limiter le champ d'éclairage ou au contraire de l'élargir à volonté.

Tous les constructeurs se sont appliqués à construire ces derniers temps des pieds métalliques à la fois très stables et très mobiles, dans lesquels une série de mécanismes ingénieux réalisent avec facilité les mouvements les plus variés. Ils sont élégants et solides, peut-être un peu complexes à force de vouloir être complets. Leur structure métallique et la précision de leur mécanisme se prêtent peu aux transformations ultérieures.

Pour ma part, je suis resté fidèle au cadre clinique de Guilleminot modifié et complété par Béclère. Cet instrument est trop connu pour que j'en fasse ici la description, il répond à toutes les exigences de la clinique, il est parfait pour un service d'hôpital et même pour une installation privée.

Construit tout entier en bois il se prête admirablement aux adjonctions et aux transformations ultérieures suivant les fantaisies du radiologiste. La plupart des perfectionnements que d'ingénieux chercheurs décrivent journellement peuvent y être ajoutés avec l'aide d'un menuisier intelligent.

J'ai fait subir moi-même toute une série de modifications à cet appareil que j'utilise depuis fort longtemps. Il y a plusieurs années que j'ai ajouté un dispositif permettant de fixer l'écran dans n'importe quelle position, de glisser rapidement une plaque ou un châssis radiographique de façon à faire une radiographie rapide dans la position favorable qui vient d'être repérée sur l'écran radioscopique (M. Béclère vient de décrire récemment un dispositif semblable plus élégant et plus perfectionné). Ce support porte-écran peut être incliné aussi à droite ou à gauche sous un angle variable, il peut être immobilisé dans n'importe laquelle des positions obliques et il permet de mesurer exactement sous quel angle d'incidence l'examen ou la radiographie ont été pratiqués.

J'ai fait disposer également au-dessus du cadre un orthodiographe qui peut fonctionner alternativement avec le porte-ampoule habituel. Son développement se fait dans le sens vertical, ce qui permet d'installer ce dispositif dans un cabinet de dimensions restreintes (*Soc. Méd. des Hôp.* et *Lyon Méd.*, 1904).

Enfin tout dernièrement j'ai fait installer encore un dispositif, décrit dans les *Archives d'Électricité médicale,* mars 1913, par M. Réchou, qui donne la facilité de déplacer l'ampoule dans le plan antéro-postérieur, permettant ainsi de la rapprocher ou de l'éloigner à volonté. Avec un appareil métallique il m'aurait été impossible de réaliser toutes ces améliorations.

Disposition des appareils pour l'examen. — Il est nécessaire pour faire un bon examen radioscopique de réaliser une obscurité absolue ; de n'être pas distrait ou dérangé par la surveillance du meuble radiogène et de l'ampoule ; d'avoir son malade sous la main pour l'orienter à son gré.

Il est facile de se mettre dans ces conditions.

On fera installer un cabinet noir bien étanche ne laissant filtrer aucun rayon lumineux. Les murs seront peints en noir ou en couleur sombre, une ouverture fermée avec des rideaux noirs épais sera ménagée pour placer le cadre clinique de façon que l'ampoule reste en dehors tandis que l'écran et tous les appareils de commande demeurent dans le cabinet noir. De cette façon on évitera même les reflets lumineux de l'ampoule. L'éclairage du cabinet sera obtenu au moyen d'une lampe électrique à verre jaune foncé. On peut ainsi donner un peu de lumière pour introduire le malade et le placer derrière l'écran sans que les observateurs perdent leur accoutumance à l'obscurité. Cette accoutumance est en effet absolument nécessaire, Béclère a montré que la sensibilité lumineuse devenait 50 fois plus grande après un séjour de 10 minutes dans l'obscurité et 200 fois plus grande après 20 minutes. Il est donc utile de ne commencer l'examen des malades qu'après 10 à 20 minutes qui seront utilisées soit pour certains préparatifs, soit pour l'interrogation ou l'examen stéthoscopique du malade.

Il est très avantageux quand on le peut de disposer le meuble radiogène en dehors du cabinet noir. On peut ainsi confier sa direction à un aide qui sera chargé en même temps de surveiller l'ampoule et d'assurer sa régulation. L'observateur sera de la sorte délivré de tout souci, il n'aura qu'un mot à dire pour faire allumer ou éteindre l'ampoule, pour faire varier à son gré la quantité et la qualité du rayonnement. Il lui sera plus facile d'apporter toute son attention à l'examen du malade.

Le malade doit lui aussi être dans le cabinet noir sous la main de l'observateur. Je n'approuve pas les installations dans lesquelles le malade se trouve séparé du radiologiste par un rideau. On donne comme excuse à ce dispositif que le malade est effrayé par l'obscurité et qu'il vaut mieux le laisser dans une pièce éclairée. C'est bien moins l'obscurité que le fonctionnement du meuble et les étincelles qui se produisent qui effrayent le malade. Dans le cabinet noir tel que je l'ai décrit le malade est complètement séparé du meuble et de l'ampoule, il se trouve à côté des observateurs qu'il entend causer et n'a aucune raison de s'effrayer. Du reste tous les malades sont de plus en plus familiarisés avec ce mode d'examen et, loin de s'en effrayer, ils le demandent.

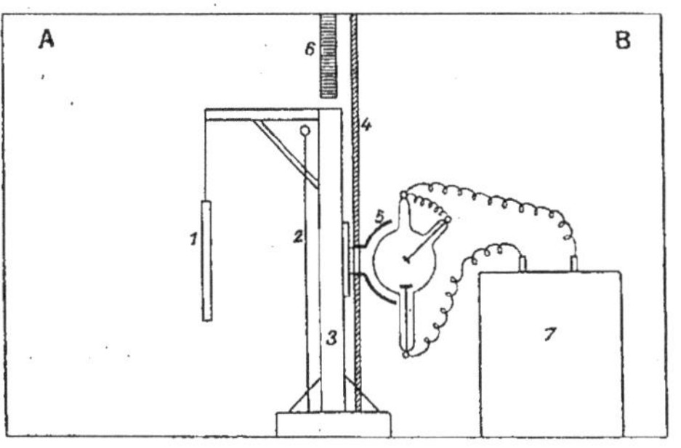

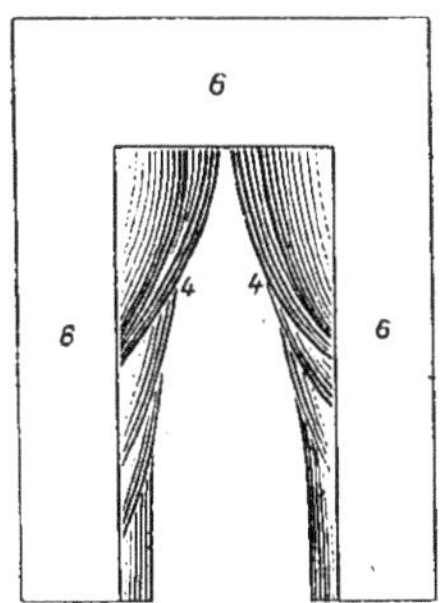

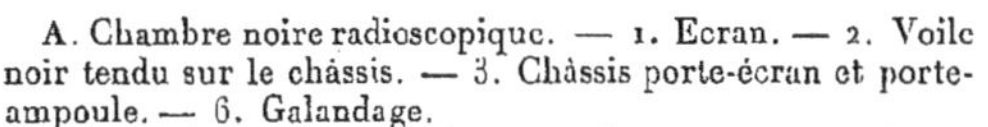

A. Chambre noire radioscopique. — 1. Ecran. — 2. Voile noir tendu sur le châssis. — 3. Châssis porte-écran et porte-ampoule. — 6. Galandage.
B. Chambre claire pour la manipulation des appareils. — 4. Rideau noir mobile. — 5. Localisateur et ampoule. — 7. Meuble radiogène.

Cloison de séparation entre les chambres A et B vue de face.
6. Galandage. 4. Rideaux noirs mobiles relevés pour le passage du châssis.

Fig. 1. — Disposition des appareils pour l'examen radioscopique.

D'autre part il est extrêmement important que le malade soit immédiatement à la disposition du radiologiste. Il faut que celui-ci puisse le faire tourner à son gré dans tous les sens et vérifier à chaque instant sous quelle incidence le malade se présente. Il a souvent besoin de fixer sur la paroi un repère métallique, ou d'inscrire sur la peau un contour avec un crayon dermographique. Tout cela n'est possible qu'à la condition d'avoir le malade sous la main.

L'examen radioscopique se fait habituellement dans la position debout ou assise surtout pour le thorax. L'examen dans le décubitus dorsal ou ventral est rarement utile. Cependant si on veut pratiquer cet examen cela est facile, il suffit d'avoir une table qu'on pourra faire exécuter sur mesure par un menuisier. C'est un meuble peu coûteux. Le cadre Guilleminot-Béclère se prête parfaitement à ce genre d'examen.

Moyens de protection. Précautions à prendre. — La radioscopie est de toutes les utilisations de la radiologie la plus dangereuse pour l'opérateur. Il est donc nécessaire de prendre de sérieuses précautions.

L'ampoule doit toujours être renfermée dans un localisateur ou cupule, fabriqué avec des matériaux opaques aux rayons X. La plupart des constructeurs ont adopté le verre au plomb qui a l'avantage de la transparence et permet de mieux surveiller le fonctionnement de l'ampoule. Les parois en sont souvent un peu minces. J'ai présenté au Congrès de Reims en 1907 un localisateur au minium (oxyde de plomb) facile à construire et peu coûteux ; le grand modèle présente des parois de 1 centimètre d'épaisseur, son étanchéité est très puissante.

L'écran radioscopique doit être doublé d'un verre au plomb, destiné à arrêter les rayons de Röntgen tout en laissant voir l'image fluoroscopique. Les yeux peuvent être protégés par des lunettes en verre plombeux.

On livre encore dans le commerce des gants et des tabliers fabriqués avec du caoutchouc surchargé de plomb ou de tout autre corps opaque aux radiations. Ces vêtements sont lourds, épais et très gênants. J'avoue avoir quelque répugnance à m'en servir.

Mais je crois qu'on peut se protéger très efficacement avec un bon localisateur, un diaphragme et un écran muni d'un verre au plomb, à la condition de suivre une technique rigoureuse et de surveiller étroitement ses mouvements et la manipulation des appareils.

Avec le localisateur on réduit très sensiblement le champ d'irradiation et on supprime tous les rayons divergents inutiles pour l'examen. Avec le diaphragme on peut encore réduire ce champ et le limiter étroitement. Il est très utile d'avoir un grand écran radioscopique muni d'un verre au plomb, il ne faut pas prendre une dimension inférieure à 40×50, c'est une dépense mais elle se retrouve en sécurité. Pendant l'examen radioscopique on doit s'efforcer de maintenir l'ouverture du diaphragme de façon que le champ d'irradiation ne dépasse jamais les limites de l'écran, c'est-à-dire celles du verre au plomb. On évitera ainsi de s'arroser soi-même et d'arroser les assistants de rayons inutiles.

Pour faire tourner son malade dans tel ou tel sens, pour la manœuvre du cadre clinique on évitera de mettre les mains dans le champ irradié. Avec un peu d'attention et d'habitude on peut parfaitement éviter toute manœuvre dangereuse et cela est très important ; les nombreux accidents arrivés déjà aux premiers radiologistes doivent nous mettre en garde et nous rendre prudents.

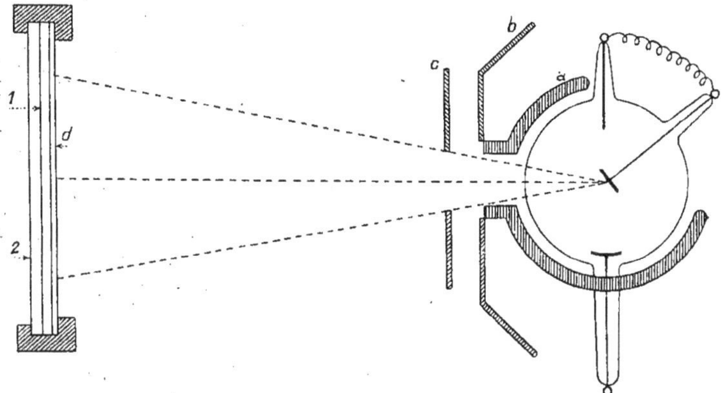

Fig. 2. — Disposition schématique des appareils de protection.

a. Cupule au minium, 1 centimètre d'épaisseur. — *b.* Cage en Pb métallique, 4 millimètres. — *c.* Diaphragme en Pb métallique, 4 millimètres. — *d.* Ecran au platino-cyanure. — 1. Premier verre plombeux. — 2. Deuxième verre plombeux.

J'ai adopté le dispositif suivant : mon ampoule se trouve enfermée dans un localisateur au minium (oxyde de plomb) de 1 centimètre d'épaisseur. Le localisateur est doublé à distance d'une cage de plomb métallique de 4 millimètres. En avant se trouve le diaphragme constitué par une autre lame de plomb de 4 millimètres. Enfin l'écran radioscopique doublé de 2 verres plombeux l'un de 4, l'autre de 6 millimètres. On peut encore par prudence porter des lunettes en verre au plomb. De cette façon en évitant soigneusement de mettre les mains dans la zone dangereuse je crois pouvoir me passer de gants ; les modèles livrés actuellement dans le commerce sont tous lourds et incommodes et constituent certainement une protection moins efficace que celle assurée par un localisateur au minium doublé encore de 8 millimètres de plomb.

Radioscopie et radiographie à domicile. — En dehors des hôpitaux et des maisons de santé, il n'y a pas que les malades valides ou facilement transportables qui soient appelés à bénéficier des avantages du diagnostic radiologique. Ces examens aujourd'hui peuvent se faire facilement et couramment à domicile, et un grand malade, quelle que soit la gravité de son état, peut être examiné chez lui, sans sortir de son lit.

C'est là un progrès considérable. La plupart de nos constructeurs nous livrent des appareils portatifs à la fois légers et peu encombrants. Le poids ne dépasse guère 80 à 100 kilogrammes. Les appareils et leurs accessoires sont répartis dans des caisses spéciales, admirablement groupés sous le plus faible volume possible. En général deux caisses suffisent à tout. Si on ne dispose d'aucun courant électrique au domicile du client, on joindra à ce bagage une batterie d'accumulateurs.

Il ne faut pas oublier que les examens à domicile concernent presque toujours des cas d'urgence. Il s'agit le plus souvent d'une décision rapide à prendre ; d'une intervention dont il importe de décider et de régler les conditions. Il faut donc être prêt à se mettre en route.

Le but de cet examen est le plus souvent de faire à la fois un diagnostic et une localisation. Bien des fois déjà j'ai eu à intervenir dans des cas de ce genre et j'ai pu découvrir et localiser de la sorte des pleurésies interlobaires, des pyopneumothorax, des gangrènes pulmonaires, des abcès du poumon, etc., qui ont guéri heureusement grâce à une opération chirurgicale faite à temps et dans de bonnes conditions.

Le matériel transportable se prête admirablement à ces examens. On fait avec lui d'excellentes radioscopies thoraciques.

La radiographie n'a certainement pas la souplesse de la radioscopie et le matériel transportable se prête assez mal à cette opération. Sa puissance relativement faible oblige à des poses longues, qui sont à la fois une fatigue pour le malade et un obstacle sérieux au point de vue photographique.

La radioscopie est infiniment plus utile ; la diversité et la multiplicité de ses images sont beaucoup plus précieuses pour établir une localisation qu'un cliché radiographique quelque parfait qu'il soit.

C'est donc la radioscopie qui est l'examen de choix au domicile du malade, et si on a soin de la doubler, ce qui est indispensable, d'un excellent examen clinique, on disposera des éléments les plus solides, qui puissent servir de base à un bon et sérieux diagnostic.

CHAPITRE III

EXAMEN RADIOSCOPIQUE DU THORAX

Images normales. — Avant de chercher à interpréter les faits pathologiques, il est indispensable de bien connaître les images normales du thorax. Ainsi que nous l'avons vu déjà ces images sont multiples, leur nombre est illimité. Elles varient avec la position du malade, la hauteur de l'ampoule, la quantité et la qualité des rayons. Il serait impossible de les décrire toutes et ce serait du reste parfaitement inutile. Mais parmi ces positions, il en est un certain nombre qui sont plus habituellement utilisées et qu'on peut appeler positions classiques ou fondamentales. Ce sont les positions : frontale ou antérieure, dorsale ou postérieure, transverse gauche, transverse droite, oblique antérieure droite et oblique postérieure gauche. Nous en donnerons une courte description.

Position frontale ou antérieure. — C'est celle dans laquelle le malade faisant face à l'écran est traversé d'arrière en avant par les rayons de Röntgen. Cette position est une des meilleures pour avoir un aperçu d'ensemble du thorax. Son image se traduit sur l'écran par une ombre médiane assez large, de forme irrégulière, de chaque côté de laquelle se développent deux larges plages claires qui constituent les champs pulmonaires.

L'*ombre médiane* est constituée par la superposition de la colonne vertébrale, du sternum, et de tous les organes du médiastin, en particulier les gros vaisseaux : aorte, artère pulmonaire, veines caves. En bas cette ombre s'élargit sensiblement du côté gauche en raison de la présence du cœur.

La forme de cette ombre médiane est assez régulièrement rectiligne dans les 2/3 supérieurs de son bord droit ; le 1/3 moyen répond à la veine cave supérieure ; dans son 1/3 inférieur, elle présente assez souvent un renflement arrondi qui répond au contour de l'oreillette droite. Son bord gauche se compose de *trois arcs* successifs. Le *premier de ces arcs* est l'arc aortique, il est situé tout en haut, immédiatement au-dessous du bord interne de la clavicule. L'*arc moyen* répond à l'artère pulmonaire, l'*arc inférieur* de beaucoup le plus important forme le contour du ventricule gauche. Tous ces arcs sont animés de battements perceptibles, parfois très nets et qui montrent distinctement l'alternance entre les battements du ventricule et ceux de l'artère pulmonaire et de l'aorte.

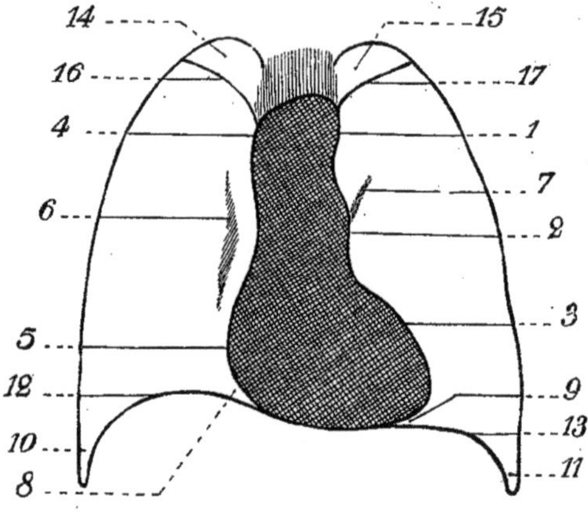

Fig. 3. — Position frontale ou antérieure.

1. Arc aortique. — 2. Arc pulmonaire. — 3. Arc ventriculaire. — 4. Bord de la veine cave supérieure. — 5. Oreillette droite. — 6. Ombre du hile droit. — 7. Ombre du hile gauche. — 8 et 9. Sinus cardio-diaphragmatiques. — 10 et 11. Sinus costo-diaphragmatiques. — 12 et 13. Convexité du diaphragme. — 14 et 15. Sommets des poumons. — 16 et 17. Clavicules.

A cette ombre médiane doit être rattachée l'*ombre du hile* du poumon, visible surtout à droite parce qu'à gauche elle est en partie recouverte par l'ombre du cœur. Cette ombre, qui présente une intensité beaucoup moindre, se détache de l'ombre médiane vers son milieu, un étroit espace clair l'en sépare. Sa forme est celle d'un croissant dont la corne inférieure un peu plus allongée se prolonge obliquement en bas et à droite. On a beaucoup discuté sur la signification de cette ombre. Parmi les organes qui constituent le hile du poumon il est vraisemblable qu'à l'état normal ce sont surtout les organes vasculaires : artères et veines pulmonaires, qui contribuent à sa formation, les bronches ne semblant y jouer qu'un rôle très accessoire. A l'état pathologique cette ombre s'élargit, s'allonge et s'épaissit très sensiblement. Il semble alors que sa constitution devienne plus complexe et que les ganglions hypertrophiés et enflammés, la sclérose bronchique et péribronchique viennent renforcer sensiblement l'opacité de l'élément vasculaire.

Les champs pulmonaires sont constitués par deux grandes plages claires symétriques, situées de chaque côté de l'ombre médiane dont ils servent à préciser les contours. On distingue aussi très nettement l'ombre des côtes, disposées symétriquement, traversant obliquement de haut en bas et de dehors en dedans la zone claire, et formant le gril costal.

Chaque champ pulmonaire présente une forme triangulaire. La partie supérieure est naturellement séparée du reste par l'ombre de la clavicule et la portion ainsi circonscrite correspond à l'image du sommet du poumon. La base est limitée par une ombre mobile à contour nettement arrêté et de forme convexe ; c'est la coupole diaphragmatique qui s'abaisse en inspiration et s'élève en expiration. L'étendue de cette course fournit d'excellents renseignements sur la valeur respiratoire des poumons ; normalement elle doit être égale des deux côtés.

Le niveau de la coupole diaphragmatique n'est pas le même à droite et à gauche. Le foie en soulevant le diaphragme relève son contour d'une façon appréciable. La forme convexe de ce contour contribue à former avec les ombres voisines des sortes de cul-de-sac ou sinus qui sont très importants à connaître.

Aux extrémités externes correspondent les *sinus costo-diaphragmatiques.* Ce sont les plus grands et les plus profonds. On doit toujours rechercher leur présence. Leur diminution ou leur disparition indique toujours un processus pathologique. Aux extrémités internes existent deux autres sinus plus petits dits *sinus cardio-diaphragmatiques.* Leur disparition est habituellement liée à un processus pleural ou péricardique.

Chez la femme, les seins projettent sur la partie inférieure du thorax deux ombres symétriques, qui obscurcissent parfois les bases, effacent plus ou moins complètement le contour du diaphragme et le sinus costo-diaphragmatique. Il ne faut pas les prendre pour des ombres pathologiques. Il suffit de faire relever les seins en haut et en dehors pour voir reparaître la clarté thoracique normale. On voit par là quelle est l'importance de l'examen dans la position frontale antérieure. Il donne une vue d'ensemble du thorax, il permet de s'orienter et on pourra compléter ensuite, dans les autres positions, l'étude des organes qui auront plus spécialement attiré l'attention de l'observateur.

Position dorsale ou postérieure. — Dans cette position le malade présente le dos à l'écran, il est traversé d'avant en arrière par les rayons de Röntgen. L'image obtenue est analogue à celle de la position frontale inversée. Elle en diffère toutefois par certains détails. Les contours de l'ombre médiane et du cœur sont plus déformés. Le cœur et l'aorte étant plus éloignés de l'écran, leur projection est agrandie. L'ombre du hile des poumons est moins nettement visible. Par contre l'image de l'omoplate se dessine plus distinctement ; les sinus costo-diaphragmatiques et les mouvements respiratoires du diaphragme sont parfaitement nets.

Positions transverses. — Le malade ayant pivoté sur lui-même de 90° présente à l'écran soit le côté droit soit le côté gauche. Il y a donc 2 positions transverses : la position transverse droite dans laquelle le patient est traversé de gauche à droite ; la position transverse gauche dans laquelle il est traversé de droite à gauche.

Dans la première de ces positions, le foie se trouve au contact de l'écran ; elle sera donc utile pour l'examen de cet organe, la recherche et la localisation d'un abcès, d'un kyste hydatique. Dans la seconde position c'est le cœur qui se rapproche de l'écran et on aura de cette façon des renseignements intéressants sur son diamètre antéro-postérieur, qu'il est impossible d'apprécier dans les positions dorsale et frontale. On peut voir également très bien la portion thoracique de l'aorte descendante, et vérifier si un anévrisme, déjà mis en évidence par l'examen dans les autres positions, intéresse cette portion du vaisseau.

Positions obliques. — Ces positions sont innombrables, mais deux sont plus spécialement connues parce qu'elles sont considérées comme les positions classiques d'examen de la crosse aortique et de l'œsophage.

Position oblique antérieure droite ; examen de la crosse aortique. — Pour obtenir cette position en partant de la position frontale, on fait tourner lentement son malade de droite à gauche de façon à amener la ligne verticale mamelonnaire droite en contact avec l'écran. Il se trouve ainsi traversé d'arrière en avant, et de gauche à droite. On arrive de cette manière à dissocier l'ombre médiane et, en regardant l'écran, l'observateur verra successivement l'ombre de la colonne vertébrale passer à sa gauche, tandis que celle du sternum très peu apparente se dévie vers sa droite. Entre les deux apparaît nettement l'ombre de l'aorte et plus particulièrement celle de la crosse aortique. Entre l'aorte et la colonne vertébrale se dessine un espace clair étroit et allongé qu'on appelle l'espace clair moyen ; en son milieu cet espace est traversé par une teinte grise plus ou moins foncée due à l'ombre du hile du poumon. Cette position est donc parfaite pour l'étude de l'aorte, du médiastin dont tous les organes sont dissociés, et accessoirement pour l'étude du hile du poumon et la recherche des adénopathies trachéo-bronchiques.

Position oblique postérieure gauche ; examen de l'œsophage. — On obtient cette position en partant de la position dorsale. Il suffit de faire tourner son malade de droite à gauche jusqu'à ce que l'omoplate gauche arrive au contact de l'écran. Il sera alors traversé par les rayons d'avant en arrière et de droite à gauche. La dissociation de l'ombre médiane se fera d'une façon analogue mais en donnant une image inversée. Un espace clair va se développer du haut en bas sur le bord gauche de l'ombre vertébrale, c'est la gouttière œsophagienne le long de laquelle on va pouvoir étudier du haut en bas le trajet thoracique de l'œsophage, vérifier la régularité de son calibre et l'intégrité du mécanisme de la déglutition.

L'étude de ces positions fondamentales ne doit jamais être négligée, mais il est très important de compléter l'examen par l'étude de toute une série de positions intermédiaires. Le radiologiste ne saurait jamais assez multiplier les images, se familiariser avec tous leurs aspects, sous les angles d'incidence les plus variés, et apprendre à se repérer exactement dans toutes les positions. Dans les cas difficiles il suffira parfois d'un détail aperçu dans une position quelconque pour conduire à une juste interprétation.

Marche de l'examen. — Dans tous les cas il convient de faire d'abord un *examen d'ensemble*, ensuite un *examen de détail*. On commencera toujours par l'étude des positions frontale et dorsale.

On passera ensuite à celle des positions obliques et transverses fondamentales et enfin à toute la série des positions intermédiaires qui paraîtront utiles.

Examen d'ensemble. — Dans l'*examen d'ensemble* on s'attachera à vérifier si les images sont bien normales dans toutes les positions, si elles ont conservé leur forme générale, la régularité de leurs contours. On s'attachera dans les positions frontale et dorsale à l'étude comparée du côté droit et du côté gauche. On recherchera la symétrie ou l'asymétrie des formes, des contours, des dimensions, la conformité ou la différence d'éclairage, on contrôlera la mobilité des organes, la régularité de leur fonctionnement.

Examen de détail. — On passera ensuite à *l'examen de détail* en se rappelant toujours que l'organe qu'on veut examiner doit être placé aussi près que possible de l'écran afin d'éviter sa déformation. On utilisera le diaphragme afin de localiser l'éclairage au point spécial qu'on veut étudier, ses contours apparaîtront plus nettement. Enfin on devra faire varier la qualité des rayons pour fouiller sa structure, dissocier les ombres de valeur différente et en avoir ainsi une idée anatomique aussi nette que possible.

Dans l'étude des affections pleuro-pulmonaires qui fait l'objet de cet ouvrage, l'attention de l'observateur doit se porter plus spécialement sur un certain nombre de points. Il doit vérifier tout spécialement l'état des sommets, du hile, des sinus, des interlobes, et enfin examiner soigneusement la respiration diaphragmatique.

Examen des sommets. — D'une manière générale *les sommets* des poumons sont moins clairs que les bases ; le fonctionnement est moins actif, l'air y pénètre en moins grande quantité. Cette diminution de clarté est encore plus accentuée chez les obèses ou les gens fortement musclés. Il ne faut donc pas s'impressionner d'une diminution de clarté des sommets à la condition qu'elle soit symétrique et égale des deux côtés. Mais si cette diminution est unilatérale elle prend de suite plus de valeur. Il importe alors de bien s'en assurer en faisant jouer le diaphragme et en faisant varier la qualité des rayons.

Examen du hile. — L'*ombre du hile* mérite aussi une étude spéciale. Lorsqu'elle est normale cela ne signifie pas que l'appareil pleuro-pulmonaire est intact ; mais lorsqu'elle est anormale, plus étendue, plus foncée on peut être assuré qu'il existe le plus souvent une réaction pleuro-pulmonaire qui demande à être cherchée.

Examen des interlobes. — Il est utile de vérifier l'*état des interlobes*. Une ombre à ce niveau indique toujours un processus pleural ancien ou récent. Pour la mettre en évidence il faut non seulement diaphragmer et faire varier la qualité des rayons comme pour le hile ou le sommet, mais encore modifier la hauteur de l'ampoule ainsi que l'a montré Béclère. Dans la position dorsale on doit élever l'ampoule à la hauteur de la tête, dans la position frontale on doit l'abaisser au niveau du bassin, de cette façon le rayon normal traverse l'interlobe dans sa plus grande épaisseur et on se trouve dans les meilleures conditions pour en obtenir une image (Voir Pleurésie interlobaire, Sclérose de l'interlobe).

Examen des sinus. — Les *sinus costodiaphragmatiques* doivent faire l'objet d'un examen sérieux ; ils doivent être étudiés séparément et comparativement. L'angle inférieur de ce sinus doit toujours être aigu et profond ; il doit se développer et s'éclairer en inspiration ; se combler en partie et s'assombrir en expiration. S'il paraît anormal il faut le comparer à celui du côté opposé en tenant compte des modifications qui peuvent être produites à droite par le voisinage du foie, à gauche par l'estomac suivant son état de vacuité ou de réplétion.

Examen du diaphragme et de la respiration. — Enfin l'*étude des mouvements de la respiration* est particulièrement importante. Elle doit porter sur le poumon, les côtes et le diaphragme.

Poumon. — On sait que l'image pulmonaire s'illumine fortement en inspiration et s'assombrit en expiration. Ce phénomène est particulièrement sensible vers les bases. On doit comparer soigneusement cet éclairage ; un défaut d'illumination d'un côté serait en rapport avec un défaut d'expansion pulmonaire du même côté ; et il faudrait en rechercher la cause.

Côtes. — Il est utile également de comparer de chaque côté l'image du gril costal. Une diminution d'écartement des côtes, coïncidant avec une obliquité plus grande de leur direction et un rétrécissement du champ pulmonaire du même côté, doit faire songer à un affaissement de la paroi thoracique tel qu'on en observe après les pleurésies.

Diaphragme. — En dernier lieu on doit étudier avec la plus grande attention le fonctionnement de la pompe aspirante et foulante respiratoire, dont la coupole diaphragmatique constitue le piston. Il faut voir si la course du piston est assez étendue, si elle est égale des deux côtés, si ses mouvements sont réguliers et continus ou irréguliers et saccadés. Le moindre trouble dans le fonctionnement de cet appareil important prend tout de suite une signification sérieuse, qu'un radiologiste averti ne doit jamais négliger.

C'est seulement après avoir procédé à tous ces examens d'ensemble et de détail, que l'observateur, en faisant la synthèse de toutes ses constatations, peut affirmer que le thorax qu'il vient d'examiner est un thorax normal ou pathologique.

Images anormales. — Lorsque l'examen a démontré qu'on se trouve en présence d'une image anormale, il faut étudier cette image et en tirer tous les renseignements qui peuvent être utiles au diagnostic.

On ne peut jamais faire d'emblée un diagnostic complet avec le seul examen radioscopique, même dans les cas les plus favorables. Il faut toujours faire intervenir la clinique et chercher à faire concorder ses indications avec celles de l'examen radioscopique.

L'étude radiologique des ombres anormales nous renseigne seulement sur : *leur forme, l'aspect de leurs contours, leur localisation, leur étendue, leur multiplicité, la valeur ou la teinte de ces ombres, leurs rapports avec les organes voisins.*

Prenons les cas les plus favorables, ceux dans lesquels la *forme* et les *contours* de cette ombre sont tout à fait caractéristiques. Nous pouvons en choisir deux exemples typiques : Voici un malade à l'examen duquel nous voyons d'un côté du thorax, la base très sombre limitée par une ligne horizontale mobile, se déplaçant plus ou moins brusquement à chaque secousse, mais restant toujours horizontale dans les divers changements de position. Il s'agit certainement d'une ligne de niveau liquide. Au-dessus de cette zone sombre existe une zone très claire due vraisemblablement à la présence d'une collection gazeuse qui surmonte le liquide. Cette lésion est parfois complètement silencieuse, difficile à dépister en clinique, l'examen radioscopique pourra donc, en pareil cas, rendre un grand service et orienter le diagnostic.

mais il ne le fait pas entièrement. En effet il ne peut nous indiquer s'il s'agit d'un hydro ou d'un pyopneumothorax, et il ne nous renseigne que très imparfaitement ou pas du tout sur sa cause et son origine. C'est à la clinique qu'il faut demander ce complément d'information.

Voici un autre malade qui présente dans son thorax une ombre étendue, très opaque, de forme régulièrement sphérique, à contours très arrêtés. Là encore la forme et les contours de l'ombre sont caractéristiques. Cependant le diagnostic n'est pas évident. Il peut s'agir d'une tumeur du médiastin, d'un anévrisme de l'aorte, d'un kyste du thorax. Supposons que par l'examen radioscopique l'étude de la forme, des rapports, de la topographie nous arrivions à éliminer les deux premières hypothèses et à affirmer l'existence d'un kyste du thorax ; il nous sera le plus souvent impossible de dire si le kyste est dermoïde ou hydatique.

Outre sa forme et ses contours une ombre anormale se caractérise encore par sa *localisation*. Une obscurité localisée à un sommet fait penser à la tuberculose pulmonaire. Mais cette localisation peut se voir encore dans certaines pneumonies, dans certains cancers du poumon, etc. Une obscurité localisée à une base fait penser à une séquelle de pleurésie mais peut reconnaître bien d'autres causes.

L'étendue d'une ombre anormale est également importante à préciser. Une ombre très étendue, occupant tout un côté du thorax, s'accompagnant de déviation du médiastin fait penser à un épanchement pleurétique de la grande cavité ; mais certains processus pulmonaires peuvent aussi réaliser cette image et souvent il y a association des deux processus pleural et pulmonaire dans cette réalisation.

La multiplicité des ombres anormales est réalisée dans les poumons par la tuberculose pulmonaire chronique, et par la broncho-pneumonie ; mais accessoirement aussi par toute une série d'autres affections.

La valeur de l'opacité de l'ombre étudiée apporte aussi sa contribution. Une ombre étendue très opaque et homogène fera penser plutôt à une collection liquide. Dans les mêmes conditions une ombre limitée se rapportera plutôt à un ganglion ou à un tubercule crétacé, ou encore à un corps étranger.

Enfin l'*étude des rapports* de l'ombre anormale avec les organes voisins servira à mettre plus spécialement en cause tel ou tel viscère, comme origine de sa formation.

Conclusion. — Telles sont dans leur ensemble les données que la radioscopie peut fournir à la clinique. Le médecin ne constate sur l'écran que des ombres et des lumières qui constituent des images normales ou anormales. Toutes les déductions utilisables en médecine sont basées sur l'analyse de ces ombres. On en tirera toute une série de renseignements qui ne seront peut-être pas tous utilisables, mais il suffit qu'un seul d'entre eux le devienne, pour que la valeur de la méthode soit démontrée.

En résumé, et nous ne saurions trop le répéter, il ne faut pas demander à la radioscopie des diagnostics tout faits et complets, cela n'est pas de sa compétence. La radioscopie n'est pas une science surnaturelle destinée à rendre des oracles ; ce n'est qu'une méthode d'exploration, différente des autres, peut-être plus parfaite, dont le rôle est de fournir des renseignements, des éclaircissements et en quelque sorte une orientation au diagnostic.

Dans les cas difficiles, quand on hésite ou qu'on tâtonne, cette méthode sera capable parfois de désigner le fil conducteur, mais on devra demander à la clinique de vérifier la direction indiquée ; et le jugement, l'intelligence, la sagacité du clinicien resteront en dernier ressort la véritable boussole qui devra conduire à la vérité.

DEUXIÈME PARTIE

ÉTUDE RADIOLOGIQUE DES PLÈVRES

A l'état normal les plèvres ne donnent pas d'image à l'examen radioscopique. L'épaisseur des feuillets étant partout la même, il n'en peut résulter sur l'écran aucune ombre anormale ; quant à la cavité pleurale elle est purement virtuelle, le poumon, grâce à son élasticité propre, remplit toute la cavité thoracique, et l'illumine de sa clarté.

Les feuillets pleuraux ne peuvent devenir visibles qu'à l'état pathologique, lorsqu'une inflammation locale a provoqué un épaississement de la paroi, ou un dépôt de fibrine à sa surface (pleurésie sèche).

La cavité pleurale ne devient apparente que lorsqu'elle se remplit anormalement, soit d'un contenu liquide (pleurésie avec épanchement séro-fibrineux ou purulent) ; soit d'un contenu gazeux (pneumothorax) ; soit des deux à la fois (hydro-pneumothorax ou pyo-pneumothorax).

Les épanchements liquides de la plèvre peuvent intéresser ou bien toute la cavité pleurale (pleurésies de la grande cavité), ou bien seulement une partie de cette cavité. Dans ce cas la pleurésie est circonscrite (pleurésie enkystée), et suivant la portion de la plèvre intéressée elle prend le nom de pleurésie interlobaire, diaphragmatique ou médiastine.

Ce sont ces différentes manifestations pleurales, dont nous allons étudier maintenant les caractéristiques radiologiques, qui pourront permettre soit de les distinguer entre elles, soit de les différencier des autres affections du thorax.

CHAPITRE I

PLEURÉSIES DE LA GRANDE CAVITÉ

Pleurésies avec épanchement. — Cette forme est une de celles qu'on observe le plus souvent en clinique. Son diagnostic est habituellement assez facile par les moyens dont on dispose : percussion, palpation, auscultation. Il existe cependant des cas où ils ne suffisent pas à donner la certitude.

L'examen radiologique pourra donc dans certaines circonstances contribuer à établir le diagnostic ; mais il nous fournira surtout toute une série de renseignements sur l'évolution de la maladie, la croissance ou la décroissance de l'épanchement, la compression et la déviation des organes voisins, le rétablissement des fonctions pulmonaires, en un mot il servira à éclairer le pronostic.

L'examen radioscopique des pleurésies a été pratiqué pour la première fois par Bouchard en 1896. Bergonié et Carrière firent en 1899 un travail basé sur onze observations. J'ai repris la question en 1904 avec mon collègue P. Courmont à la *Société Médicale des Hôpitaux de Lyon* et dans la thèse de Fayard (Lyon, 1904) en insistant particulièrement sur la direction oblique de la ligne de niveau, en rapport avec la courbe de Damoiseau, dont l'examen radioscopique fournit l'explication.

Aspect général du thorax. — Quand on examine à l'écran le thorax d'un malade atteint de pleurésie de la grande cavité, on est frappé de suite par l'obscurité presque totale qui règne du côté malade, tandis que le côté sain conserve toute sa clarté. Cette obscurité est à peu près uniforme, mais cependant plus intense du côté de la base. A ce niveau il devient impossible de distinguer le contour du diaphragme, dont les mouvements respiratoires sont abolis, ni le cul-de-sac latéral qui est complètement effacé par l'épanchement.

En haut persiste une clarté qui est d'autant plus réduite et d'autant plus faible que l'épanchement est plus abondant.

Latéralement sous l'influence de la poussée du liquide, se produit une déformation, correspondant à la déviation du médiastin et du cœur. Cette déviation se traduit sur l'écran par un élargissement triangulaire de l'ombre médiane, dont la largeur augmente progressivement de haut en bas, et se projette sur la clarté du côté sain.

Limite supérieure de l'épanchememt ; aspect du sommet. — La limite supérieure de l'épanchement ne présente pas de contour nettement arrêté dans les pleurésies. L'opacité va en s'estompant de plus en plus ; et peu à peu par une série de transitions, on passe insensiblement de l'ombre à la lumière, sans qu'on puisse dire exactement où s'arrête l'une et où commence l'autre. Cependant en regardant attentivement et en s'aidant d'un diaphragme en plomb, on arrive très bien à lire ce contour supérieur, et à préciser sa forme.

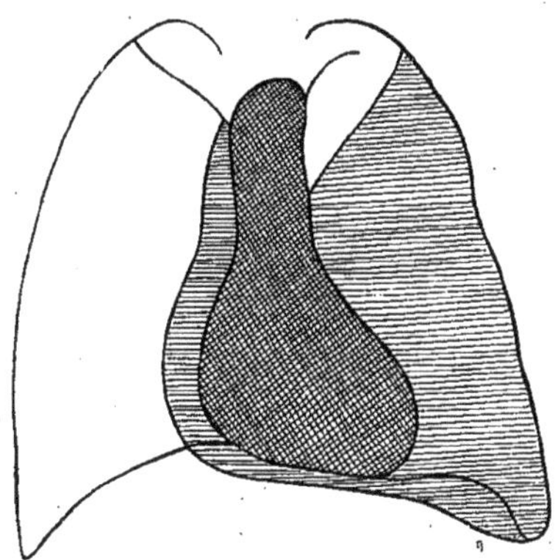

Fig. 4. — Pleurésie gauche.
Déviation du cœur et du médiastin, abaissement du diaphragme, limite supérieure oblique de haut en bas et de dehors en dedans.

La difficulté de cette lecture explique, jusqu'à un certain point, la divergence de vue des auteurs, qui ont attribué à cette ligne, tantôt une forme convexe, tantôt une forme concave, tantôt une forme horizontale. Il est juste d'ajouter à leur décharge que cette forme se modifie assez sensiblement suivant la hauteur de l'épanchement, en sorte que la variabilité de leurs descriptions tient peut-être à ce que leurs observations ont porté sur des phases différentes, soit d'accroissement, soit de régression de la pleurésie.

Dans un épanchement de moyenne intensité, cette ligne présente une direction oblique de haut en bas et de dehors en dedans ; partant en dehors du sommet de l'aisselle, pour aboutir en dedans vers le hile du poumon. Cette position correspond à la courbe dite de Damoiseau. C'est la forme la plus habituelle, celle qui doit faire penser d'emblée à un épanchement pleural.

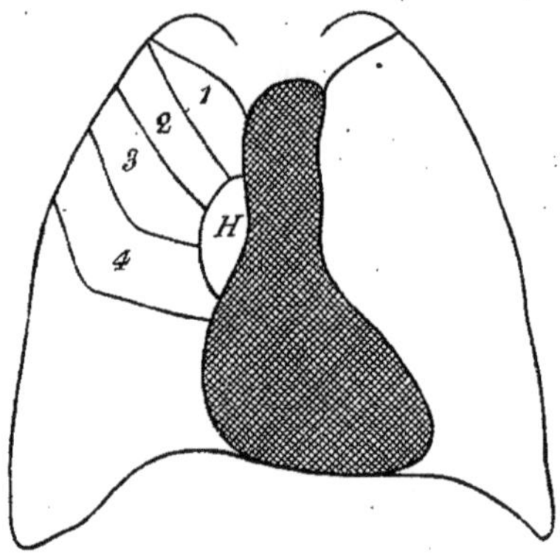

Fig. 5. — Pleurésies de la grande cavité.
Modifications de la courbe du liquide. H. Région du hile. — 1 et 2. Ligne oblique, courbe de Damoiseau. — 3 et 4. Ligne brisée, épanchements en régression.

Quand la pleurésie croît, le triangle lumineux réservé au sommet par cette courbe diminue progressivement, jusqu'à disparaître, et il peut arriver un moment où l'obscurité devient totale dans tout l'hémithorax. Au contraire si l'épanchement décroît, la ligne s'abaisse, se transforme d'abord en ligne brisée et tend de plus en plus vers l'horizontale. Alors même que la clarté du sommet est conservée, elle est toujours sensiblement moindre que celle du côté opposé. Cette diminution ne signifie pas qu'il existe des lésions dans le parenchyme pulmonaire, mais seulement une inhibition fonctionnelle de ce poumon comprimé, et dans lequel la pénétration de l'air est de beaucoup réduite par suite de la suppression de la respiration diaphragmatique du côté de l'épanchement.

Courbe de Damoiseau. — On peut poser en principe que tout

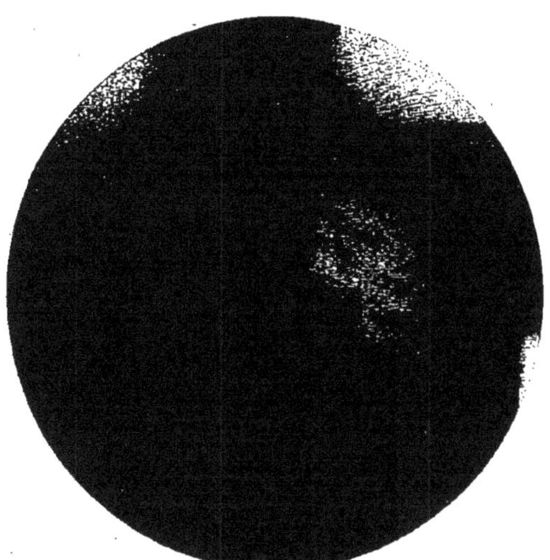

RADIOGRAPHIE N° 1. — *Pleurésie de la grande cavité à grand épanchement. Période d'état.*

Pleurésie droite. Épanchement abondant de la grande cavité. Obscurité uniforme et totale des 2/3 inférieurs de l'hémithorax droit. Triangle supérieur clair. Limite floue entre la partie sombre et la partie claire ; direction oblique de haut en bas et de dehors en dedans de cette ligne de séparation.

Déviation notable du cœur et du médiastin à gauche

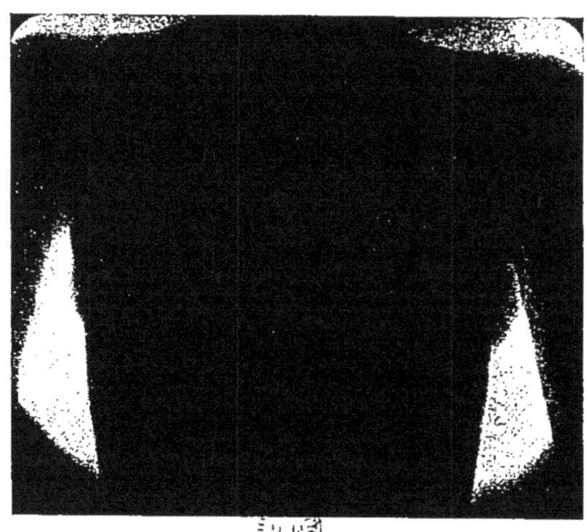

RADIOGRAPHIE N° 2. — *Pleurésie droite tuberculeuse de la grande cavité. Période de régression, disparition du liquide.*

Pleurésie tuberculeuse droite de la grande cavité en voie de régression. Il ne reste plus de liquide. Persistance de l'obscurité de la base droite due à la présence d'exsudats et à l'atélectasie du poumon.

On ne distingue ni la convexité du diaphragme, ni le sinus costo-diaphragmatique. Les mouvements respiratoires sont encore complètement abolis.

Élargissement de l'ombre du hile à droite (ganglions tuberculeux du hile). Ombres discrètes disséminées dans la partie supérieure des deux poumons. Lésions pulmonaires.

épanchement massif de la plèvre qui décroît, inscrit cette décroissance à l'examen radioscopique, par l'abaissement progressif d'une ligne d'ombre oblique qui reste toujours dirigée de haut en bas et de dehors en dedans.

Cette constatation est conforme aux données de la clinique. Quand une pleurésie décroît, on voit toujours réapparaître la sonorité, les vibrations et la respiration, dans le triangle paravertébral, situé entre l'omoplate et la colonne. A ce moment l'épanchement est circonscrit par une ligne courbe parabolique qui, partie de la pointe de ce triangle, remonte vers le sommet de l'aisselle, pour redescendre sur la paroi antérieure en gagnant le sternum obliquement vers le hile du poumon, de façon que son point d'arrivée soit à peu près au même niveau que son point de départ. C'est la courbe dite de Damoiseau.

L'existence de cette courbe est donc prouvée par l'examen clinique et radiologique ; elle se traduit sur l'écran par la ligne oblique que nous avons décrite tout à l'heure. En étudiant cette ligne oblique, dans la position classique de la courbe, et en examinant les variations et déformations qu'elle subit, en amont et en aval de cette position, on peut saisir la cause et la raison d'être de cette curieuse image.

En effet, dans toutes ses déformations successives, cette ligne oblique vient toujours aboutir en dedans vers un point fixe qui est le hile du poumon.

Dès lors, si nous reprenons la marche du liquide en sens inverse, c'est-à-dire à la période de croissance, il nous est facile de comprendre la formation de la courbe, en nous rappelant cette notion anatomique, que le poumon, libre de toutes parts dans la cavité pleurale, n'est retenu et fixé qu'en un seul point : c'est au niveau de son hile par où pénètrent les bronches et les vaisseaux, et sur son bord interne auquel vient se fixer le ligament du poumon.

Quand un épanchement se produit dans la plèvre, le liquide obéissant aux lois de la pesanteur vient se collecter à la base de la cavité au-dessus du diaphragme. Au fur et à mesure de son augmentation, il refoule le poumon de bas en haut, et celui-ci en vertu de son élasticité se laisse assez bien comprimer. Les choses vont ainsi jusqu'à ce que le niveau du liquide arrive au voisinage du hile. En ce point, le poumon qui se trouve fixé oppose un obstacle sérieux au refoulement. Le liquide éprouvant une résistance de ce côté, se porte en dehors. Là le poumon qui est libre se laisse plus facilement mobiliser ; le liquide progresse en s'infiltrant entre les deux feuillets de la plèvre et en décollant le poumon de la paroi. Il en résulte que le niveau du liquide restant toujours horizontal, son épaisseur croît plus vite en dehors qu'en dedans, et que cette différence d'épaisseur se traduit sur l'écran par une ligne d'ombre oblique de haut en bas et de dehors en dedans.

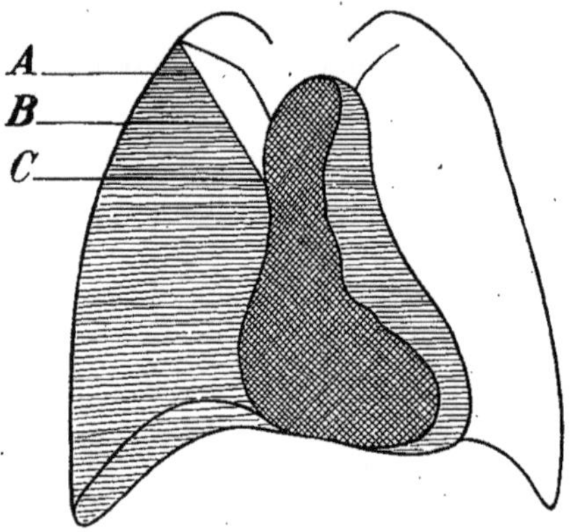

Fig. 6. — Explication de la courbe de Damoiseau.

A. B. C. Coupes horizontales aux différents étages du thorax montrant la répartition du liquide et sa différence d'épaisseur en dehors et en dedans.

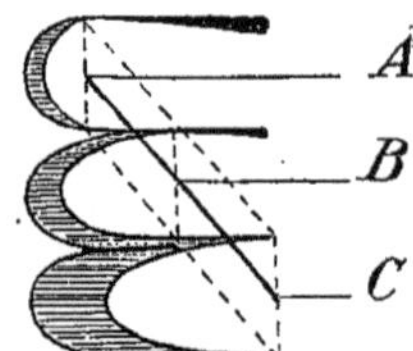

Fig. 6 *bis*.

Superposition des coupes A. B. C., disposition du liquide au niveau de chacune d'elles montrant la formation du plan incliné.

En résumé trois facteurs interviennent dans la production de la courbe de Damoiseau :

1° La pesanteur. 2° La mobilité relative du poumon et son élasticité. 3° La fixation du poumon en dedans, à sa partie moyenne, par son hile, et plus bas par son ligament.

Un quatrième facteur très important est nécessaire à la production de cette courbe. Il faut pour qu'elle se manifeste que le malade soit dans la position debout ou assise. Si on le fait mettre dans le décubitus dorsal ou ventral, la courbe disparaît en raison de la mobilité du liquide qui, obéissant aux lois de la pesanteur, glisse en avant ou en arrière et se répand dans toute la longueur de la gouttière costo-vertébrale. Cela encore l'examen radioscopique le démontre magnifiquement.

Il résulte de cette étude, que la courbe de Damoiseau n'est

pas quelque chose de fixe ; c'est une sorte d'équilibre instable entre le liquide et le poumon en rapport à la fois avec la mobilité de l'un, l'élasticité et la fixité de l'autre vers le hile. C'est un phénomène essentiellement transitoire, qui demande pour se produire : une certaine quantité de liquide, une position déterminée du malade, un poumon libre d'adhérences et une cavité pleurale sans aucune espèce de cloisonnement. Dans les pleurésies enkystées on ne trouve jamais la courbe de Damoiseau. Il faudrait pour qu'elle pût se produire que la limitation de l'épanchement se fasse d'une façon assez heureuse pour réaliser cette courbe de toutes pièces.

Tous ces faits cliniques, qui étaient connus et mal expliqués, deviennent simples et faciles à comprendre grâce aux éclaircissements fournis par l'examen radioscopique.

Étude du diaphragme. — Dans toute pleurésie de la grande cavité, il y a une immobilisation absolue du diaphragme, du côté atteint. Cette immobilisation est assez difficile à constater, quand l'épanchement est constitué, et qu'il obscurcit la presque totalité du thorax. Cependant du côté gauche, cela est relativement facile. L'existence de la chambre à air gastrique, qui permet d'éclairer la face inférieure du diaphragme, montre cette immobilisation. Dans le cas où l'estomac ne contient pas de gaz on peut en introduire artificiellement. Il n'en est pas de même du côté droit, où l'obscurité produite par le foie se continue sans aucune ligne de démarcation avec celle de l'épanchement. Mais si le diaphragme est difficile à voir, pendant la période d'état de la pleurésie, il n'en est pas de même au début et à la période de régression.

On peut en effet constater que la paralysie du diaphragme précède l'épanchement, et qu'elle survit à sa disparition.

Dans un cas j'ai assisté très nettement à la production du prémier phénomène. Il s'agissait d'un malade entré dans le service pour un point de côté violent qui venait d'apparaître dans la journée. Radioscopé immédiatement, on constatait du côté malade un hémithorax bien clair, le contour du diaphragme et le cul-de-sac latéral étaient parfaitement conservés, et il n'y avait pas trace de liquide dans la plèvre. Mais le diaphragme était complètement immobilisé, et on ne voyait se produire aucun mouvement respiratoire, tandis que ceux-ci étaient très étendus du côté opposé. Le lendemain un nouvel examen montrait que l'épanchement s'était produit dans l'intervalle, et qu'il occupait déjà la moitié de l'hémithorax. L'immobilisation du diaphragme précède donc l'épanchement, seulement il est rare qu'on puisse observer ce fait, les malades n'étant vus habituellement que lorsque l'épanchement est constitué.

Au contraire on a constamment l'occasion d'observer le diaphragme pendant la période de régression de l'épanchement, et il est facile de voir que sa paralysie, ou mieux son immobilisation persiste parfois pendant très longtemps après la résorption complète du liquide. Nous reviendrons du reste sur ce point à propos du pronostic et des suites éloignées des pleurésies.

Dans certains hydrothorax, chez des brightiques, j'ai constaté plusieurs fois que les mouvements du diaphragme étaient conservés, malgré l'existence d'un épanchement assez abondant. Il y aurait là peut-être un signe intéressant, qui pourrait permettre de distinguer un épanchement purement mécanique (et on sait combien ils sont rares), de ceux qui s'accompagnent d'une inflammation pleurale manifeste. En combinant l'étude clinique, radiologique et cytologique de ces épanchements on arriverait sans doute à résoudre cette intéressante question.

On pourrait se demander aussi, s'il existe vraiment dans la pleurésie au début une paralysie véritable du diaphragme, et s'il ne s'agit pas plutôt d'une immobilisation inconsciente réalisée par le malade en raison du point de côté douloureux que les mouvements respiratoires exagèrent.

Déviation du cœur et du médiastin. — Lorsque l'épanchement pleural est assez abondant, il se produit une déformation caractéristique de l'image radiologique du thorax. Sous l'influence de la poussée du liquide, la cloison médiane du thorax ou médiastin, qui est la plus mobile, se laisse refouler du côté sain, entraînant avec elle le cœur et tous les organes qu'elle contient. Les autres parois constituées par les côtes, solidement attachées en avant et en arrière, présentent une forte résistance ; tout l'effort se porte donc du côté du diaphragme qui est abaissé, et du côté du médiastin qui est repoussé. La déviation du cœur et du médiastin est d'autant plus accentuée que l'épanchement est plus considérable.

La constatation de cette déviation est donc très importante à plusieurs points de vue, et rien n'est plus facile que de la mettre en évidence par l'examen radioscopique. Elle se manifeste sur l'écran par une ombre triangulaire allongée débordant l'ombre médiane. Sa base vient se projeter sur le diaphragme du côté opposé et son sommet correspond à l'articulation sternoclaviculaire.

La présence de cette ombre éclaire et confirme le diagnostic, elle fournit de précieuses indications sur l'abondance de l'épanchement et l'opportunité d'une ponction ; elle contribue à expliquer le mécanisme, jadis si controversé, de la déviation du cœur.

Longtemps on a cru que la déviation du cœur se faisait suivant un mouvement de torsion sur son axe, et que la base restant presque immobile, c'était la pointe surtout qui se déplaçait. Dans les pleurésies gauches par exemple, on croyait que la pointe, décrivant un grand arc de cercle, venait se placer sous le sein droit. Les battements que l'on percevait à ce niveau étaient faussement attribués à la pointe.

Comme l'a dit très justement M. Bard, tout ce qui bat n'est pas la pointe ; et cet auteur eut le mérite de démontrer par les seules ressources de la clinique, que le cœur au lieu de subir un tel mouvement de torsion était simplement refoulé en masse, en conservant toujours sa même direction. L'examen radioscopique n'a fait que confirmer l'opinion émise par M. Bard. Il est facile de se rendre compte en suivant l'évolution d'une pleurésie gauche, que le cœur est refoulé en masse, et que ce sont les oreillettes qui viennent déborder à droite de la ligne médiane. Elles sont reconnaissables à leur forme arrondie, et aux battements dont elles sont animées. Quant à la pointe elle tend de plus en plus à se rapprocher de l'ombre du sternum, jusqu'à venir se cacher derrière elle, quand la déviation est considérable.

Accroissement et régression. Modifications après la ponction. — On peut suivre facilement à l'examen radioscopique les fluctuations d'un épanchement, et contrôler ainsi les données de la clinique.

Quand il augmente, on voit le triangle clair supérieur se réduire de plus en plus, et même la clarté disparaître complètement ; l'hémithorax est alors entièrement obscur du haut en bas. La déviation du cœur et du médiastin s'accentue, et l'ombre projetée arrive à couvrir jusqu'au tiers du champ pulmonaire du côté sain. Il s'agit alors d'un épanchement très considérable, et l'indication d'une thoracenthèse d'urgence se pose d'elle-même.

Lorsque le liquide régresse, la ligne oblique qui figure la courbe de Damoiseau s'abaisse de plus en plus, à mesure que s'élargit le triangle lumineux. Bientôt la courbe disparaît, et il ne reste plus qu'une ombre diffuse, à contour mal limité, occupant le tiers inférieur du champ pulmonaire. A ce moment la déviation du cœur et du médiastin a disparu, il persiste seulement une oblitération complète du cul-de-sac latéral, avec immobilisation du diaphragme.

Dans un grand épanchement, immédiatement après une ponction, même si on a retiré jusqu'à 1 litre de liquide, on est souvent étonné de ne constater à l'examen radioscopique aucune modification dans l'image du thorax.

L'obscurité est toujours aussi intense et aussi étendue, il semble que rien n'a bougé. On peut expliquer ce phénomène de la façon suivante : Quand on retire d'un thorax une certaine quantité de liquide, en raison de l'élasticité propre de ses parois, chacune d'elles revient un peu sur elle-même, et s'adapte au volume nouveau du contenu. Il en résulte que la voussure thoracique diminue, les côtes s'abaissent légèrement, le diaphragme remonte un peu refoulé par la pression abdominale, la cloison médiastinale se rapproche de la ligne médiane ; l'ensemble de ces mouvements compense la soustraction de liquide qui vient d'être opérée et le niveau de l'épanchement ne bouge pas.

Cet équilibre n'est que momentané et dès les jours suivants on assiste soit à un nouvel accroissement, soit à la régression définitive de la pleurésie.

Diagnostic radiologique. — Ainsi que nous l'avons dit déjà, le rôle principal appartient à la clinique dans le diagnostic des épanchements de la grande cavité. Le plus souvent le diagnostic est simplement confirmé par l'examen radioscopique.

Cependant dans certaines circonstances, la radioscopie prend une importance plus considérable : soit que la clinique laisse percevoir des signes sans qu'il existe d'épanchement ; soit au contraire qu'il existe un épanchement sans signes stéthoscopiques.

Pseudo-épanchements. — Dans le premier cas il s'agit de *pseudo-épanchements*. Les malades en question présentent tous les signes de la pleurésie de la grande cavité ; matité, abolition des vibrations, souffle, œgophonie et pectoriloquie aphone ; et pourtant il n'y a dans la plèvre aucun épanchement.

Ces phénomènes peuvent se présenter dans plusieurs circonstances, et l'examen radioscopique prend ici une très grande valeur. Il démontre en effet que malgré cette symptomatologie trompeuse, la plèvre est vide de liquide, l'hémithorax est parfaitement clair du haut en bas, la coupole diaphragmatique se détache avec netteté, et si les mouvements respiratoires sont affaiblis et diminués d'amplitude, le diaphragme n'est pas complètement immobilisé. On a donc bien la certitude qu'il n'y a aucun épanchement.

A quoi doit-on penser dans ce cas ? Ce diagnostic négatif doit-il nous conduire à un diagnostic positif? Certainement si nous faisons état de tous les renseignements fournis par l'interrogatoire, l'examen clinique, l'évolution de la maladie, et l'examen radioscopique.

Grancher a décrit il y a déjà quelques années, sous le nom de *spléno-pneumonie,* un syndrome clinique qui sous l'apparence d'une pleurésie ne s'accompagne d'aucun épanchement. Il s'agit d'un état particulier du poumon, dans lequel par conséquent doivent prédominer toujours les symptômes thoraciques. Il se produit au cours de bronchites, de congestions pulmonaires, de pneumonies. Il peut être une forme de début de la tuberculose. Enfin on le rencontre au cours de maladies infectieuses générales, telles que rhumatisme, fièvre typhoïde.

Si en pareil cas l'examen radioscopique montre qu'il n'y a pas d'épanchement, il peut aussi mettre en évidence des ombres pulmonaires anormales qui pourront servir à confirmer le diagnostic de spléno-pneumonie. Mais on peut rencontrer, en dehors de cet état, des signes cliniques de pseudo-épanchement.

J'ai attiré l'attention, il y a peu de temps (*Lyon méd.*, 1912, t. I, p. 908), à propos de deux observations, sur des affections sous-diaphragmatiques, capables de produire ce syndrome au grand complet, sans qu'il y ait cependant une seule goutte de liquide dans la plèvre. L'un de mes malades était porteur d'un abcès du foie, l'autre d'un vieux kyste suppuré du même organe. Des faits semblables ont été signalés dans certains cas d'abcès sous-phréniques.

Dans ces conditions l'examen radioscopique montre la persistance de la clarté thoracique jusqu'en bas. Le contour du diaphragme a conservé toute sa netteté, mais il est surélevé dans la cavité thoracique par rapport au côté opposé, ses mouvements respiratoires sont très réduits ou abolis ; et tout cet ensemble contribue à attirer l'attention du côté de la région sous-diaphragmatique.

C'est dans ces cas de pseudo-épanchement que l'examen radioscopique est le plus utile, parce qu'il permet d'affirmer qu'il n'y a point de liquide dans la plèvre.

Dans le cas inverse, lorsqu'il existe un épanchement pleural, qui ne donne pas de signes stéthoscopiques ou seulement des signes pulmonaires les renseignements fournis par l'examen radioscopique peuvent encore être utiles, mais ils n'ont pas une valeur aussi absolue et leur interprétation est beaucoup plus délicate. Ce fait peut se produire dans trois circonstances : ou bien avec un énorme *épanchement total*, ou bien avec un épanchement étendu associé à des lésions pulmonaires, ou bien au contraire avec une *faible quantité de liquide*.

Grand épanchement total. — Quand l'*épanchement est total*, les signes cliniques peuvent se borner à de la matité avec abolition des vibrations. En raison de la compression du poumon, on n'entend ni souffle ni œgophonie ni pectoriloquie aphone. L'image radioscopique montre une obscurité totale de tout l'hémithorax, il ne persiste de clarté en aucun point, pas de ligne de niveau, pas de courbe caractéristique ; mais opacité uniforme partout.

L'écran ne montre qu'une chose, mais à laquelle on doit attacher une certaine importance, c'est la déviation du cœur et du médiastin, qui est ordinairement considérable. Ce signe seul doit orienter le diagnostic que l'on tâchera de confirmer par la ponction exploratrice.

Il est exceptionnel qu'un kyste ou qu'une tumeur, même assez volumineux pour entraîner la déviation du médiastin, puisse arriver à oblitérer dans son entier, la clarté du champ pulmonaire du haut en bas de l'hémithorax. Je ne l'ai jamais observé. Il persiste toujours en haut ou en bas une petite zone claire, limitée par une courbe qui présente généralement une direction tout à fait inverse de celle de la pleurésie. Ce détail seul doit suffire à attirer l'attention.

Association de lésions pulmonaires. — L'épanchement peut être d'une abondance moyenne, mais associé à des lésions pulmonaires plus ou moins étendues, qui modifient considérablement les signes stéthoscopiques et l'image radioscopique.

Ces conditions peuvent être réalisées chez certains tuberculeux, mais c'est surtout au cours de la pneumonie que les difficultés de ce diagnostic se présentent le plus souvent.

On rencontre quelquefois des pneumoniques dont la guérison ne se fait pas normalement. Tantôt la résolution ne se produit pas, tantôt après une défervescence passagère la température remonte et les symptômes généraux s'aggravent. S'agit-il d'une pneumonie à résolution lente, d'une nouvelle poussée pneumonique, ou d'une pleurésie pneumonique, soit interlobaire soit de la grande cavité, qui peut nécessiter une intervention ? La clinique est souvent impuissante à le dire seule d'une façon formelle.

L'auscultation fait percevoir un mélange de signes pleuraux et pulmonaires difficiles à interpréter. La matité persiste, les vibrations sont mal perçues, le souffle est plus tubaire que pleurétique, des râles humides de tout calibre s'entendent parfois jusque vers la base ; l'existence d'un épanchement est impossible à affirmer.

Que peut-on attendre dans ce cas de l'examen radioscopique ? C'est ce que nous allons discuter.

Laissons de côté la pleurésie interlobaire qui doit être traitée plus loin ; et examinons ce que nous pouvons voir à l'écran dans ces diverses hypothèses.

Si la base est claire, si le contour du diaphragme est conservé, tandis que l'ombre ou les ombres occupent les parties supérieures du poumon, on peut affirmer que la grande cavité pleurale n'est pas en cause. Mais si la base est obscure, l'interprétation devient plus difficile.

On peut même avoir une obscurité totale du haut en bas : soit qu'il s'agisse d'une pneumonie massive ; d'une superposition d'un épanchement de la base et d'une hépatisation du sommet ; soit encore qu'il existe un poumon dense plongeant dans le liquide et faisant remonter ainsi jusqu'au sommet un épanchement en réalité peu abondant.

En pareil cas on n'a même pas la ressource de constater la déviation du cœur et du médiastin, qui souvent n'existe pas par suite de la faible abondance du liquide. La radioscopie reste donc impuissante à résoudre la question, on n'y trouve aucun argument décisif. Il faut savoir être prudent et se garder d'affirmations trop absolues si on ne veut pas s'exposer à de très grosses erreurs.

En général cependant il faut se méfier des obscurités totales et uniformes de tout un hémithorax du haut en bas. Bien peu de processus pulmonaires sont capables de réaliser cette obscurité totale, et on doit toujours soupçonner dans ce cas l'existence d'un épanchement pleural. Mais si on n'a pas le droit d'affirmer son existence d'après le seul examen radiologique, il faut s'appuyer sur les données de cet examen pour exiger l'intervention d'une ou plusieurs ponctions exploratrices.

Petits épanchements ou épanchements en régression. — On rencontre ici la même difficulté. Très souvent il est impossible de dire s'il reste encore du liquide dans la plèvre. La radioscopie montre une ombre diffuse de la base, toujours plus étendue en dehors qu'en dedans, sans limite précise. Le diaphragme est toujours immobilisé, mais on ne constate plus de déviation du cœur ni du médiastin.

Cette ombre peut tenir à la persistance d'une petite quantité de liquide, mais elle peut aussi persister, longtemps après sa résorption.

Elle est due à la présence d'exsudats non encore résorbés, à la persistance de l'atélectasie du poumon longtemps comprimé vers sa base, à la paralysie du diaphragme. La radioscopie ne peut donc renseigner à ce point de vue, ce qui à cette période ne présente du reste pas grand intérêt.

Difficulté du diagnostic chez les enfants. — Il est souvent difficile d'affirmer chez les enfants la présence d'un épanchement pleural, par le seul examen radioscopique. La minceur de leur thorax fait que l'obscurité n'est jamais aussi importante que chez l'adulte, et que malgré l'emploi de rayons moyennement pénétrants, on continue à distinguer le gril costal dans toute la hauteur. D'autre part l'élasticité et la mobilité des côtes, laissant à l'épanchement une marge plus considérable, il en résulte que la déviation du cœur et du médiastin est bien moins prononcée chez eux que chez l'adulte. Ces modifications de l'image radioscopique ne doivent pas faire rejeter l'idée d'un épanchement, mais il faut en être averti.

Diagnostic de la nature de la pleurésie. — Ce diagnostic doit être exclusivement clinique. La radioscopie pourrait à la rigueur fournir quelques renseignements sur l'existence d'autres lésions thoraciques concomitantes, qui ont pu jouer un rôle plus ou moins actif dans la formation de l'épanchement. Par exemple : des lésions pulmonaires, une tumeur du poumon ou du médiastin, un anévrisme de l'aorte. Mais elle ne peut donner aucun indice sur l'état du liquide sérofibrineux, purulent ou hémorragique. Autrefois on avait cru pouvoir faire une distinction au point de vue radioscopique, entre les épanchements purulents et les épanchements sérofibrineux ; on admettait que les épanchements purulents étaient moins opaques que les autres. Cette distinction a été reconnue inexacte, et on ne peut faire état que des renseignements tirés de la topographie et de l'étendue des ombres. C'est dire que sauf le cas de pleurésie interlobaire, où les probabilités sont en faveur de la purulence, l'examen radioscopique ne fournit aucune donnée précise pour établir ce diagnostic.

Pronostic radiologique des pleurésies ; leurs suites. — Quand on examine systématiquement une pleurésie en voie de résolution, soit par régression spontanée, soit après thoracentèse, on peut observer une série de modifications qui par leur allure et la rapidité plus ou moins grande de leur marche fournissent d'intéressants éléments de pronostic. Il en est de même après l'opération de l'empyème au cours des pleurésies purulentes.

Après une pleurésie sérofibrineuse, on peut voir dans les cas favorables les fonctions pulmonaires se rétablir rapidement. Dès que le liquide est résorbé, la base de l'hémithorax redevient visible, le contour du diaphragme réapparaît, les mouvements respiratoires se rétablissent. Très vite l'amplitude de la respiration devient égale à celle du côté opposé, le cul-de-sac latéral reprend sa forme primitive, et en quelques semaines il est impossible de retrouver à l'examen radioscopique le moindre indice qui permette de dire de quel côté s'était produit l'épanchement. Ceci se passe dans les formes les plus favorables, et il faut reconnaître que c'est assez rare.

Dans d'autres cas, l'évolution est moins rapide, mais le pronostic reste cependant favorable. L'obscurité de la base et l'immobilisation du diaphragme persistent pendant plusieurs semaines ou plusieurs mois, puis peu à peu les fonctions respiratoires se rétablissent et il ne reste plus aucune trace de l'ancienne lésion.

Certaines pleurésies, au contraire, laissent après leur passage des marques indélébiles. Des adhérences persistent entre les deux feuillets de la plèvre, aboutissant à une symphyse partielle ou totale. Il en résulte une rétraction de la cage thoracique avec abaissement des côtes, rétrécissement des espaces intercostaux, inclinaison de l'angle costo-vertébral. Le diaphragme restant soudé à la base du poumon, ses mouvements respiratoires ne recouvrent jamais leur mobilité, et les fonctions pulmonaires ne se rétablissent jamais dans leur intégrité. Le cœur est souvent entraîné dans le mouvement de rétraction du thorax, bridé par des adhérences et fixé en position vicieuse (dextrocardie ou sinistrocardie). Chez ces malades le diagnostic rétrospectif de pleurésie ancienne peut être fait par l'examen radioscopique à plusieurs années de distance.

La rapidité avec laquelle se rétablissent les fonctions pulmonaires, pendant les premiers jours qui suivent une pleurésie, permet d'établir d'avance auquel de ces types elle devra être rattachée.

Dans les pleurésies purulentes, après l'opération de l'empyème, mais seulement dans les premiers jours qui suivent l'intervention, Destot et Violet ont établi sur quels signes doit être basé le pronostic. Il est tiré de l'examen de la perméabilité et de l'expansion pulmonaire.

La perméabilité pulmonaire est appréciée par le degré de clarté de l'organe sous l'influence de la respiration. L'expansion est fonction de la tendance du poumon à combler la cavité pleurale.

Le pronostic est bon si la perméabilité et l'expansion sont satisfaisantes. On doit espérer une guérison spontanée.

Le pronostic est moins bon si la perméabilité restant normale, l'expansion est nulle. Dans ce cas on ne peut attendre de guérison spontanée, il faut lever l'obstacle qui s'oppose à l'expansion ; c'est-à-dire pratiquer la décortication.

Enfin le pronostic est franchement mauvais, si la perméabilité et l'expansion sont nulles toutes les deux. Dans ce cas la décortication devient tout à fait insuffisante, et la cavité ne pourra se combler que par l'effondrement de la paroi. C'est donc la résection des côtes qui doit être pratiquée.

L'examen radioscopique pourrait donc, dans ce cas, indiquer à la fois le pronostic et l'intervention qui doit être pratiquée.

Pleurésies sèches. — L'étude radiologique des pleurésies sèches est beaucoup moins importante que celle des pleurésies avec épanchement.

Dans les PLEURÉSIES SÈCHES PARTIELLES il s'agit de petites lésions locales limitées, aspect dépoli, dépôts fibrineux, épaississement des feuillets, adhérences. Ces lésions sont habituellement commandées par des lésions pulmonaires sous-jacentes, et dans l'ombre anormale qui en résulte il est impossible de déterminer par l'examen radioscopique ce qui revient à la plèvre et ce qui appartient au poumon.

L'auscultation, lorsqu'elle révèle l'existence de frottements, ou une diminution de l'expansion pulmonaire, permet de les reconnaître. Le plus souvent ces lésions ne peuvent être que soupçonnées, on conclut à leur existence d'après la constatation de foyers pulmonaires superficiels, parce qu'on sait que ces lésions s'accompagnent habituellement de réactions pleurales locales surtout chez les tuberculeux.

La pleurésie sèche totale ou très étendue se voit, soit dans certaines affections pulmonaires chroniques envahissantes telles que la tuberculose à marche lente ; soit après les pleurésies. Elle se traduit alors par des *symphyses* partielles ou totales. Rien n'est plus difficile que le diagnostic clinique de ces symphyses.

L'examen radioscopique donne souvent des indications précieuses pour les dépister. Dans les formes récentes il montre une obscurité relative de la base. Le contour diaphragmatique a perdu de sa netteté, il est souvent déformé. Sa mobilité est réduite dans de grandes proportions, parfois même les mouvements respiratoires sont complètement supprimés. Le sinus costo-diaphragmatique est réduit dans sa largeur et sa profondeur, il est à demi comblé, parfois même totalement effacé.

Dans les formes plus anciennes on constate en outre une certaine déformation du thorax. Il existe une rétraction de l'hémithorax avec rétrécissement du champ pulmonaire. Les côtes sont déviées, inclinées sur la colonne vertébrale, rapprochées les unes des autres avec tendance à l'effacement des espaces intercostaux. Le cœur peut être entraîné dans ce mouvement de rétraction général, déplacé et fixé en dextro ou sinistrocardie.

Malheureusement ces symptômes radioscopiques ne sont pas constants et il peut exister des symphyses que rien n'avait fait prévoir. L'observation suivante est intéressante à ce point de vue : un tuberculeux à lésions bilatérales avancées présentait l'aspect radioscopique suivant. Obscurité diffuse très étendue du côté gauche occupant les 2/3 supérieurs du poumon, teinte grise prolongée jusqu'au diaphragme, immobilisation de ce dernier et effacement du sinus costo-diaphragmatique. A droite obscurité moins étendue occupant seulement la moitié supérieure du poumon. Contour du diaphragme et sinus normaux. Conservation des mouvements respiratoires avec une assez grande amplitude. On pensait chez ce malade à une symphyse du côté gauche ; à droite on supposait qu'il existait seulement quelques adhérences dans les parties supérieures du poumon siège de lésions anciennes. L'autopsie a montré une symphyse double totale très adhérente des deux côtés, il fallait disséquer le poumon pour le séparer du diaphragme.

La seule différence résidait dans l'étendue des lésions pulmonaires. A gauche ces lésions étaient énormes, tout le lobe supérieur était infiltré, ramolli, creusé de petites cavernes, le lobe inférieur était farci de foyers de bronchopneumonie tuberculeuse presque confluents dont beaucoup étaient déjà ramollis à leur centre. A droite on trouvait des lésions étendues dans le lobe supérieur, le lobe moyen était à peu près indemne, et le lobe inférieur ne contenait que quelques îlots discrets de bronchopneumonie tuberculeuse. En somme le poumon gauche était réduit à zéro au point de vue respiratoire tandis que le droit était encore perméable à l'air dans une grande étendue.

C'est à cette raison je crois qu'il faut attribuer la différence d'aspect radioscopique et non à la symphyse qui était égale des deux côtés.

La symphyse immobilisait à gauche un poumon qui ne respirait plus, la lame pulmonaire qui remplissait le sinus était devenue opaque grâce aux lésions tuberculeuses et à l'imperméabilité qui en résultait. Le diaphragme était devenu immobile le poumon ayant perdu toute élasticité et toute faculté respiratoire.

A droite le poumon respirait encore d'une façon très appréciable, la lame de poumon qui remplissait le sinus était restée claire, les mouvements du diaphragme étaient encore assez étendus.

Cela montre que la symphyse n'est pas tout, qu'elle n'est pas toujours suffisante à elle seule pour immobiliser le diaphragme et que le poumon joue un rôle très important dans le mécanisme des mouvements respiratoires. Il est l'excitateur de ces mouvements, c'est lui qui déclanche le réflexe respiratoire et tant qu'il est capable de le faire, une symphyse même très adhérente ne suffit pas à immobiliser complètement le diaphragme.

Cela montre en outre qu'il peut exister une symphyse totale sans qu'elle se manifeste sur l'écran radioscopique par aucun symptôme apparent. Inversement un processus purement pulmonaire étendu suffit à obscurcir la base, à effacer le sinus, à diminuer l'amplitude des mouvements respiratoires presque jusqu'à l'immobilisation, tout cela sans qu'il y ait aucune adhérence.

CHAPITRE II

PLEURÉSIES CIRCONSCRITES ET ENKYSTÉES

Les pleurésies peuvent être circonscrites à une portion de la plèvre seulement, des épanchements sérofibrineux ou purulents peuvent se former et s'enkyster en un point limité du sac pleural, sans aucune communication avec la grande cavité. Cet enkystement peut se faire en un point quelconque de la plèvre. Andral a signalé une pleurésie enkystée du sommet et plus récemment M. Agasse-Lafont en a relaté un nouveau cas localisé au sommet droit (*Soc. Méd. des Hop.*, 1910). Mais il existe cependant des points d'élection pour cet enkystement ; la pleurésie prend alors le nom de la région où elle s'est enkystée. Nous avons ainsi par ordre d'importance : des *pleurésies interlobaires* ; des *pleurésies diaphragmatiques* ; des *pleurésies médiastines*. Je signalerai aussi les *pleurésies de la région du hile*. Tantôt ces formes restent individualisées, tantôt elles se combinent entre elles. On voit alors se produire des formes complexes, telles que les pleurésies en équerre de Chauffard, constituées par une association de la forme diaphragmatique et de la forme médiastine.

L'étude radiologique de ces pleurésies enkystées est extrêmement intéressante. Le diagnostic clinique en est difficile à poser. L'examen radioscopique devient donc de la plus grande utilité pour dépister ces petits épanchements. Mais là ne se borne pas son rôle. Ces pleurésies, le plus souvent, sont purulentes ; elles nécessitent une intervention. Il ne suffit donc pas d'affirmer leur existence, il faut encore préciser leur localisation et indiquer par où elles doivent être abordées.

Pleurésies interlobaires. — Parmi les pleurésies enkystées, la pleurésie interlobaire est une des plus importantes, tant par sa fréquence que par la difficulté de son diagnostic. La lésion localisée à l'un des espaces interlobaires est profondément située, par conséquent difficilement accessible aux moyens d'exploration usuels. En 1899 Guinon insistait sur la difficulté du diagnostic de ces pleurésies. L'examen radioscopique est donc appelé dans ce cas à rendre des services considérables.

La pleurésie interlobaire, comme celle de la grande cavité, peut être sèche ou accompagnée d'un épanchement.

Pleurésie interlobaire avec épanchement. — C'est la forme la plus intéressante parce qu'elle comporte un traitement chirurgical, et que l'examen radioscopique est presque indispensable pour en préciser l'indication. L'épanchement est en effet presque toujours purulent, et demande à être évacué.

Exceptionnellement cet épanchement peut être séreux, Gerhardt en a publié un cas en 1907, la résorption se fit spontanément. Le diagnostic avait été fait par l'examen radioscopique, et on put suivre à l'écran la diminution progressive de l'épanchement jusqu'à sa disparition complète. Des faits semblables ont été signalés par Sabourin (*Rev. de Méd.*, 1909) chez les tuberculeux.

Quelle que soit la nature de l'épanchement, l'image radioscopique reste la même, et c'est elle surtout qu'il importe de bien connaître pour ne pas laisser passer le diagnostic.

L'image radioscopique est tout à fait caractéristique. Elle consiste dans une bande opaque transversale qui traverse dans

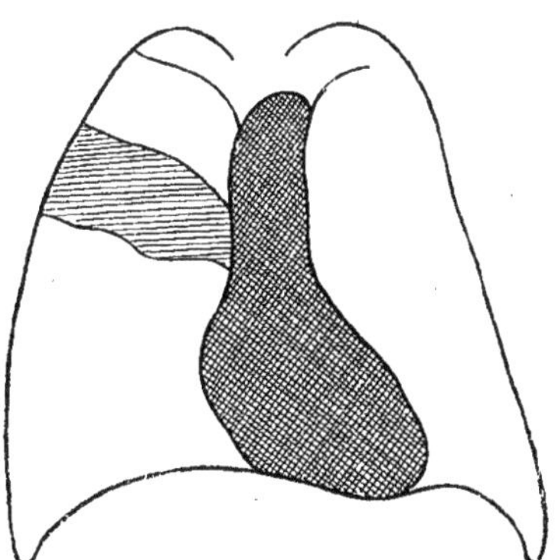

Fig. 7. — Pleurésie interlobaire.

toute sa largeur la clarté pulmonaire. Le poumon se trouve donc divisé en trois zones : une zone sombre entre deux zones claires, l'une supérieure, l'autre inférieure. Cette image est superposable à ce que l'on désigne en clinique sous le nom de « matité suspendue », et que l'on considère comme signe caractéristique de cette affection.

Les dimensions de ces trois zones sont variables suivant les cas, principalement à droite où il existe deux interlobes. Toutefois la distance entre les deux interlobes étant peu considérable, il ne s'en suit pas de modification importante dans la topographie de l'image radioscopique. Les mouvements respiratoires du diaphragme sont habituellement conservés.

La bande opaque intermédiaire présente également des contours de forme variable. Tantôt elle est limitée par deux lignes à peu près horizontales ; tantôt l'une de ces lignes se courbe sous la poussée du liquide, et le contour de l'ombre devient convexe soit en haut soit en bas.

Enfin si l'épanchement augmente encore et que la tension s'accroisse à l'intérieur de la poche, le bombement se fait des deux côtés et l'image prend une forme irrégulièrement ovalaire ou arrondie. Cet aspect pourrait faire songer à un kyste mais le contour n'est jamais aussi régulièrement sphérique et l'évolution clinique est toute différente.

Ce qui reste caractéristique de la pleurésie interlobaire, c'est l'existence d'une bande opaque transversale continue coupant d'un bord à l'autre la clarté pulmonaire sans aucune solution de continuité. C'est là ce qui la distingue radioscopiquement d'un abcès du poumon dont la situation est toute différente. L'ombre de l'abcès ne va jamais d'un bord à l'autre, elle ne barre pas le thorax, elle est entourée d'une zone claire soit en totalité soit au moins sur deux ou trois de ses côtés.

Cependant tout à fait au début, quand on assiste à la formation de la pleurésie interlobaire, comme cela m'est arrivé dans un cas, l'image peut n'être pas complète tout d'abord. L'ombre peut se localiser à l'un des bouts de l'interlobe, du côté du hile, car c'est par là que se fait habituellement l'infection. A ce moment le diagnostic radiologique est presque impossible à faire, on songe à des ganglions du hile ou à une tumeur. Mais en quelques jours (15 jours dans mon cas) l'image se complète, l'interlobe se prend dans son entier, et on voit apparaître la bande caractéristique qui barre l'hémithorax dans toute sa largeur.

Le DIAGNOSTIC des pleurésies interlobaires est relativement facile quand l'image est complète. L'examen radioscopique est indispensable pour l'affirmer. Dans bien des cas il permettra d'éviter une erreur clinique, car ces malades passent souvent pour des tuberculeux ou pour des pneumoniques en voie de suppuration, ce qui comporte un pronostic autrement grave. Il permettra de prévoir la vomique, ou ce qui est mieux, de poser l'indication d'une intervention chirurgicale.

Cette indication posée l'examen radioscopique précise le lieu de l'intervention. Il est facile, en effet, au moyen du rayon d'incidence normal, de dessiner sur la peau les contours exacts et les limites précises de la collection purulente, afin d'indiquer au chirurgien par quels espaces intercostaux il doit l'aborder.

Cette intervention est la solution la plus favorable, c'est pourquoi son indication précise est si importante ; en effet l'évacuation par vomique est très souvent insuffisante et on voit dans ces conditions des suppurations durer pendant longtemps en laissant persister de la toux, de la fièvre et de l'expectoration purulente.

FAUSSES GUÉRISONS PAR VOMIQUES. — L'examen radioscopique est encore très utile même après la vomique. Il permet de confirmer le diagnostic que la vomique avait laissé soupçonner, quand l'examen est fait dans les jours qui la suivent immédiatement; il permet de suivre les progrès de la guérison, et de voir la cavité se combler peu à peu ; il permet enfin à longue échéance de reconnaître l'existence d'une pleurésie interlobaire ancienne, et de rectifier un diagnostic que l'ignorance des faits antérieurs avait égaré.

Après la vomique, l'image radioscopique d'une pleurésie interlobaire se présente sous la forme d'un pyo-pneumothorax partiel. Dans le fond de la cavité reste une petite quantité de pus qui n'a pu être évacuée, elle donne une ombre opaque assez limitée, tandis qu'au-dessus existe une zone claire remplie de l'air qui a pénétré au moment de la vomique et qui se renouvelle incessamment par la fistule bronchique. Ces deux zones claire et sombre sont limitées par une ligne de niveau horizontale et mobile qui rappelle tout à fait l'image du pyo-pneumothorax de la grande cavité. Elle n'en diffère que par ses dimensions plus réduites et sa situation plus haute.

Parfois à la suite d'une vomique plus complète, la cavité peut se vider entièrement, et la ligne de niveau disparaît pendant quelques heures. A ce moment on ne voit plus qu'une cavité claire entourée d'une zone plus opaque, due à l'épaississement des feuillets de la plèvre, et qui rappelle jusqu'à un certain point l'image d'une caverne pulmonaire. Mais bientôt, une nouvelle sécrétion purulente se produit et la ligne de niveau reparaît.

Sergent a déjà insisté avec raison sur les fausses guérisons par vomique des pleurésies interlobaires. Il a montré des cas de suppuration persistant pendant plusieurs mois. J'ai eu l'occasion d'observer un cas bien plus ancien, dans lequel l'examen radioscopique m'a rendu le plus signalé service.

Il s'agissait d'un homme de 45 ans environ, qui rentrait dans mon service et se présentait comme un tuberculeux. Il avait eu 17 ans auparavant une pleurésie, sur la nature de laquelle il ne donnait aucun renseignement. Depuis il avait continué à tousser et à cracher, son expectoration était purulente et il présentait souvent des hémoptysies. Il avait maigri et conservait un peu de fièvre. A l'examen on notait de la matité dans presque toute la hauteur du poumon gauche, et l'auscultation révélait l'existence d'assez nombreux râles humides, avec une grosse diminution du murmure vésiculaire. Le poumon droit paraissait sain. Cliniquement on ne pouvait guère penser qu'à de la tuberculose pulmonaire.

L'examen radioscopique me montra l'existence d'un petit pyopneumothorax partiel. Le séro-diagnostic tuberculeux était négatif, les crachats ne contenaient pas de bacilles de Koch. En interrogeant soigneusement le malade, je découvris l'existence d'une vomique antérieure datant de 17 ans. Malgré l'ancienneté de cette manifestation je posai le diagnostic de pleurésie interlobaire ancienne. Ce diagnostic me fut confirmé par le médecin qui avait assisté 17 ans auparavant à l'évolution des accidents aigus. Depuis, la fistule bronchique ne s'était jamais refermée, le malade avait de temps en temps de petites vomiques, et la suppuration avait persisté. Je fis passer ce malade dans le service du Dr Delore qui lui fit une large résection costale, et bientôt la suppuration était tarie et la cavité se comblait peu à peu.

L'honneur de ce succès revient tout entier à la radioscopie.

Sclérose de l'interlobe. — La pleurésie sèche des espaces interlobaires ne se manifeste habituellement par aucun signe physique. Le diagnostic clinique en est donc absolument impos-

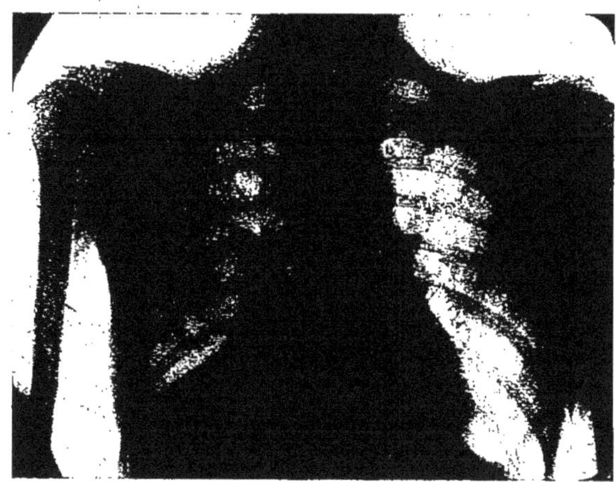

RADIOGRAPHIE N° 3. — *Ancienne pleurésie purulente de la grande cavité. Empyème. Persistance d'une fistule thoracique avec pneumothorax.*

Grande clarté de la portion inféro-externe de l'hémithorax droit. Pneumothorax, la suppuration s'écoule par la fistule thoracique, pas de rétention. Poumon adhérent et scléreux. Travées scléreuses de toute la partie supérieure des deux poumons, surtout à droite.

Déviation du cœur et du médiastin à gauche, maintenue par les adhérences.

Intervention. — Large résection costale, drainage de la cavité. Guérison.

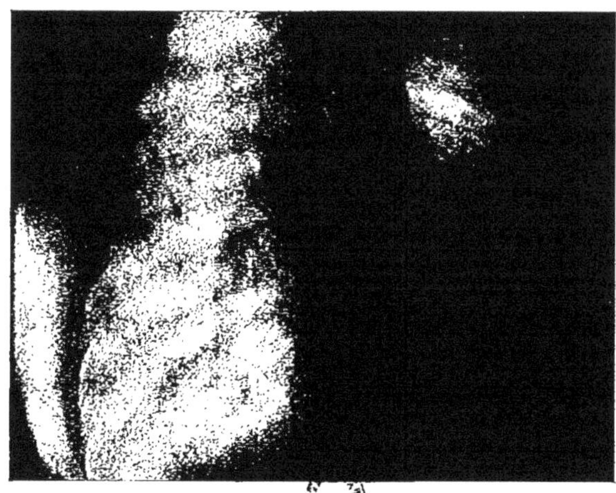

RADIOGRAPHIE N° 4. — *Ancienne pleurésie interlobaire gauche datant de 17 ans. Persistance d'un pyopneumothorax partiel avec fistule bronchique.*

Obscurité de presque tout l'hémithorax gauche avec portion oblongue claire de la région supéro-externe. Pyopneumothorax partiel.

Rétraction et déformation du thorax, rétrécissement, inclinaison et rapprochement des côtes, Scoliose due à une ancienne pleurésie interlobaire suppurée, incomplètement vidée par vomique.

Intervention. — Incision, résection de 3 côtes, drainage de la cavité. Guérison.

sible. Anatomiquement cette pleurésie aboutit à la sclérose de l'interlobe. Sous cette forme elle ne donne non plus aucun signe stéthoscopique, mais elle devient décelable par l'examen radioscopique, et c'est à ce titre surtout qu'elle nous intéresse.

M. A. Béclère a été le premier à attirer l'attention sur ce point dès 1902, dans un mémoire paru dans la *Presse médicale*. Dans ce travail il montrait que la sclérose de l'interlobe n'est pas décelable par un examen quelconque, mais qu'il faut suivre une technique déterminée si on veut la mettre en évidence. En raison de la situation assez oblique de la lame interlobaire, elle se présente sous une très faible épaisseur dans l'examen antérieur ou postérieur, lorsque l'ampoule se trouve à hauteur moyenne du thorax, ce qui est la position normale d'un examen.

Il en résulte qu'elle ne donne pas d'image appréciable. Il suffit de modifier la position de l'ampoule, de façon que le rayon d'incidence normal passe par l'axe même de l'espace interlobaire, pour voir apparaître une image très nette sur l'écran. En effet dans cette position la bande de sclérose est traversée par le rayonnement dans sa plus grande épaisseur, et elle apparaît sur l'écran sous la forme d'une ombre opaque linéaire plus ou moins épaisse, et présentant une direction oblique de haut en bas et de dehors en dedans, parallèle à celle de l'interlobe.

Pour obtenir ce résultat, il suffit dans la position antérieure de remonter l'ampoule à la hauteur de la tête et, dans la position postérieure de l'abaisser au niveau du bassin.

En effet dans chacune de ces deux positions l'interlobe est traversé par les rayons soit de haut en bas, soit de bas en haut dans sa plus grande épaisseur. M. Béclère en faisait la démonstration au moyen d'une feuille de carton présentée derrière l'écran. Quand cette feuille est tenue verticalement, elle ne donne aucune image appréciable, mais si on la fait tourner lentement avec la main, à mesure que sa position devient plus oblique, elle commence à projeter une ombre sur l'écran, pour arriver à donner une ombre opaque franche, linéaire, à contours bien arrêtés, lorsque la feuille de carton se trouve en position horizontale. C'est exactement le même phénomène qui se passe pour l'interlobe, mais celui-ci étant fixe c'est l'ampoule qu'on doit déplacer pour arriver à le mettre en évidence. Cette pleurésie sèche interlobaire se rencontre surtout chez les tuberculeux.

Le diagnostic de la sclérose de l'interlobe est intéressant à faire, l'examen radioscopique en a tout le mérite, car les autres moyens d'exploration sont muets à ce sujet ; toutefois il ne comporte aucune sanction pratique, et ne présente pas la valeur thérapeutique de la mise en évidence d'une collection interlobaire suppurée.

Pleurésies diaphragmatiques. — Les pleurésies diaphragmatiques sont loin d'être rares, mais leur diagnostic clinique est toujours difficile ; elles doivent être recherchées minutieusement. Le tableau clinique à début dramatique qu'on se plaît à décrire dans les classiques : douleur vive, dyspnée angoissante, hoquet, etc., manque le plus souvent. L'examen physique local fournit parfois bien peu de renseignements. La radioscopie est donc des plus utile pour dépister ces localisations.

Ces pleurésies peuvent être purulentes, dans ce cas elles sont rarement primitives, mais habituellement secondaires à une infection qui est le plus souvent d'origine abdominale. Elles peuvent souvent être séreuses ou sèches ; ces deux formes sont beaucoup plus fréquentes, d'allures très insidieuses, et se rencontrent ordinairement chez les tuberculeux.

Pleurésie diaphragmatique purulente. — Cette forme est la plus importante. Elle ne succède pas habituellement à des lésions pulmonaires, aussi la conservation de la clarté du poumon susjacent doit être recherchée. Elle pourrait exceptionnellement se former à la suite d'une pleurésie purulente de la grande cavité, qui se serait enkystée tardivement ; dans ce cas les lésions pleurales antérieures auraient obscurci dans une certaine mesure l'hémithorax correspondant. Mais le plus souvent c'est une infection à distance (abcès appendiculaire, ulcère ou cancer gastro-intestinal, lésion annexielle, etc.), qui détermine cette localisation.

Le tableau clinique en est toujours grave, même dépouillé des épisodes dramatiques qui manquent si souvent. Mauvais état général ; cœur rapide, température à grandes oscillations. On suppose une suppuration dont la localisation est à faire. Les symptômes locaux (matité, abolition des vibrations, silence respiratoire) sont très importants quand ils existent, mais ils peuvent passer inaperçus, ou faire complètement défaut. Il suffit pour cela que la collection soit profonde, limitée et recouverte de tous côtés par une lame de poumon sain.

Dans ces conditions l'examen radioscopique revêt une grande importance. Il montre habituellement une ombre opaque, présentant la forme d'une bande horizontale, haute de plusieurs travers de doigts, et occupant la base de l'hémithorax.

Il s'agit de déterminer la valeur de cette bande ; désigne-t-elle une collection, et celle-ci est-elle sus ou sous-diaphragmatique ?

Lorsque la bande sombre présente un contour supérieur nettement arrêté et que le poumon est resté clair au-dessus il y a toutes probabilités pour une collection limitée.

Si la bande n'occupe pas toute la largeur de l'hémithorax, si la portion externe est restée claire, le cul-de-sac costo-diaphragmatique perméable, il n'y a aucune hésitation possible, il s'agit bien d'une localisation sus-diaphragmatique.

Si la bande occupe toute la largeur, sans laisser aucun jour latéral, il est impossible à la simple inspection de résoudre le problème.

En clinique on a proposé de faire le diagnostic par la ponction. Si l'écoulement est maximum en inspiration, la collection est sous-diaphragmatique ; au contraire s'il est maximum en expiration, c'est que la collection siège au-dessus du diaphragme. On peut faire à ces idées théoriques une objection importante, c'est que le diaphragme étant immobile, ces signes le plus souvent ne peuvent être constatés.

L'examen radioscopique peut-il suppléer à ce manque, et dans quelle mesure ?

Si la bande siège à gauche on peut recourir à l'insufflation de l'estomac. Cette manœuvre permettra d'éclairer facilement la face inférieure du diaphragme, si la collection siège au-dessus. Dans le cas contraire l'estomac apparaîtra dévié à droite, ou encore la chambre à air restera soit peu apparente, soit invisible.

Lorsque la bande siège à droite, elle se confond avec l'image du foie, et il devient tout à fait impossible de les dissocier radioscopiquement.

Enfin dans le cas où l'examen radioscopique montrerait au sein de l'ombre anormale une petite poche claire semblant contenir des gaz, cette constatation serait en faveur d'une collection sous-phrénique, à moins qu'une vomique ne se soit produite antérieurement.

Quoi qu'il en soit de la difficulté de situer exactement la lésion au-dessus ou au-dessous du diaphragme, l'examen radioscopique aura toujours eu le mérite de montrer l'existence d'une collection qui doit être évacuée dans les deux cas. Il aura indiqué par quel point il convient de l'aborder, et ce sera le chirurgien qui déterminera par son intervention l'origine sus ou sous-phrénique de la suppuration.

Pleurésie diaphragmatique séreuse. — Cette forme est beaucoup plus fréquente que la précédente, et beaucoup plus insidieuse encore.

On la rencontre le plus souvent chez les tuberculeux, soit qu'elle se manifeste au cours de l'évolution des lésions pulmonaires, soit qu'elle se présente comme la période terminale ou le reliquat d'une pleurésie de la grande cavité.

C'est dire que dans la plupart des cas le poumon susjacent n'aura pas conservé sa transparence normale.

Voici le résumé d'une observation que j'ai suivie cliniquement, radioscopiquement et qui a été vérifiée par l'autopsie. Un homme de 39 ans était entré dans mon service pour tuberculose pulmonaire. A l'examen on constatait les signes suivants : submatité très nette du sommet, et matité de la base du côté gauche ; les vibrations vocales sont nettement augmentées au sommet, elles ne sont point perçues à la base. A l'auscultation on entend au sommet une inspiration rude, une expiration prolongée et soufflante, des bouffées de râles humides expiratoires. A la base le murmure vésiculaire a disparu, silence complet, aucun râle, ni œgophonie, ni pectoriloquie aphone.

L'examen radioscopique montrait une obscurité diffuse de tout le poumon gauche, avec prédominance au sommet et à la base. Vers le sommet l'obscurité s'étendait sur les deux tiers supérieurs du poumon, elle était foncée mais pas homogène, et au centre de la zone opaque on distinguait un petit point clair irrégulièrement arrondi de la dimension d'une noix qui donnait l'impression d'une caverne pulmonaire. A la base l'obscurité était peu étendue mais plus homogène et plus compacte, elle se continuait avec l'ombre du cœur, occupait tout le côté inféro-externe de l'hémithorax, et effaçait complètement le cul-de-sac costo-diaphragmatique. Le diaphragme était immobilisé d'une façon absolue de ce côté et on ne percevait aucun mouvement respiratoire. Cette ombre toutefois ne présentait pas de contour supérieur nettement

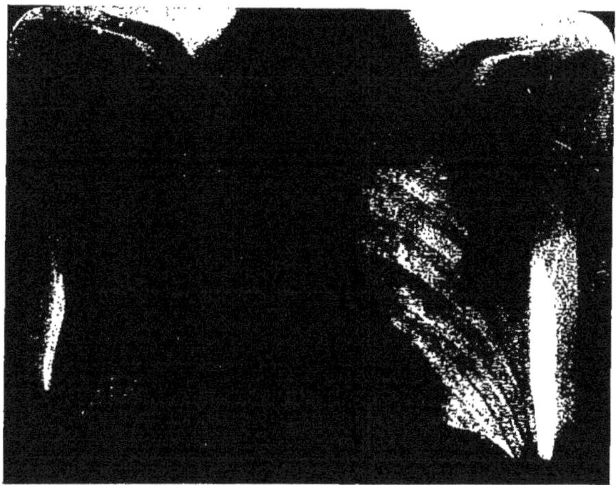

RADIOGRAPHIE N° 5. — *Sclérose de l'interlobe, chez un tuberculeux atteint de lésions pulmonaires déjà sérieuses et d'une péritonite tuberculeuse à forme ascitique.*

Une bande opaque transversale et légèrement oblique de haut en bas, et de dehors en dedans, coupe l'hémithorax droit dans toute sa largeur à la partie moyenne : *Sclérose de l'interlobe.*

En outre, élargissement considérable de l'ombre du hile droit, soudée à l'ombre médiane (Tuberculose du hile) et ombres diffuses dans les deux poumons plus marquées et plus étendues à droite (Lésions pulmonaires).

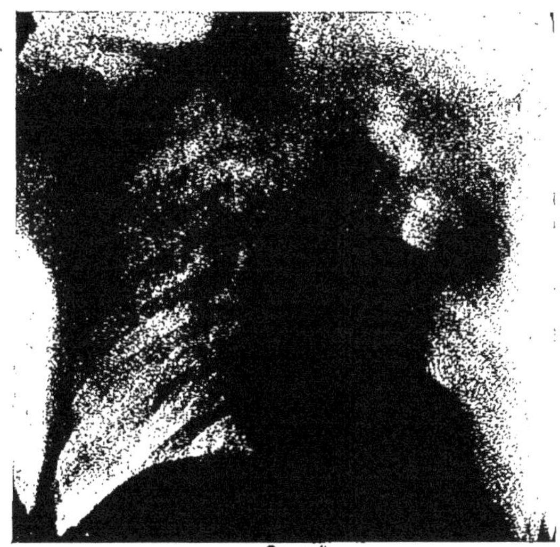

RADIOGRAPHIE N° 6. — *Pleurésie diaphragmatique gauche chez un tuberculeux pulmonaire.*

Ombres diffuses, pommelures disséminées dans le poumon droit. Obscurité plus importante des 2/3 supérieurs du poumon gauche avec zones claires intercalées (cavernes). A la base gauche : *ombre très opaque limitée* située au-dessus du diaphragme dont le contour est effacé ainsi que celui du cœur. Suppression des mouvements respiratoires.

Signes cliniques. — Symptômes cavitaires dans les 2/3 supérieurs du poumon gauche ; à la base, matité de bois avec abolition des vibrations et obscurité de la respiration.

[p. 56]

arrêté. Elle s'effaçait peu à peu se continuant d'une façon insensible avec la teinte grise du poumon susjacent, donnant presque l'impression d'une pleurésie de la grande cavité en voie de résorption ; mais les renseignements fournis par l'examen clinique n'étaient pas favorables à cette interprétation.

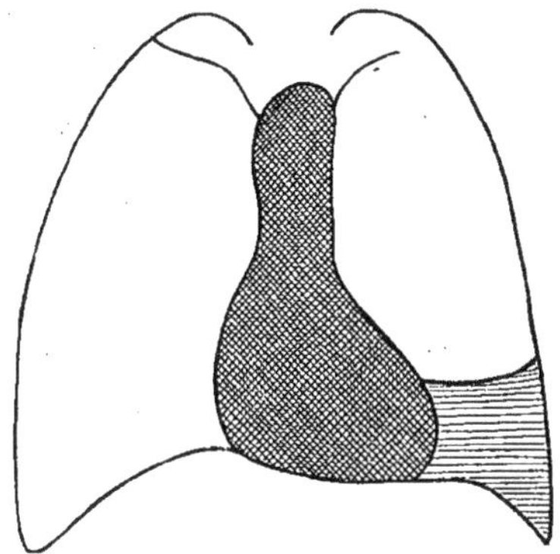

Fig. 8. — Pleurésie gauche diaphragmatique.

L'autopsie a montré qu'il s'agissait bien d'une pleurésie diaphragmatique séreuse enkystée, surajoutée à des lésions de tuberculose pulmonaire étendues, avec une petite caverne, ainsi que l'avait fait soupçonner l'examen radioscopique.

Il faut donc se méfier des obscurités compactes et complètes de la base chez les tuberculeux, avec effacement du cul-de-sac costo-diaphragmatique, surtout lorsque l'examen clinique ne permet d'entendre à ce niveau aucun signe d'auscultation. Certainement des lésions pulmonaires étendues de la base, avec réaction pleurale sèche et symphyse, peuvent donner une image semblable ; mais il est cependant exceptionnel que l'obscurité soit aussi homogène et aussi complète que lorsqu'il existe en même temps un épanchement enkysté.

Pleurésie diaphragmatique sèche, symphyse. — Cette forme est très fréquente chez les tuberculeux, tantôt elle est associée à des adhérences très étendues ou même à une symphyse totale, tantôt elle reste localisée à la région diaphragmatique. Le plus souvent elle ne donne pas de signes cliniques, quelquefois on note un peu de diminution de la sonorité et des vibrations à la base avec obscurité de la respiration, sans râles ni frottements.

La radioscopie est très importante pour dépister cette pleurésie sèche avec adhérences, dont la recherche est devenue indispensable depuis que la méthode de Forlanini est employée dans le traitement de la tuberculose pulmonaire. Avant de pratiquer le pneumothorax artificiel il faut absolument être renseigné sur la mobilité du poumon, et être assuré que des adhérences pleurales n'empêcheront pas l'aiguille de pénétrer dans la plèvre et ne s'opposeront pas à la rétraction du poumon indispensable à la réussite du traitement.

Les principaux signes radioscopiques de cette localisation sont : l'immobilisation et la déformation de la coupole diaphragmatique, et l'apparition d'un double contour avec diminution ou disparition du cul-de-sac costo-diaphragmatique.

Lorsqu'il existe des adhérences solides le contour de la coupole diaphragmatique est presque toujours déformé. Au lieu de présenter une convexité régulièrement arrondie, la ligne de démarcation devient soit horizontale, soit oblique de haut en bas et de dehors en dedans, soit anguleuse sous forme d'une ligne brisée dont l'angle saillant occupe la partie moyenne de la courbe déformée.

Cette déformation s'accompagne habituellement d'une immobilisation plus ou moins complète, et il n'est pas rare de voir les mouvements respiratoires totalement supprimés, tandis qu'ils persistent du côté opposé. Le cul-de-sac costo-diaphragmatique peut être complètement effacé, mais souvent il est seulement réduit et déformé. Enfin lorsque la symphyse est totale, que les feuillets de la plèvre sont épaissis ou qu'il s'est formé entre eux des exsudats plus ou moins épais, le poumon étant refoulé au-dessus du diaphragme, on voit apparaître entre la clarté pulmonaire et le contour sombre de la coupole, une zone grise correspondant à ces exsudats et qui se traduit sur l'écran ou la plaque radiographique par un double contour tout à fait caractéristique. J'ai eu l'occasion d'observer un cas de ce genre vérifié par l'autopsie, chez une tuberculeuse chronique, et dont la radiographie est ci-jointe (Radiographie n° 7).

Pleurésies médiastines. — Les pleurésies médiastines sont rares. Elles peuvent être purulentes ou séro-fibrineuses. Elles peuvent être sèches sans épanchement.

De ces différentes formes la première est de beaucoup la plus importante et la plus grave. Abandonnée à elle-même, elle peut aboutir à la mort.

Elle nécessite donc une intervention, qui peut être efficace, à condition de n'être pas trop tardive. Il importe d'en faire le diagnostic le plus tôt possible.

Les deux autres formes présentent moins de gravité. Elles guérissent ordinairement par les moyens médicaux. Dans la forme sèche il suffit de faire un peu de révulsion dans la zone enflammée, sans qu'il soit besoin pour cela d'une grande précision.

Dans la forme séro-fibrineuse, la ponction est rarement nécessaire, la guérison est spontanée.

Voyons donc quels sont les renseignements que nous sommes en droit d'attendre de la radiologie pour le diagnostic de ces pleurésies qui sont presque impossibles à dépister par les moyens ordinaires d'exploration.

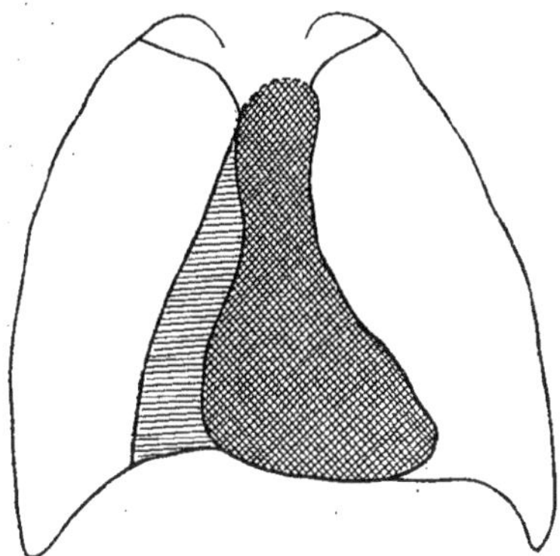

Fig. 9. — Pleurésie médiastine droite.

Pleurésies médiastines avec épanchement. — La collection peut siéger dans le médiastin antérieur ou dans le médiastin postérieur, elle peut être unilatérale ou bilatérale. Elle peut se combiner avec une pleurésie diaphragmatique, ou avec un épanchement péricardique.

Ce qu'il faut retenir comme caractéristique de l'examen radioscopique dans les pleurésies médiastines en général, c'est que l'ombre anormale qu'il décèle est toujours surajoutée à l'ombre médiane. Elle déforme et agrandit cette ombre, dans un point différent suivant sa localisation.

Dans le médiastin postérieur elle se présente comme une bande sombre, adhérente à l'ombre vertébrale, et occupant toute la partie inférieure du thorax depuis le hile du poumon jusqu'au diaphragme. Dans le médiastin antérieur, à droite elle se présente sous la forme d'un triangle obscur dont le sommet répond au hile du poumon et la base au diaphragme ; à gauche elle simule une ombre aortique élargie et surmonte celle du cœur comme dans l'anévrisme de la portion descendante. Telle est du moins la description schématique. En réalité les choses ne sont pas toujours aussi nettes que cela, et pour arriver à dépister la pleurésie médiastine il faut savoir rapprocher les symptômes cliniques des indications radiologiques, montrer du jugement, faire œuvre de clinicien.

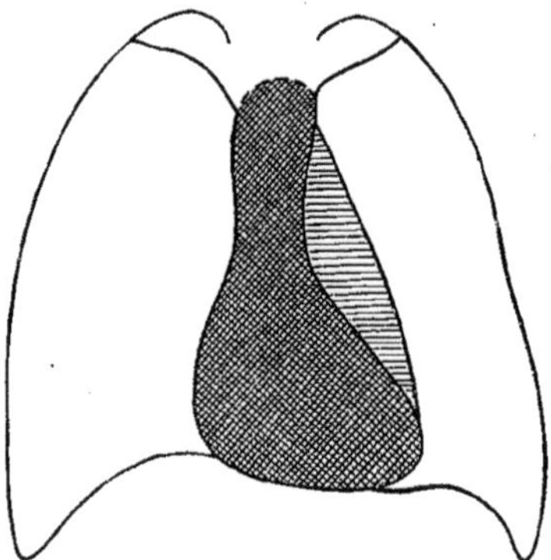

Fig. 10. — Pleurésie médiastine gauche.

Dans une observation de MM. Mollard et Rebattu il s'agissait d'une collection purulente ayant envahi le médiastin antérieur et postérieur du côté gauche. Le diagnostic fut basé sur les considérations suivantes.

Malgré un épanchement qui paraissait peu abondant, intensité de la dyspnée, et surtout forte déviation du cœur à droite. Il semblait donc que le liquide, rare dans la grande cavité, était plus abondant et enkysté dans la région médiastine. D'autre part l'examen radioscopique montrait au milieu d'un obscurcissement général de l'hémithorax gauche, respectant seulement le sommet, une ombre plus noire visible d'abord en avant au contact du cœur refoulé, puis à la fois en avant et en arrière dans le médiastin. Une petite vomique suivie d'une expectoration bientôt fétide indiquait la nature de la collection. D'après cet ensemble le diagnostic était entièrement et définitivement posé, et bientôt intégralement vérifié par l'intervention chirurgicale.

Dans un mémoire très complet de la *Revue de médecine*, 1910, MM. Devic et Savy ont étudié la question des pleurésies médiastines à un point de vue très général. Ils ont consacré en particulier à l'examen radioscopique, un chapitre détaillé, dont la documentation leur a été fournie par le Dr Destot.

Ces auteurs posent en principe que, pour pouvoir faire un diagnostic radiologique, il ne faut pas tomber sur des cas complexes, dans lesquels des lésions de pleurésie anciennes et étendues ont amené un obscurcissement total de la partie utile du champ radioscopique.

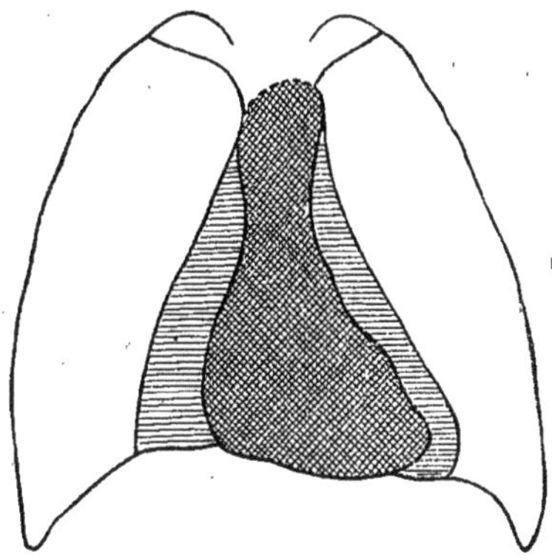

Fig. 11. — Pleurésie médiastine forme pseudo-péricardique.

Ils étudient surtout les formes antérieures, et distinguent les petits et les grands épanchements.

Les petits épanchements donnent une légère bande sombre qui double l'ombre cardiaque, elle est uni ou bilatérale, plus fréquente à droite surtout chez les enfants.

Les grands épanchements, habituellement antérieurs, réalisent les formes pseudo-péricardiques, de beaucoup les plus intéressantes au point de vue du radio-diagnostic. L'ombre projetée sur l'écran est tout à fait semblable à celle des péricardites à grands épanchements.

Il s'agit donc de faire le diagnostic entre les deux.

M. Destot indique un signe qui pour lui présente une très grande valeur : c'est la disparition des battements du cœur dans la pleurésie médiastine, et au contraire leur conservation dans les péricardites à grands épanchements.

Tous les auteurs ne sont pas d'accord sur ce point. M. Béclère indique comme signe de péricardite à grand épanchement la diminution ou la disparition des pulsations cardiaques. M. Destot au contraire, s'appuyant sur le principe physique de l'incompressibilité des liquides, admet que les battements de la masse sont toujours visibles quand la péricardite est isolée, c'est-à-dire ne s'accompagne d'aucune réaction pleurale. Il cite à l'appui de cette manière de voir une observation de MM. Bérard et Pehu, dans laquelle avec une péricardite contenant trois litres de liquide, on constatait nettement les battements de l'ombre cardiaque ; et il conclut : lorsqu'un épanchement péricardique ne donne aucune pulsation au niveau de l'ombre qui le traduit, c'est qu'il y a de la pleurésie médiastine de voisinage associée à la péricardite. Cette association serait du reste assez fréquente.

Dans le cas où il serait difficile de savoir d'une façon précise s'il existe ou non une péricardite surajoutée, M. Destot conseille un procédé détourné qui consiste à insuffler très légèrement l'estomac. Le diaphragme est alors éclairé par sa face inférieure. S'il existe à ce niveau une saillie anormale, un bombement sous la face inférieure du diaphragme immobile, on conclut à l'existence d'une péricardite surajoutée, car la face inférieure du cœur n'est pas enveloppée par la plèvre, et ce bombement ne peut être dû qu'à une augmentation de la pression dans le péricarde.

Pleurésies médiastines sèches. — Celles-ci ne présentent pas grand intérêt, et se traduisent à l'examen radioscopique par des ombres anormales surajoutées à l'ombre médiane, sans forme ni limites bien précises. Elles sont souvent prises pour des traînées ganglionnaires au voisinage du hile, et donnent aussi, à droite principalement, des ombres plus étendues à forme triangulaire, et d'une interprétation parfois difficile.

Pleurésies de la région du hile. Carrefour hilaire de la

plèvre. — Ces pleurésies ne sont pas connues. Cela tient à ce qu'elles ne donnent pas de signes cliniques capables d'attirer l'attention sur cette localisation. Cela tient encore à ce qu'elles ont une existence très courte. Très vite elles guérissent ou se transforment, la phase purement hilaire passant le plus souvent inaperçue.

Une seule chose retient l'attention du radiologiste c'est l'existence d'images anormales localisées à la région du hile. L'interprétation de ces images est impossible par la radioscopie seule, mais grâce au concours de la clinique on peut arriver à donner une explication rationnelle que l'évolution se charge de justifier.

L'examen radioscopique aura donc beaucoup contribué à mettre en évidence l'existence de ces pleurésies partielles, qui certainement deviendront moins rares à mesure qu'elles seront mieux connues.

Personnellement j'ai observé deux cas de pleurésies de la région du hile. Dans l'une de ces observations la pleurésie est restée limitée, elle s'est évacuée spontanément par les bronches et a guéri rapidement. Dans l'autre cas, la pleurésie d'abord hilaire a gagné secondairement l'interlobe, se transformant en pleurésie interlobaire, puis plus tard encore elle a envahi toute la grande cavité pleurale. Ces trois étapes ont été très bien suivies cliniquement et radiologiquement. Récemment MM. Cade et Goyet ont publié à la *Société médicale des hôpitaux de Lyon* (juin 1913) une observation qui doit être rattachée à ce groupe, la pleurésie d'abord limitée à la région du hile aurait gagné secondairement la cavité interlobaire.

L'analyse de ces trois observations va nous servir à esquisser l'histoire clinique et radiologique de ces pleurésies.

Carrefour hilaire de la plèvre. — Anatomiquement la région du hile est un des points les plus complexes de la plèvre. Il y a là comme une sorte de carrefour qui se trouve à la jonction de tous les diverticules secondaires de la plèvre. La grande cavité pleurale, les interlobes, la loge antérieure et la loge postérieure de la plèvre médiastine aboutissent tous au voisinage du hile. Seule la plèvre diaphragmatique ne présente aucun rapport immédiat avec le carrefour.

Cette région du hile est très mouvementée. Le hile lui-même, les extrémités des lobes pulmonaires, circonscrivent toute une série de replis pleuraux formant de petites gouttières ou de petites cavités virtuelles que des adhérences peuvent facilement isoler. Les organes voisins, en particulier l'aorte, l'artère et les veines pulmonaires, les veines caves, par la compression qu'ils exercent localement sur ces feuillets pleuraux peuvent faciliter la formation d'adhérences hâtives sur une plèvre enflammée. On conçoit donc facilement que dans cette région de petits diverticules pleuraux puissent s'isoler et devenir le siège d'épanchements partiels limités.

Les causes d'infection ne manquent pas à ce niveau. La proximité des grosses bronches qui mettent en communication directe avec le milieu extérieur. La présence de nombreux ganglions trachéo-bronchiques, bronchiques et hilaires qui semblent placés là tout exprès pour servir de barrière aux infections, mais qui peuvent les transmettre à leur tour. L'œsophage enfin qui par son voisinage peut devenir le point de départ des accidents, comme dans l'observation de Cade et Goyet.

Toutes ces raisons expliquent la possibilité de ces localisations pleurales limitées à la région du hile.

La radioscopie et la clinique s'unissent pour nous démontrer leur existence.

Observation I. — *État aigu fébrile. Apparition brusque d'une expectoration purulente avec extrême fétidité de l'haleine. Ombre radioscopique grisâtre diffuse localisée à la région du hile droit. Pleurésie purulente enkystée de la région antérieure du hile. Guérison spontanée rapide.*

Ce malade, 52 ans, m'est adressé par mon collègue le Dr Gallavardin. Évolution en 3 phases.

1re *phase* du 2 au 8 mai ; malaises, un peu de température, pas de toux. 2e *phase* du 8 au 11 mai : grands frissons, point de côté violent, la température monte à 40°, toux, expectoration brunâtre. 3e *phase* débute le 11 mai : apparation brusque d'une haleine et d'une expectoration très fétide, franchement purulente, abondante, sans vomique vraie.

Examen radioscopique : Il ne put être fait qu'après l'évacuation spontanée de la collection. Il montrait une ombre assez étendue, irrégulière, d'une opacité modérée, siégeant au niveau du hile droit. Elle était séparée de l'ombre médiane par une mince bande claire, n'avait ni forme ni contours précis.

On pouvait penser à un petit foyer de pleurésie enkystée vidée dans les bronches, ou à une lésion de gangrène pulmonaire. La radioscopie permettait d'affirmer la localisation mais ne disait rien sur la nature.

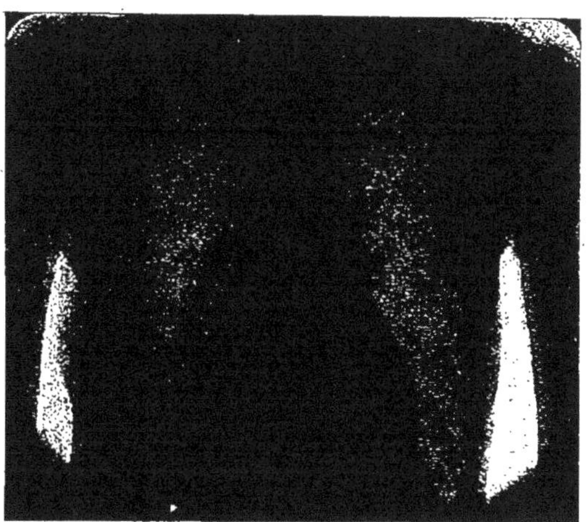

RADIOGRAPHIE N° 7. — *Pleurésie sèche diaphragmatique de la base droite avec symphyse.*

Élévation et déformation de la coupole diaphragmatique à droite. Double contour du diaphragme. Effacement complet du sinus costo-diaphragmatique. Immobilisation du diaphragme.

Autopsie. — Symphyse diaphragmatique complète de la base droite. Entre le poumon et le diaphragme, existence d'une épaisseur considérable d'exsudats organisés correspondant à la teinte grise qui surmonte le diaphragme. C'est ce qui explique le double contour visible sur l'épreuve.

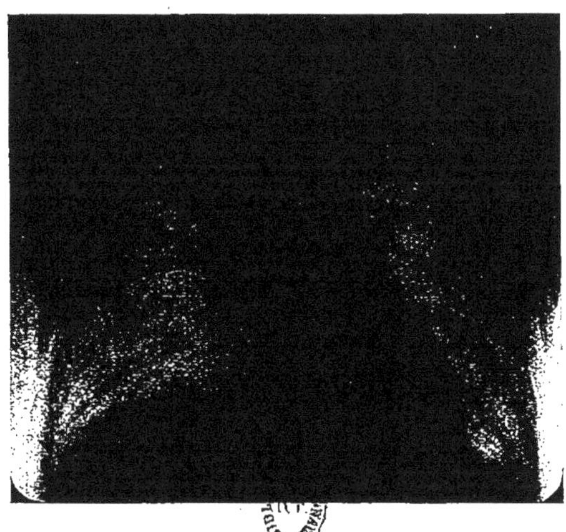

RADIOGRAPHIE N° 8. — *Empyème enkysté de la région du hile droit.*

Obscurité diffuse étendue de toute la région du hile droit, sans contours précis. La radiographie n'a pu être faite qu'après l'évacuation du pus.

Cliniquement les signes physiques très localisés étaient superposables à l'image radioscopique : submatité dans le 2e espace intercostal sur le bord sternal, la percussion à ce niveau provoque une quinte de toux avec expectoration purulente, haleine extrêmement fétide ; rien à l'auscultation.

Évolution et guérison rapide, en quatre jours la température retombe à la normale, le malade sort guéri le 15e jour.

Interprétation : L'évolution rapide, l'absence de tous signes importants d'auscultation, l'apparition brusque et simultanée de la fétidité de l'haleine et de l'expectoration purulente, l'amélioration spontanée survenue après l'évacuation de la collection purulente fétide, la guérison définitive obtenue en quelques jours presque sans traitement ; tout plaide en faveur d'une petite pleurésie enkystée de la région du hile. Une seule autre hypothèse pourrait être émise, celle d'un foyer de gangrène pulmonaire en raison de l'odeur. Mais en pareil cas la fétidité de l'haleine précède l'expectoration, les signes stéthoscopiques sont plus importants, l'état général plus grave, la guérison n'est pas obtenue si vite et sans traitement.

Observation II. — *État aigu fébrile. Pleurésie purulente enkystée de la région antérieure du hile à gauche. Extension secondaire à tout l'interlobe. Vomique et extension tardive à la grande cavité pleurale. Intervention chirurgicale, guérison.*

Ce malade âgé de 59 ans avait depuis 1 mois environ une toux tenace, quinteuse, pénible avec raucité de la voie. Signes de bronchite diffuse et fièvre, 38°,8.

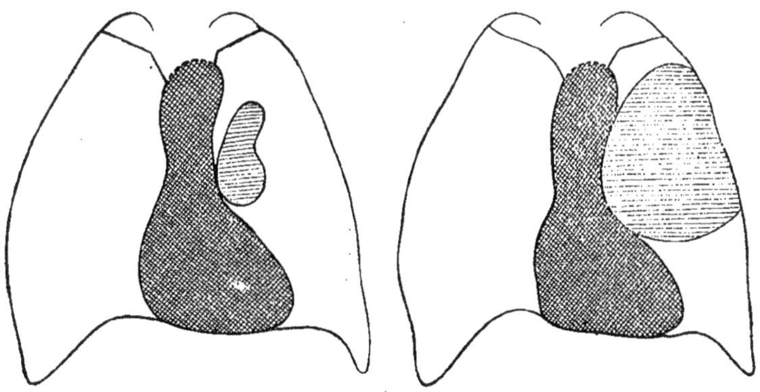

Fig. 12. — Phase hilaire. Fig. 13. — Phase interlobaire.

Les deux phases d'une pleurésie interlobaire à 15 jours de distance.

Un 1er *examen radioscopique, le 5 juin,* montre à gauche au niveau du hile, entre l'arc aortique et le cœur, une ombre opaque à contours bien délimités présentant grossièrement la forme d'un rein. Cette ombre se confond en bas avec l'ombre du cœur dont elle est difficile à séparer, mais du côté du poumon ses contours sont très nets.

Un *nouvel examen le 20 juin* est tout différent. Dans l'intervalle l'état s'est aggravé, la température atteint 39°,5, l'expectoration est devenue purulente et sanguinolente. La matité s'est étendue sous la clavicule gauche. L'auscultation révèle de nombreux foyers broncho-pneumoniques avec râles fins. L'*image radioscopique* est très différente de celle observée 15 jours auparavant.

Il existe une ombre très opaque nettement limitée, occupant toute la portion moyenne du poumon gauche et s'étendant d'un bord à l'autre dans toute la largeur de l'hémithorax. Les bords supérieur et inférieur sont légèrement renflés. Le diagnostic de pleurésie interlobaire s'impose.

Il y a donc eu transformation de pleurésie hilaire en pleurésie interlobaire.

Aucune intervention ne put se faire à cette époque, ce ne fut que 2 mois et demi à 3 mois après que se produisit une vomique abondante et que sous l'influence de ruptures d'adhérences, dans une 3e phase, la grande cavité pleurale fut envahie.

Une première intervention draina d'abord la grande plèvre, plus tard une seconde intervention fut nécessaire sur le foyer interlobaire enkysté qui n'avait pu se vider suffisamment. Le malade guérit parfaitement bien.

L'évolution, l'extension et la double intervention ont confirmé le diagnostic.

A côté de ces deux observations personnelles je signalerai celle de MM. Cade et Goyet qui peut en être rapprochée.

Observation III (Cade et Goyet). — *Blessure de l'œsophage par un corps étranger osseux. Mauvais état général, fièvre, frissons, infection. Hémoptysie, expectoration purulente puis véritable vomique. Il s'agit d'une pleurésie enkystée.*

L'*examen radioscopique* fait après la vomique montre une légère obscurité à la partie moyenne du poumon gauche au-dessus du cœur. L'espace postérieur à l'examen oblique apparaît opaque dans sa partie moyenne.

Je crois qu'on peut interpréter ce cas comme une pleurésie enkystée de la région postérieure du hile gauche propagée peut-être secondairement à la loge postérieure de la plèvre médiastine.

En effet d'après l'examen radioscopique, ni la grande plèvre, ni l'interlobe ne semblent avoir été intéressés. Comme la vomique a été assez abondante on peut se demander s'il n'y a pas eu envahissement secondaire de la loge postérieure médiastine. L'image de cette localisation passe facilement inaperçue, recouverte qu'elle est par l'ombre du cœur. D'autre part l'origine œsophagienne de l'infection expliquerait facilement cette extension.

La localisation postérieure de l'empyème semble confirmée cliniquement par les signes stéthoscopiques, frottements, râles et expiration soufflante qui étaient perçus en arrière dans la fosse sous-épineuse.

Ces trois faits permettent d'établir ainsi l'histoire pathologique des pleurésies enkystées du hile.

Localisation. — Des empyèmes enkystés peuvent se développer dans la région du hile, soit à droite (obs. I), soit à gauche (obs. II et III). Ils peuvent se localiser dans un des nombreux replis de cette sorte de carrefour pleural au seuil duquel prennent naissance tous les diverticules de la plèvre.

La localisation peut se faire soit en avant du hile (*carrefour hilaire antérieur*), nos observations I et II se rattachent à cette origine ; soit en arrière (*carrefour hilaire postérieur*) comme dans l'observation III.

Origine. — Elle est due à une infection dont l'origine est souvent bronchique ou ganglionnaire dans la localisation antérieure, et qui peut être aussi d'origine œsophagienne dans la localisation postérieure. Toute autre cause peut du reste intervenir.

Évolution. — Lorsque des adhérences hâtives et suffisamment solides ont eu le temps de s'édifier, l'empyème peut rester localisé à la région du hile, y évoluer et s'y résoudre sur place (obs. I).

D'autres fois l'affection évolue en deux temps. Elle reste d'abord localisée à la région du hile, puis peut gagner secondairement un compartiment voisin de la plèvre. Dans l'observation II, localisation antérieure, l'empyème a gagné tout l'interlobe et la pleurésie hilaire s'est transformée en pleurésie interlobaire. Dans l'observation III, localisation postérieure, l'extension semble plutôt s'être faite dans la loge postérieure de la plèvre médiastine.

L'extension aurait pu se faire aussi bien dans la grande cavité pleurale, comme cela s'est fait tardivement dans l'observation II au cours d'une troisième étape. En sorte que la pleurésie du hile peut être parfois le prélude de n'importe quelle pleurésie totale, interlobaire ou médiastine. Comme la phase hilaire pure est courte, qu'elle ne donne qu'une symptomatologie locale très atténuée, elle peut facilement passer inaperçue.

Diagnostic radioscopique. — Seul l'examen radioscopique permet de dépister ces localisations. Les pleurésies hilaires se traduisent sur l'écran par des ombres limitées dont l'aspect diffère suivant que l'examen a lieu avant ou après l'évacuation de la collection dans les bronches.

Avant l'évacuation on constate une ombre très opaque, nette, avec des contours très précis. C'est le cas de l'observation II dans laquelle cette ombre située sur le bord gauche de l'ombre médiane pouvait faire penser à une tumeur du médiastin. Le second examen, montrant la transformation en pleurésie interlobaire, tranchait le diagnostic.

Après l'évacuation l'image est moins opaque, les contours moins nettement limités. Elle suffit cependant pour attirer l'attention sur la localisation hilaire. Il paraîtrait vraisemblable qu'en pareil cas on puisse après la vomique avoir une image hydroaérique rappelant le pneumothorax partiel. Toutefois la chose ne s'est produite ni dans l'observation I ni dans l'observation III.

Il faut donc que les radiologistes apprennent à discuter l'interprétation des images anormales de la région du hile et qu'à côté des tumeurs du médiastin, des masses ganglionnaires, des lésions pulmonaires limitées, ils songent à faire une place aux pleurésies enkystées du carrefour hilaire.

CHAPITRE III

PNEUMOTHORAX

Le pneumothorax est réalisé anatomiquement par la pénétration de l'air ou d'un gaz quelconque dans la plèvre. S'il n'existe pas d'adhérences entre les deux feuillets pleuraux, le gaz remplit la cavité en refoulant le poumon vers son hile. Il en résulte toute une série d'images radiologiques du thorax d'un aspect spécial, que nous allons décrire tout à l'heure.

Cliniquement certains auteurs distinguent le pneumothorax ouvert, le pneumothorax fermé, et le pneumothorax à soupape. Le pneumothorax ouvert est celui dont la cavité communique avec l'extérieur par l'intermédiaire d'une fistule bronchique. Le pneumothorax fermé est celui qui n'a aucune communication avec l'extérieur. Le pneumothorax à soupape serait celui qui présente une communication intermittente avec l'extérieur. La fistule serait en quelque sorte fermée par un clapet qui permet l'entrée de nouvelles quantités d'air sous l'effort de la pression expiratoire, mais s'oppose à sa sortie. De la sorte, la tension du pneumothorax dit à soupape irait en croissant progressivement et donnerait lieu à de graves accidents de suffocation. On semble avoir beaucoup abusé de ce mécanisme qui n'est rien moins que prouvé. On n'a aucune donnée précise sur l'état de la tension dans le pneumothorax dit à soupape. Netter donne comme moyenne les pressions suivantes :

Pneumothorax ouvert = pression atmosphérique.
Pneumothorax fermé = — 7 insp. + 3 expiration.
Pneumothorax à soupape = — 1 insp. + 5 expiration.

Bard dans son étude des pressions indique comme maximum + 8 et + 10.

Je ne crois pas qu'on ait enregistré des pressions supérieures à celles-ci. Ces pressions sont largement dépassées dans le pneumothorax artificiel, au cours duquel des mensurations précises accusent des pressions de + 15 + 18 + 22 et même exceptionnellement + 35 + 40 + 45 (Bernard). On constate d'énormes déviations du cœur et du médiastin dont s'accommodent parfaitement les malades. Il ne semble pas que ces pressions excessives aient provoqué jamais les accidents de suffocation qu'on attribue au pneumothorax à soupape. Bard a fait justice de ce mécanisme et montré que l'air ne pouvait s'accumuler sous pression dans la plèvre au moyen d'une fistule à clapet. Il faut donc faire intervenir une autre cause pour expliquer les accidents.

Le pneumothorax dit suffocant se produit ordinairement chez des tuberculeux, les troubles respiratoires sont immédiats et succèdent à la pénétration brutale d'une certaine quantité d'air dans une plèvre enflammée et sensible. Cet air est accompagné de produits septiques provenant de la lésion tuberculeuse ouverte. Il en résulte une réaction vive de la plèvre qui provoque des troubles réflexes comparables à ceux qu'on a signalé à la suite de certains cas malheureux de pneumothorax artificiels ou même de simples ponctions ayant occasionné une mort rapide. Si les poumons sont déjà envahis par des lésions profondes et étendues, si le champ de l'hématose est réduit dans de notables proportions, l'équilibre ne se rétablit pas et le malade succombe avec des accidents asphyxiques. C'est ce qui s'est produit dans les deux observations de Bouveret (*Lyon méd.*, 1888).

Il semble bien que l'exagération de pression, qui du reste n'est pas prouvée, n'ayant jamais été mesurée en pareille circonstance, doit être déchargée de cette grave accusation. En somme le pneumothorax suffocant reste, mais le pneumothorax à soupape n'existe pas.

Radiologiquement il n'y a pas lieu d'établir une distinction entre ces différentes formes de pneumothorax. Il nous semble plus logique de faire une division étiologique et de considérer deux formes principales :

Le *pneumothorax spontané* qui est habituellement ouvert.

Le *pneumothorax provoqué* ou *artificiel* qui est habituellement fermé.

Chacune de ces formes peut être *totale, limitée* ou *enkystée* suivant que la grande cavité pleurale est libre d'adhérences ou qu'au contraire elle a été divisée et cloisonnée en compartiments secondaires.

Pneumothorax spontané. — Le pneumothorax spontané se rencontre le plus souvent chez des tuberculeux. On peut le voir se produire au cours de l'emphysème par rupture d'une vésicule. Il peut être consécutif à un traumatisme, à une vomique d'origine pleurale ou reconnaître tout autre mécanisme.

Il reste rarement un pneumothorax pur, dans ce cas il se rapproche du pneumothorax artificiel que nous décrirons plus loin. Plus ou moins rapidement il se complique d'un épanchement qui peut être séreux, séro-hématique ou purulent. La coexistence de ce double épanchement gazeux et liquide au sein de la plèvre provoque la formation d'images radiologiques tout à fait caractéristiques dont nous allons maintenant nous occuper.

La CAVITÉ PLEURALE apparaît avec un aspect bien différent de celui qu'elle présente dans la pleurésie. Dans la position debout l'épanchement liquide en raison de son poids occupe la partie inférieure de la plèvre, l'épanchement gazeux se localise dans la partie supérieure. Le premier présente une opacité complète, le second une clarté très vive. Le contraste est donc frappant entre les deux. Une ligne droite horizontale parfaitement nette leur sert de limite ; elle correspond à la surface liquide qui dessine une ligne de niveau d'une rectitude absolue. L'hémithorax apparaît alors suivant la comparaison classique comme une bouteille à demi remplie d'encre.

La mobilité de la surface liquide est mise en évidence par plusieurs manœuvres. Si l'on fait incliner le malade soit à droite, soit à gauche on voit la masse du liquide se déplacer du même côté tandis que la surface reste toujours horizontale, la ligne de niveau parfaitement droite.

Si on mobilise le malade en lui imprimant des secousses brusques, on voit le liquide s'agiter vivement, des vagues se dessinent à sa surface et viennent battre les parois. C'est le phénomène de la succussion hippocratique qui se produit sous les yeux mêmes de l'observateur.

Pendant ce temps LE POUMON a subi, lui aussi, de profondes modifications. Refoulé par le double épanchement liquide et gazeux, il se rétracte vers son hile, si aucune adhérence ne s'oppose à ce mouvement. Son volume devient donc fort réduit, il prend la forme d'un moignon dont les contours se perdent dans l'épanchement liquide mais qui apparaissent nettement dans la zone occupée par les gaz. En effet ce poumon tassé, revenu sur lui-même s'est vidé en grande partie, sinon en totalité, de l'air qu'il contenait. Son parenchyme s'est pour ainsi dire condensé sur lui-même, il est devenu beaucoup moins transparent et son image apparaît nettement sur le fond clair de la poche gazeuse.

Quand le pneumothorax est total, qu'aucune adhérence ne persiste, le poumon apparaît sous forme d'une bande longitudinale plus ou moins large, accolée à l'ombre médiane. Mais les adhérences modifient à l'infini cette image, le poumon pouvant être retenu soit au sommet, soit latéralement, soit à la base et dans chacun de ces cas c'est une nouvelle image qui se dessine.

Toutes ces modifications de la statique intra-thoracique influent nécessairement sur les parois de la cage, mais plus particulièrement sur celles qui comme le médiastin et le diaphragme présentent une certaine mobilité.

Le MÉDIASTIN est habituellement refoulé du côté sain, et le cœur l'accompagne dans ce mouvement de déviation, d'autant plus que l'épanchement liquide est plus abondant, ou que la tension de l'épanchement gazeux est plus forte.

Mais ce refoulement du médiastin n'est pas le seul phénomène qu'on observe. Souvent il est vrai, le médiastin est immobile, mais parfois il est animé de mouvements rythmiques que certains auteurs ont décrits sans le nom de *mouvement pendulaire* du médiastin.

Ce mouvement consiste dans un déplacement inspiratoire du médiastin qui se produit du côté du pneumothorax. Il ne se réalise que dans certaines conditions que nous étudierons plus loin. Il est parfois à peine perceptible, d'autres fois très accentué et très apparent, très souvent il manque tout à fait.

LE DIAPHRAGME dont on connaît le rôle prépondérant dans tout ce qui intéresse les phénomènes respiratoires, présente des modifications encore plus sensibles que celles du médiastin. Comme lui il est profondément atteint, tant au point de vue statique qu'au point de vue dynamique.

Sa forme subit de sérieuses variations. On voit disparaître peu

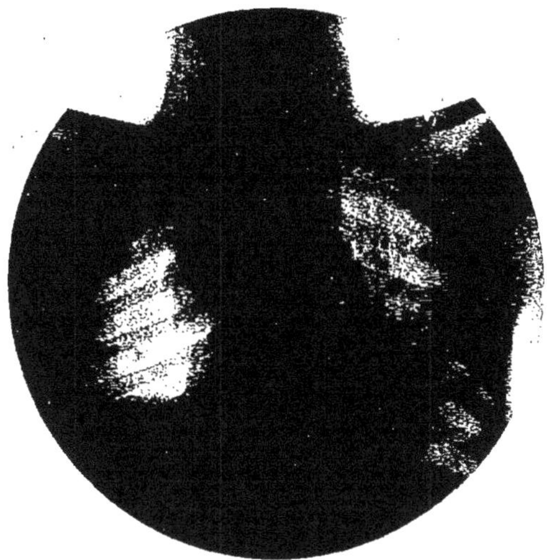

RADIOGRAPHIE N° 9. — *Pyopneumothorax droit spontané de la grande cavité, chez un tuberculeux.*

Pyopneumothorax avec épanchement moyen, ligne de niveau horizontale et mobile. Le poumon droit rétracté vers le hile est resté adhérent et obscur dans toute la région du sommet.

Déviation très sensible du cœur et du médiastin à gauche. Lésions pulmonaires gauches déjà très apparentes : obscurité du sommet, pommelures disséminées.

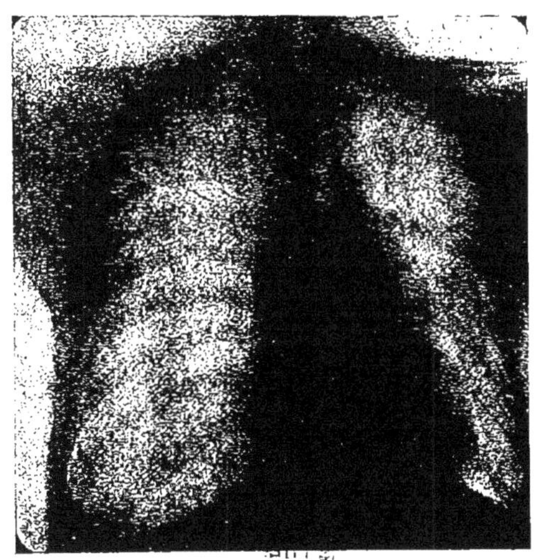

RADIOGRAPHIE N° 10. — *Pneumothorax artificiel pour tuberculose du poumon droit.*

Décollement parfait du poumon sauf dans l'extrême sommet. Poumon rétracté vers le hile en collapsus complet. Déviation du cœur et du médiastin à gauche.

Allongement de l'hémithorax droit, élargissement des espaces intercostaux, abaissement et aplatissement du diaphragme. Mouvement de balance. Déplacement inspiratoire du médiastin.

Auscultation. — Signes de pneumothorax. Souffle amphorique, tintement métallique, bruit d'airain.

[p. 72]

à peu sa convexité, le muscle s'aplatit, en même temps il s'abaisse et présente la forme d'une ligne oblique de haut en bas et de dedans en dehors. Il en résulte un allongement de l'hémithorax par rapport au côté opposé et une disparition du sinus costodiaphragmatique, qui perd sa forme de croissant.

Les mouvements sont aussi notablement modifiés, et cela d'une façon très variable suivant les cas. Tantôt on constate une simple *diminution d'amplitude* des mouvements respiratoires, tantôt un *retard de ces mouvements*, tantôt les deux à la fois.

Parfois on note une *immobilisation absolue* et dans certains cas tout mouvement actif ayant cessé, on observe des *mouvements passifs communiqués* par l'ébranlement des contractions cardiaques, surtout quand le pneumothorax siège à gauche.

On peut observer aussi la coexistence de mouvements actifs et passifs. Le diaphragme continue à se contracter dans une certaine mesure mais il est de plus ébranlé par les secousses cardiaques. Dans ce cas les secousses cardiaques se font sentir surtout pendant l'expiration, le diaphragme étant encore suffisamment tendu en inspiration pour résister à l'ébranlement des contractions cardiaques.

Mais le phénomène le plus curieux qu'on observe du côté du diaphragme est certainement celui qui a été décrit sous le nom de *phénomène paradoxal de Kienböch* ou *mouvement de balance*. Ce phénomène consiste dans la perte de la synergie des contractions dans les deux moitiés du diaphragme. A l'état normal le diaphragme se contracte en même temps à droite et à gauche ; les deux coupoles s'abaissent synergiquement et se relèvent ensemble On dirait deux pistons actionnés par le même mouvement dans deux cylindres jumeaux.

Au cours de certains pneumothorax on assiste à la dissociation de ce mouvement. Tandis que le diaphragme s'abaisse du côté sain, il se relève du côté du pneumothorax et inversement. Les deux coupoles se comportent comme les deux plateaux d'une balance. On dirait deux pistons mus par un mouvement alternatif dans deux cylindres accouplés.

Plusieurs explications ont été fournies de ce phénomène. Trois théories principales ont été émises :

1re théorie : Paralysie du diaphragme du côté atteint.

2e théorie : Aspiration thoracique.

3ᵉ théorie : Aplatissement du diaphragme soit par la pression positive du gaz, soit par la pression de l'épanchement.

Chacune d'entre elles prétend expliquer à elle seule le phénomène.

Nous allons étudier et discuter ces différentes théories, mais d'ores et déjà le phénomène nous paraît plus complexe et si on a beaucoup parlé du diaphragme, il semble qu'on n'ait pas assez parlé du poumon. La pratique actuelle du pneumothorax artificiel répond à une véritable étude expérimentale de ce phénomène dont on peut étudier avec détail les conditions d'apparition.

Théorie de la paralysie du diaphragme, — admise par V. Muralt et Deneke. C'est à elle que s'est rattaché Béclère. Conformément à la loi de Stokes, le diaphragme a perdu sa contractilité du côté du pneumothorax, il n'est plus qu'une membrane inerte ballottée au gré des différences de pression. Dans l'inspiration le diaphragme du côté sain se contracte et s'abaisse, il en résulte une augmentation de la tension abdominale qui se transmet dans tous les sens et soulève le diaphragme du côté opposé qui n'offre plus aucune résistance.

Cette théorie contient certainement une grande part de vérité, mais la paralysie du diaphragme ne fait pas tout ; elle n'est qu'un des éléments importants du phénomène.

Théorie de l'aspiration thoracique. — Elle a été soutenue par Bittorf et par Wellmann. Pour ces auteurs l'aspiration thoracique est compensée du côté sain par la pénétration de l'air dans le poumon. Du côté du pneumothorax l'absence de pénétration d'air crée une pression négative qui aspire le diaphragme et provoque son élévation tandis qu'il s'abaisse du côté sain.

Cette théorie qui s'appuie sur une idée juste ne s'oppose pas à la précédente, au contraire elle s'ajoute à elle, puisque les deux forces agissent dans le même sens ; l'une aspire le diaphragme par en haut tandis que l'autre le refoule par en bas ; elles concourent ensemble au même résultat. Par contre cette théorie qui a pour point de départ une pression négative, semble à priori s'opposer d'une façon absolue à la suivante qui a pour base une pression positive.

Aplatissement du diaphragme. Soit par la pression positive du gaz (Maingot), *soit par la pression de l'épanchement* (Bernard). — Cette théorie a été défendue surtout par Maingot. Rist et Bernard semblent s'y rattacher. Elle paraît un peu discutable. Il est facile de voir comment les choses se passent au cours du pneumothorax artificiel. C'est ce que j'ai étudié avec mon ami P. Courmont.

Il est bien certain d'abord que l'on peut constater dans la plèvre de très fortes pressions (+ 10 + 15 et même + 28 + 31 dans un cas) sans qu'il y ait aplatissement du diaphragme ; et qu'on peut voir cet aplatissement complet avec des pressions beaucoup moindres (+ 4 + 6 dans un autre cas).

Il est non moins évident que le mouvement de balance manque dans un très grand nombre de pneumothorax à pression très positive. Il faut donc autre chose pour le faire apparaître. J'ai constaté ces faits bien des fois, je me bornerai à citer quatre cas de pneumothorax suivis avec P. Courmont, en indiquant les pressions au cours des interventions successives.

J'ai choisi spécialement ces quatre observations parce qu'elles représentent d'une façon parfaite les différentes étapes du décollement et la progression croissante du collapsus pulmonaire :

1° Mme Da... au cours de 3 insufflations successives a présenté les pressions suivantes :

1. insufflation	+ 5 inspiration	+ 8 expiration.
2. »	+ 4 »	+ 10 »
3. »	+ 10 »	+ 14 »

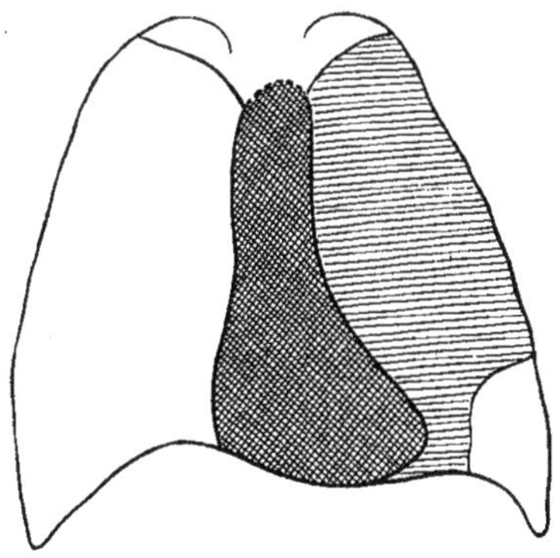

Fig. 14. — Pneumothorax artificiel, côté gauche.
Observ. 1. Décollement très limité. Jamais de mouvement de balance malgré des pressions très positives. Le pneumothorax n'existe pour ainsi dire pas.

Décollement incomplet du poumon. Très petite poche gazeuse à la base. Jamais de balance.

2° M. L... au cours de 6 insufflations successives.

1.. insufflation	+ 1 1/2 inspiration	+ 7 expiration
2. »	+ 3 »	+ 7 »
3. »	+ 1 »	+ 2 »
4. »	— 3 »	+ 3 »
5. »	+ 4 »	+ 8 »
6. »	+ 28 »	+ 31 »

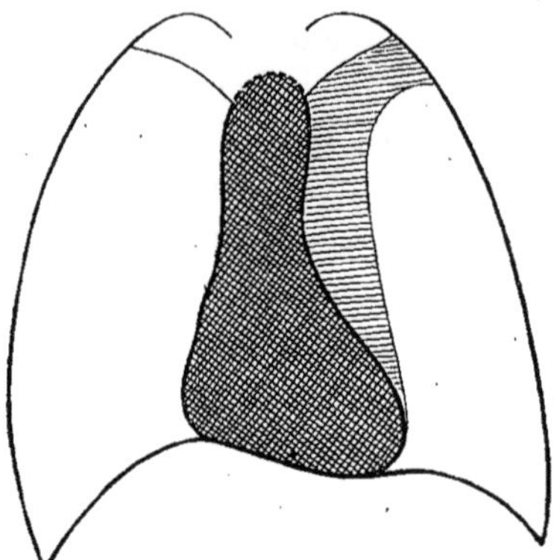

Fig. 15. — Pneumothorax artificiel, côté gauche.

Observ. 2. — Décollement très étendu, mais tout le sommet reste adhérent. — Jamais de mouvement de balance, malgré des pressions très positives atteignant + 28 + 31.

Décollement incomplet mais assez étendu, occupant toute la base et tout le côté latéral jusque sous la clavicule. Adhérence du sommet. Jamais de balance malgré de très fortes pressions.

3° M. Du... au cours de 6 insufflations successives.

1.. insufflation	+ 1/2 inspiration	+ 3 expiration.
2. »	+ 3 »	+ 9 »
3. »	+ 9 »	+ 15 »
4. »	+ 9 »	+ 13 »
5. »	+ 14 »	+ 19 »
6. »	+ 11 »	+ 15 »

Décollement pulmonaire d'emblée très important, le collapsus se complète peu à peu. Le mouvement de balance apparaît seulement après la 5ᵉ insufflation, bien qu'il y ait eu des pressions très positives dès la 3ᵉ et la 4ᵉ insufflations.

4° M. C..., décollement parfait ; collapsus complet du poumon présente à la fois le mouvement de balance du diaphragme et le

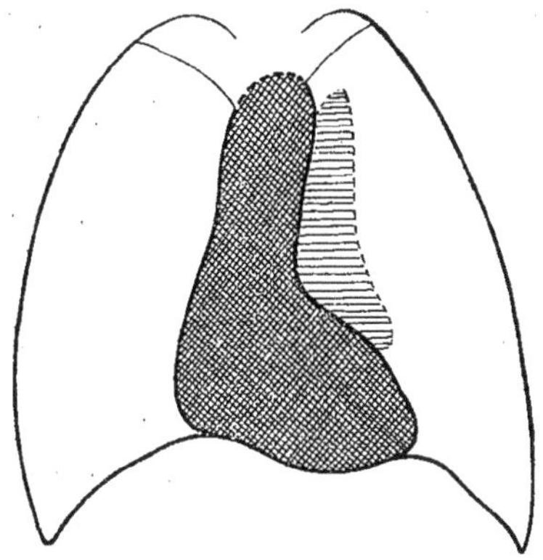

Fig. 16. — Pneumothorax artificiel, côté gauche.

Observ. 3. — Décollement progressivement total. Le mouvement de balance n'apparaît qu'après la 5° insufflation alors que se complète le collapsus pulmonaire.

mouvement pendulaire du médiastin, même avec des pressions assez basses + 4 inspiration + 6 expiration mesurées avant

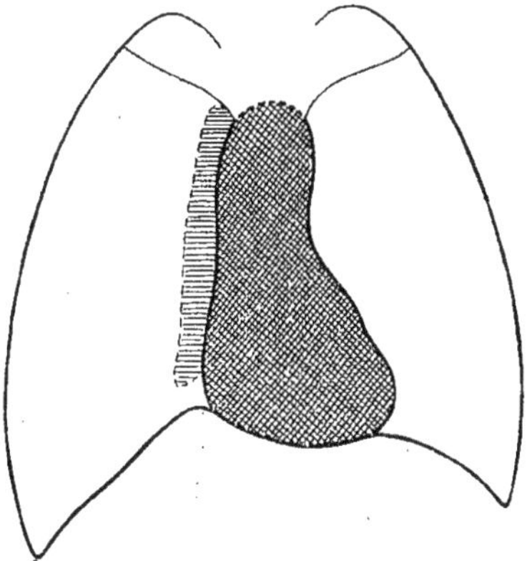

Fig. 17. — Pneumothorax artificiel, côté droit.

Observ. 4. — Décollement parfait et collapsus pulmonaire total. Le mouvement de balance existe avec des pressions positives faibles + 4 + 6 ; il diminue avec des pressions plus élevées + 12 + 15.

une insufflation. A ce moment le phénomène est très accusé. On procède alors à une nouvelle insufflation qui augmente les pressions jusqu'aux chiffres de + 12 inspiration + 15 expiration ; on constate à l'examen radioscopique que le mouvement de balance et aussi le mouvement pendulaire sont bien moins apparents ; l'augmentation de pression a beaucoup diminué leur amplitude.

L'examen de ces 4 observations démontre que très souvent le phénomène de balance peut manquer même avec des pressions très positives + 28 + 31 dans l'observation 2. Seule l'observation 3 semblerait favorable à l'influence de la pression puisqu'on voit apparaître le phénomène après la 5e insufflation alors que la pression atteint son maximum, mais c'est aussi à ce moment là que le collapsus pulmonaire se complète ; et avant qu'il soit suffisamment avancé, même avec des pressions très positives de + 9 + 15 le mouvement de balance n'existait pas. Du reste l'observation 4 tendrait à démontrer le contraire, puisque le phénomène s'observe au maximum avec une pression faible + 4 + 6 et qu'il diminue sensiblement avec une pression plus forte + 12 + 15. On pourrait donc dire dans ce cas que le phénomène s'observe encore malgré une forte pression. Dans le pneumothorax spontané les pressions sont toujours beaucoup plus basses, et cependant on constate dans ces conditions de magnifiques mouvements de balance, il n'est donc pas nécessaire d'une forte pression pour les produire[1].

Dans le pneumothorax accompagné d'épanchement, le poids de ce dernier pourrait-il remplacer la tension du gaz, en agissant directement sur le diaphragme ? Certains auteurs l'ont pensé.

L'observation nous montre que si le mouvement de balance existe dans des pneumothorax à faible épanchement, on ne le rencontre à peu près jamais avec les grands épanchements qui cependant agissent sur le diaphragme avec une pression plus considérable.

Il semble donc qu'on pourrait dire : Le mouvement de balance

1. Ayant eu l'occasion d'examiner grâce à l'obligeance du Dr Dumarest une série de 14 cas de pneumothorax au sanatorium Mangini, tous avec des pressions positives, je n'ai constaté le mouvement de balance que dans la moitié des cas. Celui qui présentait à la fois le mouvement de balance et le mouvement pendulaire le plus marqué n'avait qu'une pression moyenne de + 4.

Avec P. Courmont j'ai observé un superbe mouvement de balance chez une femme dont les pressions atteignaient seulement — 6 + 2, et qui tombaient à — 6 ± 0 dans les inspirations forcées.

du diaphragme peut s'observer malgré un faible épanchement, mais un grand épanchement l'empêche plutôt de se produire.

Est-ce à dire que la pression ne signifie rien ? Qu'elle n'a aucun rôle dans la production du phénomène ?

Ce serait aller trop loin et nous verrons que le rôle de la pres sion a quand même une certaine utilité, mais elle n'agit que combinée à d'autres conditions nécessaires, il n'est même pas utile qu'elle soit très forte. Une pression quoique très élevée ne peut suffire à elle seule à déclancher le mouvement paradoxal du diaphragme, si les autres conditions ne sont pas remplies.

Le mécanisme du mouvement de balance apparaît donc comme assez complexe et cela expliquerait bien sa rareté relative dans le pneumothorax. Il manque souvent en effet, et j'estime qu'on ne le rencontre pas dans plus de 40 pour 100 des cas.

Ce phénomène paraît résulter d'une sorte d'équilibre instable établi de part et d'autre d'une membrane flottante inerte, très sensible aux moindres variations, le diaphragme dans le cas particulier.

Mais je crois que les mêmes conditions peuvent être appliquées au médiastin et peuvent servir à expliquer aussi le mouvement pendulaire inspiratoire qui n'est pas plus fréquent que le mouvement de balance et qui coexiste souvent avec lui, ce qui semble indiquer qu'ils obéissent sensiblement aux mêmes lois.

La première condition à réaliser est donc l'*inertie* et la *liberté* absolue du diaphragme.

L'*inertie* est obtenue par la parésie du muscle conformément à la loi de Stokes sous l'influence de l'irritation provoquée par la pénétration du gaz dans la plèvre, mais aussi et surtout par la suppression graduelle de la fonction respiratoire du poumon sous l'influence de son collapsus progressif. La respiration diaphragmatique s'opère en vertu d'un réflexe déclanché par le poumon. Tant que le poumon reste au contact du diaphragme, le réflexe fonctionne normalement grâce à l'excitation fournie par cet organe. Quand le contact devient moins étendu et moins parfait, le réflexe diminue ; il cesse quand la séparation est devenue complète. C'est là à n'en pas douter un des principaux facteurs de l'inertie du diaphragme.

La *liberté* du diaphragme comporte l'absence totale d'adhérences, on ne voit en effet jamais le mouvement de balance se produire avec un diaphragme adhérent.

Quelles sont maintenant les forces qui vont agir sur un diaphragme ainsi préparé. Elle sont de deux sortes et elles s'ajoutent : la *pression abdominale* qui le pousse par en bas et l'*aspiration thoracique* qui le tire par en haut. Rien à dire sur le rôle de la pression abdominale, il s'explique de lui-même ; c'est l'abaissement inspiratoire du diaphragme opposé qui rompt l'équilibre et soulève l'autre côté du diaphragme devenu inerte.

Comment se produit l'aspiration thoracique ? Nous avons vu qu'elle résulte de l'agrandissement inspiratoire des diamètres du thorax. Du côté sain cette force est compensée par l'entrée de l'air dans le poumon. Du côté du pneumothorax la respiration étant supprimée et l'air ne venant pas combler ce vide, l'aspiration se produit sur les parois et en particulier sur le diaphragme et sur le médiastin qui sont attirés. La principale condition de l'aspiration thoracique est donc *la suppression de la fonction respiratoire du poumon.*

Cela implique le collapsus complet de cet organe. Lorsque des adhérences maintiennent tendue une portion importante du poumon, elle ne subit aucun collapsus, l'inspiration y persiste ; l'aspiration thoracique est diminuée ou supprimée. C'est ce qui explique qu'on ne trouve jamais le mouvement de balance dans les pneumothorax incomplets même lorsque les adhérences sont limitées à la région du sommet et qu'aucune d'elle n'intéresse le diaphragme. Dans ce cas une pression même énorme ne supprime jamais la respiration pulmonaire et le mouvement de balance n'apparaît pas. Cela montre l'*importance du rôle du poumon* dans la production du phénomène.

Si le poumon n'est pas adhérent, qu'il soit rétracté vers le hile, c'est alors qu'apparaît le rôle de la pression qui doit maintenir le collapsus pulmonaire et empêcher l'air de pénétrer. Il suffit pour cela que la pression reste peu élevée, mais qu'elle soit cependant toujours supérieure ou égale à la pression atmosphérique. Une pression trop forte dans ces conditions ne pourrait que diminuer ou gêner le mouvement de balance, d'une part en diminuant l'aspiration thoracique, d'autre part en s'opposant au mouvement ascensionnel du diaphragme. C'est ce que nous avons noté dans l'observation 4. Mais dans les mêmes conditions une pression négative en diminuant le collapsus pulmonaire s'oppose à la production du mouvement. C'est dans ce sens qu'on peut dire qu'une nouvelle insufflation en transformant la pression négative en pression positive fera réapparaître le phénomène.

Les conditions essentielles de la production du phénomène de balance peuvent donc être énoncées ainsi : *Inertie absolue du diaphragme avec absence de toute adhérence. Suppression aussi complète que possible de la fonction respiratoire du poumon réalisée par le collapsus total de l'organe. Maintien d'une pression positive modérée.*

En remplaçant dans cet énoncé le mot *diaphragme* par le mot *médiastin* on y trouvera de même les conditions essentielles qui président à la production du *mouvement pendulaire inspiratoire.* L'inertie du médiastin et l'absence d'adhérences sont également nécessaires, la poussée du médiastin est réalisée par la pénétration de l'air dans le poumon sain, sa traction par l'aspiration thoracique du côté opposé.

Si une seule des conditions vient à manquer le phénomène ne se produit pas et c'est ce qui explique son absence dans un si grand nombre de pneumothorax.

Dans un pneumothorax complet et parfait on peut constater en même temps les deux phénomènes : mouvement de balance du diaphragme et mouvement pendulaire inspiratoire du médiastin. Parfois il y a dissociation. J'ai vu un pneumothorax avec faible épanchement présenter un superbe mouvement de balance ; le mouvement pendulaire manquait en raison de quelques adhérences qui immobilisaient le médiastin. Inversement chez un malade dont le sommet était complètement décollé on voyait un très beau mouvement pendulaire limité au médiastin supérieur, quelques adhérences vers la base immobilisaient à la fois la portion inférieure du médiastin et le diaphragme. Très souvent on n'observe ni l'un, ni l'autre de ces mouvements.

En résumé les images que révèle l'écran dans l'étude du pneumothorax présentent un aspect tout à fait spécial et qu'on ne retrouve dans aucune autre affection thoracique.

L'examen radioscopique est donc vraiment caractéristique et joue un rôle des plus importants dans la recherche du pneumothorax. Cet examen est indispensable pour affirmer le diagnostic. Il se borne à le confirmer quand l'affection a été déjà pressentie par le clinicien auquel l'examen du malade a révélé l'existence des signes stéthoscopiques habituels du pneumothorax : Souffle amphorique, tintement métallique, bruit d'airain, succussion hippocratique, etc., mais il en précise l'étendue et surtout renseigne sur l'état du poumon mieux que ne saurait le faire l'auscultation.

D'autre part actuellement les pneumothorax dits silencieux ne se comptent plus, et l'absence complète de tout signe positif d'auscultation les rend impossibles à dépister en dehors de l'examen radioscopique, seul capable de les mettre en évidence.

Pneumothorax limité ou enkysté. — C'est le pneumothorax qui se produit dans une plèvre cloisonnée par des adhérences et qui n'intéresse qu'un compartiment limité de la plèvre. Il peut être d'origine pulmonaire chez certains tuberculeux, il peut être d'origine pleurale quand il succède à une pleurésie enkystée, une pleurésie interlobaire par exemple.

Beaucoup plus réduit que le pneumothorax total, il est encore plus silencieux au point de vue clinique et très souvent ne se révèle par aucun signe, l'examen radioscopique seul indique sa présence. Il se présente ordinairement à l'écran sous forme d'une image hydroaérique limitée, avec surface de niveau mobile et déplaçable. La succussion hippocratique existe lorsque la quantité de liquide est suffisante, mais la plupart des autres signes précédemment décrits manquent ; la cavité n'étant le plus souvent en rapport ni avec le diaphragme, ni avec le médiastin, les conditions nécessaires à la production du mouvement de balance et du mouvement pendulaire font complètement défaut. L'image est cependant suffisamment caractéristique pour attirer l'attention.

J'ai eu l'occasion de suivre ainsi pendant plusieurs semaines, chez un malade, un pneumothorax partiel qui n'a jamais donné aucun signe stéthoscopique. J'ai assisté à sa régression progressive, à sa disparition et à sa guérison définitive sans aucune intervention.

Le diagnostic est parfois difficile à faire avec une caverne pulmonaire quand celle-ci présente d'assez grandes dimensions et qu'elle contient une certaine quantité de liquide. Je me souviens d'un tuberculeux chez lequel l'image radioscopique m'avait fait penser à un pneumothorax partiel et chez lequel l'autopsie m'a montré qu'il s'agissait d'une grande caverne. En pareil cas je ne vois aucun indice certain qui permette de faire le diagnostic. Quand les cavernes sont moins grandes, elles sont souvent multiples, elles ne contiennent que peu de liquide et souvent d'une façon très intermittente, se vident et se remplissent d'un jour à l'autre ; leurs bords sont plus opaques, le tissu pulmonaire étant plus condensé à leur voisinage, mais précisément quand elles présentent ces caractères elles ne prêtent guère à confusion avec un pneumothorax limité.

Dans un autre cas, rare il est vrai, observé avec P. Courmont j'ai eu affaire à une hernie thoracique de l'estomac à travers le diaphragme. Ce qui compliquait le diagnostic, c'est que l'estomac intra-thoracique s'était perforé au niveau d'un ulcère ancien et que cette perforation avait occasionné le développement d'un

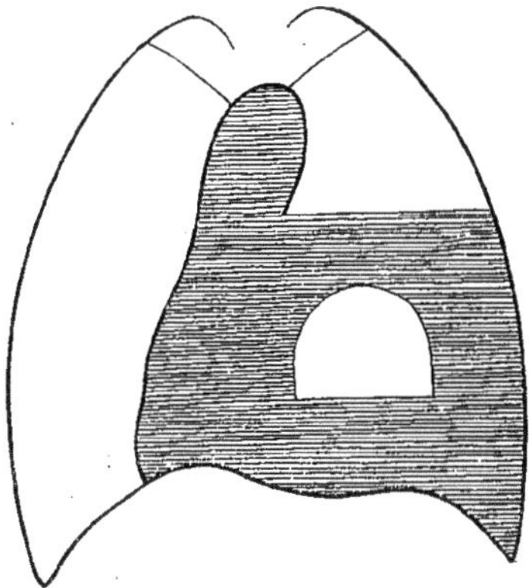

Fig. 18. — Hernie thoracique de l'estomac, perforation gastrique, développement secondaire d'un pyo-pneumothorax de la grande cavité.

véritable pyo-pneumothorax de la grande cavité. Il y avait donc deux cavités hydroaériques superposées. L'une, l'inférieure, était l'estomac hernié devenu thoracique avec son contenu liquide, sa chambre à air, sa ligne de niveau mobile ; l'autre, la supérieure, était le véritable pyo-pneumothorax de la grande cavité. On avait l'illusion d'un double pneumothorax, l'inférieur paraissant partiel et le supérieur total. L'autopsie nous a donné l'explication de cette curieuse image.

Pneumothorax a double étage. — On peut rapprocher de ce cas certaines images radioscopiques de pneumothorax avec épanchement liquide montrant l'existence de deux lignes de niveau distinctes et superposées.

Cet aspect particulier s'explique de la façon suivante. Il s'agit d'un pneumothorax développé dans une cavité pleurale présentant quelques adhérences ou de légers cloisonnements au-dessus du niveau de l'épanchement. Quand le malade s'étend dans le décubitus dorsal ou ventral ou latéral, une petite quantité de liquide peut filtrer vers ces adhérences et pénétrer dans ces cloisonnements. S'il se relève brusquement, le liquide peut être retenu dans ces diverticules au niveau desquels il forme de petites marés avec ligne de niveau mobile donnant l'apparence d'un second pneumothorax indépendant.

Pneumothorax artificiel. — L'examen radiologique est indispensable dans le pneumothorax artificiel. Cette méthode de traitement serait sans lui pratiquement inapplicable.

Introduite dans la pratique grâce à l'initiative de Forlanini, cette nouvelle thérapeutique compta bientôt à côté de quelques beaux succès, des accidents d'une gravité exceptionnelle qui éveillèrent bien vite la méfiance instinctive des médecins.

Il était nécessaire de la rendre plus sévère dans ses indications et contre-indications, plus prudente dans la pratique de l'intervention, plus sage et plus réservée dans la conduite de la cure.

L'examen radiologique par l'ensemble des précieux renseignements de toute nature qu'il fournit apporte une série de garanties destinées à tempérer l'enthousiasme des uns et à raffermir la confiance des autres. Il rend en somme la méthode plus acceptable, moins aveugle, il en précise les indications, il en diminue les dangers.

Le médecin qui se propose d'intervenir chez un tuberculeux par le pneumothorax artificiel posera au radiologiste deux questions principales : 1° Le pneumothorax est-il indiqué ? 2° Est-il possible ?

Les indications ou contre-indications de l'intervention sont fournies surtout par la forme clinique et l'évolution de la lésion pulmonaire, l'état général du malade, le fonctionnement de son appareil cardio-vasculaire, la présence ou l'absence de toute autre manifestation tuberculeuse sur l'organisme. Tout cela c'est l'examen clinique médical qui le contrôle.

Mais il est un autre point d'une extrême importance pour lequel le radiologiste est appelé à donner son avis : c'est l'étendue des lésions, leur unilatéralité ou leur bilatéralité.

L'unilatéralité des lésions a été considérée à juste titre comme une condition très importante. Il est évident que le seul poumon qui va rester en état de fonctionnement doit pouvoir assurer l'hématose. L'examen radioscopique est donc très important parce qu'il indique l'état de transparence de ce poumon. Pour avoir toute leur pleine valeur les examens clinique et radioscopique doivent être concordants. Si l'auscultation est négative et que l'écran indique une transparence normale du poumon on peut conclure à la possibilité de l'intervention. Si la radioscopie montre des ombres anormales qui se superposent à des signes stéthoscopiques évidents la contre-indication est formelle.

S'il y a désaccord entre les deux méthodes d'information on doit discuter : 1er cas. La radioscopie montre un poumon clair, mais l'auscultation y révèle l'existence de signes non douteux : on peut craindre une lésion au début, encore très discrète mais à tendance évolutive ; il faut redouter que l'intervention, en activant le fonctionnement de ce poumon, ne donne un coup de fouet aux lésions et n'aggrave la situation. Il est préférable de s'abstenir.

2e cas. La radioscopie montre une ou plusieurs ombres anormales, mais l'auscultation soigneuse de ces régions n'y révèle aucun bruit suspect : il peut s'agir de lésions anciennes cicatricielles sans tendance évolutive et qui ne sont pas une contre-indication au pneumothorax.

Il est donc indispensable de radioscoper et au besoin de radiographier soigneusement tout malade chez lequel se pose la question d'une intervention par le pneumothorax artificiel.

Plus difficile est la réponse à la seconde question : *Le pneumothorax est-il possible* ? Dans le premier cas l'interrogation s'adressait au poumon, dans le second elle s'adresse à la plèvre.

Rien n'est plus difficile en clinique que de savoir s'il existe oui ou non des adhérences pleuro-pulmonaires ; de connaître leur topographie, leur étendue, leur solidité. On peut affirmer que l'exploration du thorax par les moyens usuels : palpation, percussion, auscultation ne peut fournir à cet égard aucune précision. On a beaucoup compté sur l'examen radioscopique pour combler cette lacune. Il faut bien avouer qu'elle ne l'a été que dans une faible mesure. Sans doute elle nous renseigne mieux que la clinique, elle nous donne tout au moins des signes de grande probabilité ; elle ne nous donne pas la certitude.

L'examen radioscopique est cependant indispensable à ce point de vue. En nous montrant la topographie des lésions pulmonaires il nous fournit des indications sur la localisation probable des points d'adhérence et leur étendue. Il nous renseigne sur l'état de la base, sur l'aspect du sinus costodiaphragmatique au voisinage duquel se fait habituellement la ponction, sur l'étendue de l'excursion respiratoire du diaphragme et la mobilité de ses mouvements.

Lorsque le sinus costo-diaphragmatique a conservé sa forme en croissant, qu'il a gardé toute sa profondeur et sa transparence, lorsqu'en même temps le diaphragme n'a perdu ni la régularité de son contour, ni sa mobilité ; que l'amplitude de son déplacement n'a été en rien diminuée ; il est à peu près certain qu'il n'existe aucune adhérence pleurale, au moins dans la région diaphragmatique.

Inversement un effacement complet du sinus avec obscurité totale de son angle inférieur, une disparition du contour de la coupole diaphragmatique avec immobilisation, suppression des mouvements respiratoires, indiquent presque à coup sûr l'existence d'une symphyse de la plèvre diaphragmatique.

Mais entre ces deux aspects extrêmes, il existe toute une série d'images intermédiaires dont la signification est beaucoup moins précise.

Habituellement lorsqu'on constate une réduction du sinus en profondeur, une déformation de la courbe diaphragmatique, une diminution sensible de l'amplitude des mouvements respiratoires, les probabilités sont en faveur de quelques adhérences parfois légères, parfois solides et étendues bien que la base ait conservé toute sa clarté.

Dans d'autres cas même avec une obscurité assez notable surajoutée aux signes précédents il n'y aura pas la moindre adhérence et le pneumothorax pourra être parfaitement réussi.

Il faut bien savoir qu'un processus purement pulmonaire assez étendu suffit à lui seul à obscurcir la base, à diminuer les mouvements respiratoires du diaphragme presque jusqu'à leur suppression, à réduire dans de grandes proportions l'étendue des sinus costo-diaphragmatiques et tout cela sans qu'il y ait aucune adhérence.

L'expérience montre que chez certains malades, le décollement pulmonaire se fait très bien, alors que l'image radioscopique avait fait craindre l'existence d'adhérences ; tandis que chez d'autres dont on avait entrepris la cure avec confiance, il est impossible d'obtenir un résultat grâce à l'existence de symphyses très étendues que l'examen n'avait pas fait soupçonner. Il est donc impossible de fournir à ce point de vue une certitude absolue.

Le mieux est d'essayer prudemment et un nouvel examen radioscopique fait de suite après la tentative renseignera alors d'une façon parfaite. Il montrera immédiatement si la tentative a réussi ou si elle a échoué, et l'opérateur saura bien vite s'il doit poursuivre ce traitement ou l'abandonner.

L'examen radioscopique dans la conduite du traitement. — Lorsque le pneumothorax artificiel a été entrepris, il est nécessaire de faire de nombreux examens radioscopiques, avant et après chaque insufflation nouvelle et même dans l'intervalle si on en a la possibilité.

De suite après la première insufflation, le malade doit être examiné et cet examen est le plus important de tous parce qu'il donne d'emblée un aperçu de ce qu'on est en droit de craindre ou d'espérer.

Lorsque dès la première insufflation on voit se produire un décollement important, et une large chambre à air se former, on peut considérer ce fait comme une circonstance favorable et bien augurer de la suite. Il est probable que le décollement se complètera peu à peu au cours des interventions successives et on finira par obtenir un collapsus plus ou moins complet du poumon.

Au contraire, lorsque la première insufflation ne produit aucun décollement, qu'on ne trouve aucune chambre à air collecté, mais seulement quelques mares diffuses ou même une obscurité aussi étendue qu'avant, on peut concevoir les pires craintes. Il s'agit certainement d'adhérences diffuses étendues qui empêcheront tout décollement important et le pneumothorax est voué à un échec certain. Les prudents s'arrêteront après cette tentative, les plus tenaces essayeront encore une ou deux nouvelles insufflations mais habituellement ils auront plus de peine à passer à la seconde tentative, encore davantage à la troisième et finalement ils seront obligés de s'arrêter.

C'est là *le rôle le plus important de l'examen radioscopique* qui consiste *à faire le triage des cas* qui doivent être poursuivis et de ceux qu'il faut abandonner.

Ce triage, aucune autre méthode d'examen ne peut le faire aussi vite et aussi parfaitement. Bien des fois l'opérateur a l'illusion d'avoir réussi ; souvent dans des plèvres adhérentes il arrive à faire passer sans effort et sans pressions excessives des quantités d'azote assez considérables : 500 à 1 000 centimètres cubes (j'ai même vu passer dans un cas jusqu'à 2 litres), il a la conviction d'avoir réalisé un décollement étendu et seul l'examen radioscopique peut lui démontrer son erreur.

Que deviennent dans ces cas ces énormes quantités d'azote ? Il est probable qu'elles filtrent à travers un réseau d'adhérences lâches, comme à travers les mailles d'un vaste filet, et qu'elles y sont rapidement absorbées, car la pression baisse assez vite chez ces malades. En tous cas il ne se produit pas de décollements étendus et persistants. Si les bulles de gaz en passant à travers les mailles les décollent provisoirement, il semble que ces adhérences se recollent hâtivement et d'une façon plus solide encore, comme sous l'influence d'une révulsion locale et c'est ce qui explique que les tentatives ultérieures deviennent de plus en plus difficiles (P. Courmont).

Lorsque le pneumothorax paraîtra indiqué on devra donc en faire l'essai prudent, ce sera le meilleur moyen d'être renseigné, car l'examen radioscopique pourra alors indiquer à coup sûr la conduite qu'il convient de suivre.

Dans le cas où le pneumothorax est d'emblée suffisamment réussi pour qu'il mérite d'être continué, l'examen radioscopique permettra de suivre ses progrès. On verra peu à peu céder les adhérences qui avaient résisté aux premières insufflations et le collapsus pulmonaire se compléter. C'est dans ces cas qu'on pourra espérer les meilleurs résultats.

Le poumon se réduit à une bande médiane étroite, toute respiration y est supprimée, l'organe est au repos le plus complet. Le thorax présente une clarté uniforme, ses dimensions sont aggrandies par l'abaissement du diaphragme, la déviation du cœur et du médiastin parfois considérable.

Le cœur est animé de battements rapides qui se communiquent dans une certaine mesure au diaphragme et au médiastin, animés aussi d'autre part de mouvements particuliers que nous avons

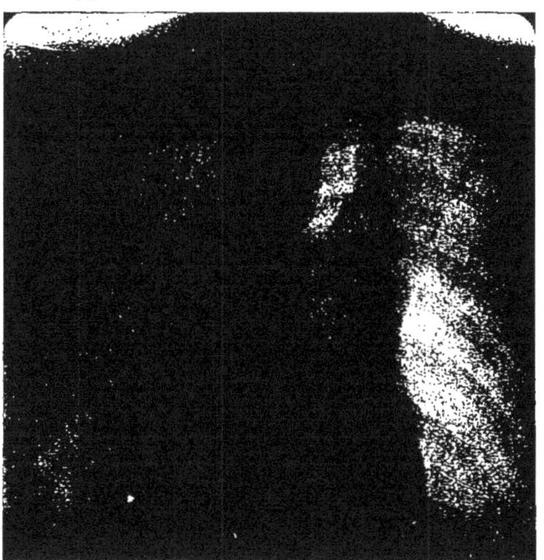

RADIOGRAPHIE N° 11. — *Pneumothorax artificiel avec décollement incomplet du poumon gauche.*

Le poumon gauche est resté adhérent au sommet et dans la région axillaire ; en bas, une languette pulmonaire étirée à gauche du cœur est restée adhérente au diaphragme.

Le pneumothorax est constitué en deux parties : une grande chambre à air latérale occupant tout le côté depuis l'aisselle jusqu'au diaphragme, et une petite chambre située en haut et en dedans contre la colonne vertébrale au-dessous de la clavicule. Déviation du cœur et du médiastin.

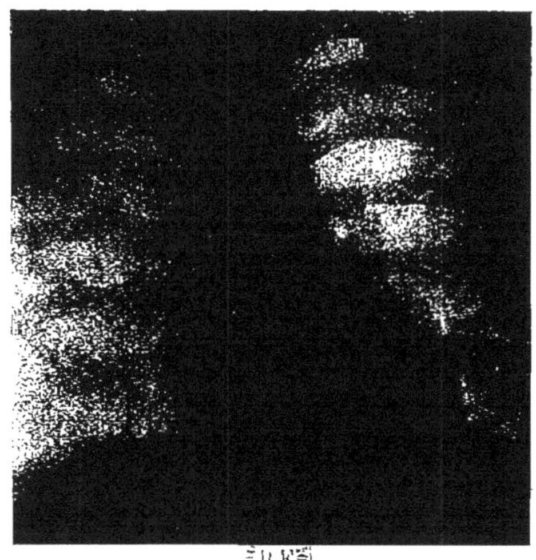

RADIOGRAPHIE N° 12. — *Hanche métallique de trompette dans la bronche droite.*

Le corps étranger se détache nettement dans la bronche droite entre l'ombre du hile et celle de l'oreillette droite.

étudiés déjà : mouvement pendulaire inspiratoire du médiastin, mouvement paradoxal du diaphragme. C'est là ce qu'on observe dans le pneumothorax total et parfait.

Mais souvent le résultat est moins beau. Le décollement quoique étendu ne se complète pas, une portion importante du poumon reste adhérente, tantôt tout le sommet, tantôt une partie de la base, tantôt la portion moyenne entre deux chambres à air, l'une supérieure l'autre inférieure.

Ce sont les pneumothorax incomplets sur la forme desquels la radioscopie est seule capable de nous renseigner. Ce sont là des résultats moins beaux et moins parfaits, mais ces pneumothorax incomplets ne seraient cependant pas inutiles et auraient dans un certain nombre de cas une influence heureuse sur l'évolution de la maladie (Dumarest).

De nombreux malades présentent au cours du traitement des complications que la radioscopie permet de suivre.

Elles consistent en poussées congestives du côté opposé, lorsque ce poumon présentait en réalité des lésions plus sérieuses que celles qui avaient été soupçonnées.

Elles consistent surtout en épanchements pleuraux du côté du pneumothorax, soit que l'infection ait pu être réalisée au cours d'une des interventions (piqûre du poumon, défaut d'asepsie); soit que le malade infecte lui-même sa plèvre par une série de lésions sous-pleurales superficielles préexistantes.

Ces épanchements d'abord séro-fibrineux passent souvent à la purulence. Il est important de suivre leur évolution, leur accroissement, leur régression pour poser les indications possibles d'une ponction.

Tous ces incidents divers réduisent encore l'excellence du résultat dans le petit nombre de pneumothorax qui ont pu être réalisés. Il faut donc rester encore très prudent dans l'appréciation d'une méthode dont les résultats heureux définitifs sont encore l'exception.

En résumé l'examen radiologique appliqué à l'étude du pneumothorax artificiel joue un rôle des plus importants. Il contribue à établir les indications et les contre-indications de cette méthode qui ne s'adresse en somme qu'à un nombre très limité de tuberculeux, surtout dans les milieux hospitaliers où les malades entrent tardivement. Bernard à Laënnec sur 628 malades n'a trouvé que

22 fois l'indication et 6 fois seulement le pneumothorax a pu être réussi et continué, cela fait un peu moins de 1 pour 100.

Le principal rôle de la radioscopie, une fois le traitement entrepris, consiste à désigner les cas favorables qui doivent être poursuivis, et les cas malheureux que des adhérences étendues vouent à l'insuccès. La sagesse consiste à bien faire ce choix et à ne pas s'obstiner.

La méthode se charge de désigner elle-même les siens, il faut savoir s'incliner et ne pas lui faire violence.

TROISIÈME PARTIE

ÉTUDE RADIOLOGIQUE DES BRONCHES

CHAPITRE I

CORPS ÉTRANGERS DES BRONCHES

La pénétration de corps étrangers de petit volume dans les bronches est assez fréquente. Il est très important de pouvoir s'assurer de leur présence, de repérer leur situation exacte, car malgré l'apparente tolérance des conduits bronchiques, il n'est pas sans danger de les y laisser séjourner trop longtemps.

Deux méthodes d'exploration sont à la disposition du médecin : la bronchoscopie et la radioscopie. Toutes les deux se complètent et se contrôlent merveilleusement et il y a grand intérêt à les utiliser parallèlement.

L'examen radioscopique qui est plus simple et moins pénible doit être fait le premier ; il fournit des renseignements généraux qui peuvent servir ensuite pour l'examen bronchoscopique.

Nature des corps étrangers. — Ces corps étrangers peuvent varier à l'infini et il est impossible de prévoir tous ceux que le hasard peut y introduire. Au point de vue radiologique nous pouvons les diviser en deux grandes classes : les corps métalliques et les corps non métalliques ; les premiers étant ordinairement assez facilement décelables, les seconds restant le plus souvent invisibles. A ceux de la première catégorie se rattachent les épingles qui sont de beaucoup les plus fréquents.

J'ai rencontré aussi un fragment de crochet métallique, un œillet de cuivre, une hanche de trompette, un ajutage de canule à trachéotomie. M. Garel a observé un bouton de manchette et un clou.

Parmi les corps de la seconde classe on trouve surtout des débris alimentaires. Dans un cas que j'ai eu l'occasion d'examiner il s'agissait d'un petit pois. Ces corps étrangers sont absolument invisibles à l'examen radioscopique, en pareil cas, comme du reste toutes les fois que l'examen fluoroscopique est négatif on doit avoir recours à la bronchoscopie.

Entre ces deux catégories de corps étrangers on peut signaler comme intermédiaires les fragments d'os qui parfois peuvent être visibles, mais qui très souvent ne le sont pas car il s'agit ordinairement de très petits et très minces fragments. De Bannes a publié un cas intéressant de ce genre dans lequel le corps étranger avait déterminé un petit foyer de suppuration.

Siège des corps étrangers. — Le plus souvent le corps étranger s'engage dans la bronche droite. C'est là son siège de prédilection. La bronche droite est plus large que la gauche, elle présente une direction plus verticale et se trouve mieux dans le prolongement de la trachée, c'est pour cette raison que les corps étrangers s'y engagent plus souvent. Ils pénètrent parfois assez loin, j'en ai vu qui atteignaient la bifurcation des bronches de 3e ordre ainsi que le confirmait la bronchoscopie. Parfois cependant ils pénètrent dans la bronche gauche et s'y fixent.

Visibilité. — Les corps métalliques sont assez nettement visibles, surtout s'il s'agit d'un corps assez épais tels que fragments de canule, hanche de trompette. Si c'est une épingle la visibilité est moindre et il faut en chercher l'image soigneusement.

On la trouvera dans l'examen frontal (qui est la position de choix pour cette recherche) sur le bord de l'ombre médiane qu'elle dépasse légèrement. S'il s'agit d'une épingle à tête de verre on distingue assez bien la tête et la tige, elle pénètre habituellement la tête en bas, la pointe en haut.

Pour bien voir il faut se mettre dans l'obscurité la plus absolue et s'accoutumer longuement ; on recommandera au malade l'immobilité la plus complète, et on diaphragmera très fortement pour examiner en détail la région du hile des deux côtés. Quand on aura découvert le corps étranger on fera un nouvel examen en position dorsale et aussi dans diverses positions obliques et on s'efforcera de le retrouver. On aura ainsi la confirmation de sa

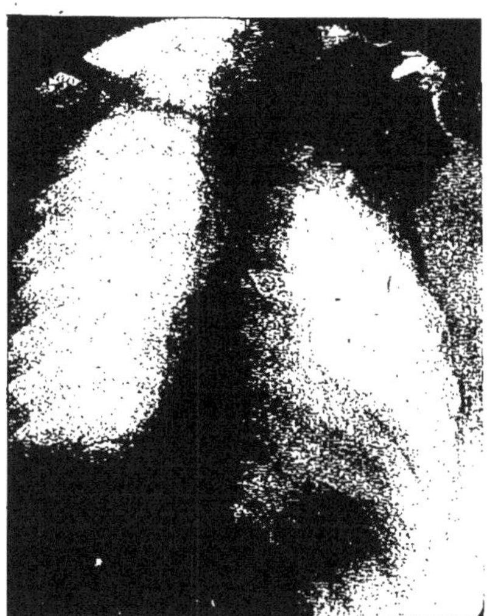

RADIOGRAPHIE N° 13. — *Epingle d'acier à tête de verre dans la bronche gauche*

L'épingle est fixée dans la bronche gauche. Son image se trouve située entre la 5e et la 6e côte postérieure; la tête en bas sur la 6e côte, la pointe en l'air sur l'insertion de la 5e. L'ombre de la base du cœur et celle de l'artère pulmonaire recouvrent le corps étranger et le rendent moins visible.

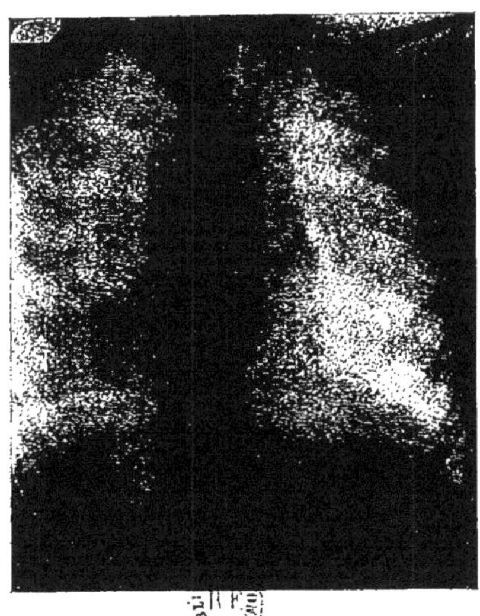

RADIOGRAPHIE N° 14. — *Œillet de cuivre dans la bronche droite.*

L'œillet de cuivre percé d'un trou à son centre se trouve situé dans la bronche droite juste au niveau du hile contre le bord droit de l'ombre médiane.

présence et il ne restera plus qu'à faire une radiographie dans la position qui aura paru la plus propice, c'est habituellement la position frontale.

Mobilité. — Quand les corps étrangers ont séjourné un certain temps dans les bronches ils arrivent à se fixer, à s'enchatonner, à se cacher dans un pli de muqueuse ulcérée, mais au début, dans les premiers jours qui suivent leur pénétration, ils sont souvent entièrement mobiles.

Il suffit d'une quinte de toux pour les déplacer et à ce point de vue les tentatives d'examen bronchoscopique non suivies d'extraction les rendent extrêmement mobilisables. J'ai vu une épingle d'acier à tête de verre que j'avais repérée dans la bronche droite, passer dans la bronche gauche où elle fut retrouvée par M. Arcelin quelques jours après et revenir ensuite dans la bronche droite. J'ai vu une autre épingle et aussi une hanche de trompette qui furent mobilisées de telle sorte, après une bronchoscopie, qu'elles remontèrent jusqu'au pharynx où elles furent dégluties et rejetées ensuite par les voies naturelles.

La bronchoscopie doit donc toujours être tentée car si la première tentative n'aboutit pas à l'extraction, elle peut parfois amener une mobilisation suffisante pour provoquer l'expulsion naturelle du corps étranger.

Tolérance et infection. — Les bronches paraissent assez tolérantes aux corps étrangers. Au moment de leur pénétration il se produit habituellement une réaction assez vive ; quinte de toux et suffocation ; mais tout cela se calme vite et aucun trouble fonctionnel ne se manifeste.

Zimmern, Turchini et Bernard et ensuite Chilaïditi nous ont montré qu'une assez grande quantité de lait de bismuth pouvait sans grand dommage pénétrer accidentellement dans les bronches. Cependant en pareille circonstance un malade de Desternes est mort immédiatement d'asphyxie.

En réalité il ne faut pas se fier à cette tolérance apparente et il est toujours dangereux d'abandonner dans les bronches des corps étrangers. C'est pourquoi leur recherche précise s'impose. Ce qui est à redouter avec un corps étranger bronchique c'est l'infection et la broncho-pneumonie. J'ai souvent vu des malades présenter de la fièvre et de la bronchite 2 ou 3 semaines après l'introduction accidentelle d'un corps étranger. Le danger est encore plus grand si le corps est septique. Je me souviens d'un malade porteur d'une canule à trachéotomie depuis des années et qui ne prenait aucun soin local de propreté. L'oxydation avait rongé tout le pourtour du col de la canule interne qui un beau jour se détacha et tomba dans la bronche droite. Il s'agissait là d'un corps éminemment septique. Malgré toute la bonne volonté qui fut déployée la canule ne put être extraite que le 10e jour ; déjà le malade avait des températures de 39°, une broncho-pneumonie avait évolué et il succomba malgré l'heureuse issue de l'intervention bronchique.

Il ne faut donc pas abandonner à eux-mêmes les corps étrangers des bronches.

Diagnostic. — Quand un malade se présente en disant qu'il a avalé un corps étranger il faut toujours l'examiner soigneusement. Ce corps étranger peut être soit dans les voies digestives, soit dans les voies respiratoires. S'il a pénétré dans l'estomac la chose devient banale, et l'élimination se fera normalement.

Au contraire s'il s'est arrêté dans la région thoracique il doit être considéré comme dangereux. Il s'agit d'abord de savoir s'il est dans l'œsophage ou dans les voies respiratoires. Dans l'œsophage le corps étranger se fixe en certains points bien déterminés. En premier lieu au-dessus de la fourchette sternale : un examen transverse droit ou gauche montre facilement s'il siège dans l'œsophage qui est en arrière, ou dans les voies respiratoires qui sont en avant. En second lieu au niveau du rétrécissement causé par la crosse aortique. Ce point est situé sensiblement au-dessus de la bifurcation des bronches, la distinction là encore est assez facile à faire. Enfin le 3e point d'arrêt œsophagien est situé au niveau de la traversée du diaphragme, les corps étrangers des voies respiratoires ne descendant jamais aussi bas. Si le corps étranger n'est pas visible radiologiquement, s'il persiste un doute sur sa localisation exacte, ou même simplement pour confirmer les données de la radioscopie on aura recours au double examen bronchoscopique et œsophagoscopique.

CHAPITRE II

AFFECTIONS BRONCHIQUES

D'une manière générale les affections bronchiques, quelles qu'elles soient, ne donnent pas d'images radiologiques importantes. Il existe toujours dans les processus bronchiques une discordance évidente entre l'abondance des signes fournis par l'auscultation, et le peu de renseignements tirés de l'examen radioscopique. Les processus purement bronchiques assombrissent peu le poumon. C'est même là ce qui fait la valeur d'un examen négatif ; il permet de mettre hors de cause l'existence de lésions du parenchyme pulmonaire.

Bronchite aiguë. — La bronchite aiguë ne donne aucune image radioscopique décelable à l'écran. On ne constate aucune ombre limitée, à peine parfois une diminution légère de la clarté générale des champs pulmonaires. L'affection évolue trop vite pour provoquer une modification quelconque du côté des parois bronchiques, la muqueuse seule est congestionnée et elle ne donne pas d'ombre appréciable. On ne note pas non plus de retentissement ganglionnaire suffisant pour modifier l'ombre du hile.

Bronchite chronique. — Dans la bronchite chronique on observe assez souvent de très petites modifications de l'image pulmonaire, mais dans l'ensemble la clarté générale est peu modifiée.

L'ombre du hile est un peu plus accentuée, élargie et surtout allongée du côté de la base du poumon. Les travées divergentes qui en partent sont souvent un peu plus accentuées (*péribronchite*), formant des raies plus larges et plus sombres surtout lorsque les sécrétions sont abondantes. Les bases cependant conservent une clarté à peu près normale, la convexité du diaphragme et l'échancrure latérale du sinus costo-diaphragmatique ne sont pas modifiées, l'amplitude des mouvements respiratoires n'est pas réduite.

L'aspect du sommet varie : tantôt il est un peu plus gris lorsqu'un peu de sclérose se surajoute, tantôt il est un peu plus clair si l'emphysème compensateur prédomine.

Sténose bronchique. — La sténose d'une grosse bronche est chose assez rare et ne mérite d'être signalée que parce que Holzknecht a attiré l'attention sur un signe radioscopique qui d'après lui serait caractéristique de cette affection. C'est le déplacement inspiratoire du médiastin. Le poumon du côté opposé se remplit plus vite et mieux pendant l'inspiration, il refoule le médiastin du côté de la sténose. Il se produit en quelque sorte un défaut d'équilibre entre les deux poumons. L'apport d'air étant moins actif du côté de la bronche sténosée, le poumon de l'autre côté se distend plus vite et occupe un volume plus considérable.

La déviation du médiastin serait la conséquence de la différence de pression entre les deux poumons. Béclère a fait observer avec juste raison que ce déplacement n'a rien de pathognomonique et qu'il peut se rencontrer en dehors de toute sténose bronchique. Une sclérose pulmonaire unilatérale peut le réaliser, la cloison médiane n'étant plus dans ces circonstances maintenue en place par « deux ressorts également tendus en sens contraire ». En effet le poumon sclérosé est devenu à peu près inextensible, tandis que l'autre a conservé toute son élasticité.

Dilatation des bronches. — La dilatation des bronches n'est pas toujours reconnaissable à l'examen radioscopique. Si on se contentait de radioscoper un malade atteint de cette affection, sans l'ausculter et sans avoir aucun renseignement sur son compte, il est infiniment probable que le diagnostic passerait souvent inaperçu.

Dans aucune affection thoracique le contraste n'est aussi marqué entre l'importance des signes cliniques et l'insignifiance des indications radiologiques.

Souvent en pareil cas on ne constate pas autre chose que ce

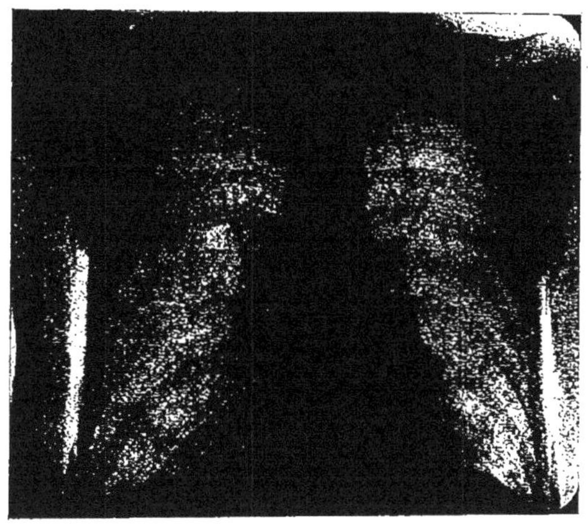

RADIOGRAPHIE N° 15. — *Dilatation des bronches.*

Les deux côtés du thorax sont relativement clairs ; on note seulement une légère obscurité des sommets, l'élargissement de l'ombre du hile des 2 côtés avec une série de travées grisâtres irrégulières qui en partent en divergeant. Quelques ombres légères aux bases surtout à gauche ; mais convexité de la coupole diaphragmatique bien conservée, sinus normaux, mouvements respiratoires bien étendus des deux côtés.

Cliniquement. — Signes cavitaires aux deux bases, mais avec prédominance à la base gauche.

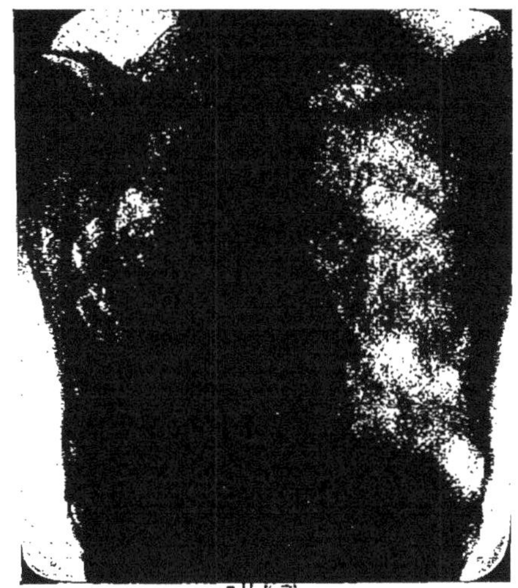

RADIOGRAPHIE N° 16. — *Dilatation des bronches prédominante au sommet droit. Symphyse pleurale, dextrocardie. Broncho-pneumonie lobulaire terminale.*

Rétraction du thorax du côté droit avec dextrocardie. Conservation de la clarté des sommets. Ombres diffuses disséminées dans les deux poumons, aspect de pommelures, mais grosse prédominance à droite, surtout à la base.

Cliniquement. — Signes cavitaires au sommet droit. Râles de bronchite diffuse et, vers la fin, nombreux râles humides surtout à la base droite.

Autopsie. — Grosse dilatation des extrémités bronchiques sous-pleurales, surtout au sommet droit. Sclérose pulmonaire. Symphyse pleurale. Dextrocardie. Nombreux foyers de broncho-pneumonie lobulaire disséminés dans les 2 poumons et presque confluents à la base droite.

que nous avons indiqué dans la bronchite chronique, c'est-à-dire élargissement et allongement de l'ombre du hile devenu plus opaque, et accentuation des travées divergentes qui en partent. Cependant en général, la clarté des bases est diminuée et au sein de ce voile grisâtre diffus, il n'est pas rare de distinguer soit des sortes de rubans clairs dessinant le trajet des bronches dilatées, soit des ombres plus opaques disposées d'une façon irrégulière et correspondant à la rétention d'une certaine quantité de liquide dans les extrémités bronchiques dilatées. Jamais je n'ai constaté d'images radioscopiques rappelant celle des cavernes pulmonaires. J'ai toujours constaté au contraire une différence d'aspect énorme entre le poumon atteint de dilatations bronchiques même considérables et celui d'un tuberculeux en voie de ramollissement ou déjà creusé de cavernes. Jamais la dilatation bronchique n'atteint le degré d'opacité de la tuberculose. On ne trouve d'ombres opaques que lorsqu'un processus nouveau vient se surajouter.

J'ai eu l'occasion d'observer à ce sujet une malade très instructive. Il s'agissait d'une femme atteinte d'une affection chronique du poumon droit avec signes cavitaires au sommet, sclérose diffuse du poumon, dextrocardie secondaire acquise. Sur l'image radiographique on notait des foyers obscurs répartis inégalement sur les deux poumons ; peu nombreux à gauche, ils étaient assez denses dans la partie moyenne du poumon droit et surtout confluents vers la base. Le sommet droit, au niveau duquel on entendait des signes cavitaires, était resté clair. La dextrocardie était nettement visible.

L'examen des crachats montrait l'absence de bacilles de Koch, le sérodiagnostic tuberculeux était négatif même à 1/5. L'autopsie a montré que cette femme était atteinte d'une dilatation bronchique bilatérale plus marquée à droite et prédominante vers les sommets. Il y avait là de véritables cavités sous-pleurales auxquelles aboutissaient de grosses bronches dilatées. En outre, sclérose et rétraction du poumon droit avec dextrocardie et symphyse ; au contraire emphysème prédominant à gauche. La mort était due à une broncho-pneumonie lobulaire terminale avec nombreux foyers disséminés dans les deux poumons mais surtout dans les deux tiers inférieurs du poumon droit. Ces foyers de broncho-pneumonie correspondaient aux ombres relevées sur l'image radiographique. Un examen histologique a confirmé qu'il ne s'agissait pas de tuberculose mais de broncho-pneumonie banale.

Dans ce cas anormal par sa localisation et son évolution, l'examen radioscopique n'a pas été en défaut. Il a montré que le sommet droit malgré l'existence de signes cavitaires avait conservé une clarté normale, et il n'a indiqué d'ombres opaques qu'au niveau des foyers de broncho-pneumonie.

L'absence d'image radiologique caractéristique, dans la dilatation des bronches, est donc en réalité une garantie d'authenticité et permet de faire le diagnostic par exclusion.

Par l'importance des signes cliniques la dilatation des bronches pourrait faire songer soit à une tuberculose ramollie et excavée de la base, soit à un foyer d'ancienne pleurésie enkystée incomplètement vidée par vomique. Or dans les deux cas l'examen radioscopique doit montrer des images bien caractéristiques : opacité notable du poumon, zones claires répondant aux cavernes, adhérences pleurales, disparition ou effacement partiel du sinus costo-diaphragmatique, abolition ou notable diminution des mouvements respiratoires en cas de tuberculose de la base. Foyer limité et circonscrit avec ou sans aspect de pyo-pneumothorax en cas de collection enkystée.

Dans la dilatation des bronches rien de semblable ; bases simplement un peu grises, pas de réaction pleurale appréciable, contour diaphragmatique et sinus bien conservés, mouvements respiratoires à peu près normaux.

Autant la ressemblance des signes cliniques est grande, autant l'aspect radiologique est différent. Cela suffit à assurer le diagnostic.

CHAPITRE III

ADÉNOPATHIES TRACHÉO-BRONCHIQUES

L'existence d'adénopathies trachéo-bronchiques est excessivement fréquente aussi bien chez l'adulte que chez l'enfant. Souvent elles restent latentes et ne se révèlent par aucun trouble fonctionnel. Parfois elles donnent lieu à des symptômes inquiétants dont il est très important de connaître l'origine. La recherche de ces manifestations lymphatiques profondes s'impose donc dans bien des cas et les méthodes ordinaires d'exploration sont très souvent impuissantes à les déceler. Les formes latentes n'attirent guère l'attention du clinicien, leur existence est cependant indispensable à connaître pour orienter le diagnostic.

La percussion, qui semble être la méthode d'exploration sur laquelle on a le plus compté, est un moyen d'appréciation bien délicat et bien infidèle. Quand les adénites sont assez volumineuses et assez heureusement placées pour exercer sur les conduits respiratoires une compression suffisante, on peut voir apparaître du souffle ou de la toux de compression, mais ces manifestations ne sont guère communes. Il est donc indispensable d'avoir pour cette recherche une méthode plus sûre et plus pratique.

L'examen radioscopique semble combler toutes ces lacunes, et on ne peut actuellement affirmer le diagnostic d'adénopathie trachéo-bronchique qu'après avoir utilisé cette excellente méthode d'exploration du thorax.

Distinction au point de vue radioscopique des différents groupes de ganglions. — La description anatomique des ganglions trachéo-bronchiques a été faite déjà depuis longtemps et nous ne reviendrons pas sur la description de Guéneau de Mussy et de son élève Barety, adoptée depuis par la plupart des anatomistes.

C'est une distinction radiologique que nous prétendons faire aujourd'hui, parce que suivant leur localisation, ces différents groupes ganglionnaires donnent des images situées d'une façon toute différente par rapport à l'aspect radioscopique normal du thorax.

Deux grands groupes peuvent être admis :

1° *Un groupe médiastinal* comprenant tous les ganglions trachéo-bronchiques proprement dits, soit : les deux groupements pré-trachéo-bronchiques droit et gauche et le groupement intertrachéo-bronchique.

Tous ces ganglions sont *situés sur la ligne médiane,* entre le sternum et la colonne vertébrale en rapport avec tous les organes importants du médiastin. Leurs images radioscopiques seront des *images médiastinales.*

2° *Un groupe hilaire* ou *pulmonaire* constitué par les nombreux ganglions péribronchiques intrapulmonaires qui accompagnent les bronches de subdivision jusqu'aux bronches de quatrième ordre (Cruveilhier). Ces ganglions ont une *situation latérale,* ils donneront des images radioscopiques qui seront des *images hilaires ou pulmonaires.*

Cette distinction est très importante au point de vue radioscopique car les images fournies par ces différents groupes doivent être examinées et recherchées dans des *positions différentes.* Elle est importante également au point de vue pathogénique car chacune de ces localisations présente au point de vue médical une signification différente.

Signification morphologique différente. — Les adénopathies trachéo-bronchiques du *groupe médiastinal* correspondent habituellement au syndrome clinique qu'ont si bien décrit Guéneau de Mussy et Barety chez les enfants. On les rencontre à la suite de la rougeole, de la coqueluche ou autres maladies infectieuses de l'enfance, c'est une affection ganglionnaire à peu près exclusive ne conditionnant en rien l'état du poumon.

Suivant le degré de la compression, sa prédominance sur les organes respiratoires, vasculaires ou nerveux, la symptomatologie se traduit par de la dyspnée, de l'orthopnée, des crises pseudo-asthmatiques ou striduleuses, du tirage et du cornage, de la cya-

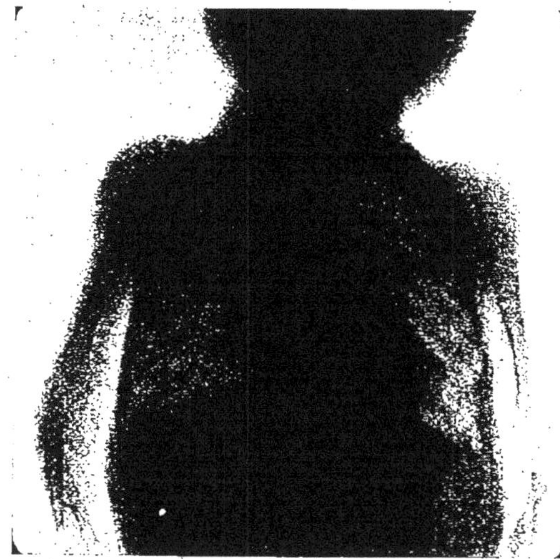

RADIOGRAPHIE N° 17. — *Adénopathie principalement médiastine à droite et secondairement hilaire.*

Il existe une ombre diffuse tout le long du bord droit de l'ombre médiane, elle commence sous la clavicule et s'étend jusque sur le diaphragme en présentant un renflement assez sensible au niveau du hile. — *Autopsie* (Dr Pehu) : Méningite tuberculeuse. Adénopathie médiastine caséeuse prédominant à droite. Quelques ganglions du hile droit. Peu ou pas d'altérations pulmonaires tuberculeuses. Broncho-pneumonie banale des deux côtés. Granulie discrète des organes. Ganglions tuberculeux du mésentère.

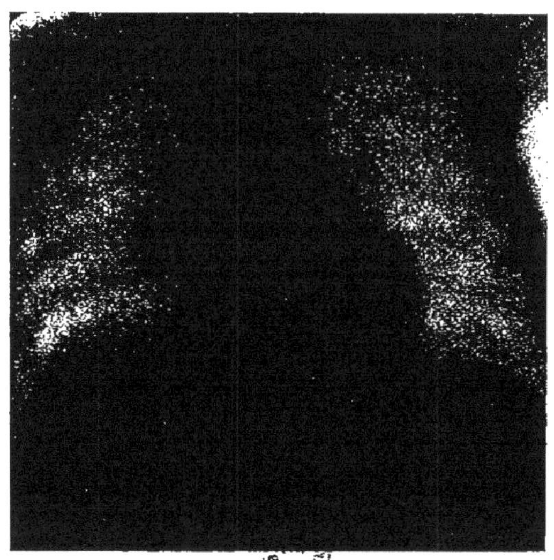

RADIOGRAPHIE N° 18. — *Adénopathie principalement hilaire et accessoirement médiastine.*

Il existe une ombre très étendue occupant toute la région du hile à droite. Elle se prolonge en haut par une bande plus étroite accolée à l'ombre médiane et remontant jusque sous la clavicule. — *Autopsie* (Dr Pehu) : Dégénérescence caséeuse des ganglions du médiastin et surtout du hile pulmonaire droit, sans lésions du parenchyme. Rien à gauche. Tuberculose entéro-mésentérique. Pas de granulie des organes.

nose, de l'œdème, des paralysies vocales, etc. Mais même avec des masses ganglionnaires très importantes, très souvent aussi on ne constate aucun trouble fonctionnel appréciable.

Chez l'adulte cette même localisation provoque une symptomatologie beaucoup moins bruyante et elle se trouve en rapport avec l'évolution d'une tuberculose, d'une lymphadénie, d'un cancer du sein, de l'œsophage ou de l'estomac.

Les adénopathies *du groupe hilaire* sont beaucoup plus directement en rapport avec l'état du poumon, en particulier avec l'évolution d'une tuberculose pulmonaire ainsi que l'ont bien montré Piéry et Jacques. Mais elles peuvent aussi précéder les lésions pulmonaires.

Ces ganglions ne donnent par eux-mêmes aucune symptomatologie spéciale, mais leur constatation n'en présente pas moins une très grande importance en raison de la gravité de la situation qu'ils révèlent. On peut cependant les rencontrer aussi au cours d'affections moins graves, bronchites banales, bronchites chroniques, bronchectasies, qui en entretenant une inflammation et une infection permanente des voies bronchiques provoquent secondairement l'inflammation et l'hypertrophie de ces ganglions intrapulmonaires.

Image radioscopique et diagnostic différentiel. — I. — Les *ganglions médiastinaux* n'apparaissent pas tout d'abord à l'examen radioscopique. Ils demandent à être cherchés, et c'est pour cela peut-être qu'ils passent parfois inaperçus.

Dans les positions frontale et dorsale l'image de ces ganglions se confond avec celle de l'ombre médiane. Cette ombre forcément très opaque puisqu'elle est due à la superposition des ombres successives de la colonne vertébrale, des organes du médiastin et du sternum, ne permet pas de distinguer celle des ganglions qui reste toujours beaucoup plus pâle. Quand les ganglions sont nombreux et volumineux il peut arriver que leur image dépasse latéralement celle de l'ombre médiane en lui donnant un contour irrégulier et comme festonné. Parfois même leur ombre déborde largement d'un côté ou de l'autre. Mais cette image peut manquer

Pour voir plus distinctement l'ombre de ces ganglions il faut dissocier l'ombre médiane en faisant prendre au malade les différentes positions obliques, antérieures et postérieures qui permettent de fouiller le médiastin. Leur présence se manifeste alors par une ombre diffuse, sans contour précis qui obscurcit la portion moyenne de l'espace clair médian correspondant comme niveau à celui de la bifurcation des bronches. A ce propos Schwarz fait observer que cette bifurcation avant l'examen radioscopique avait été repérée beaucoup trop haut. En réalité elle correspond à la sixième côte postérieure, par conséquent les adénopathies médiastines doivent être cherchées à ce niveau ou au-dessus, tandis que les adénopathies pulmonaires situées plus bas répondent aux septième et huitième côtes.

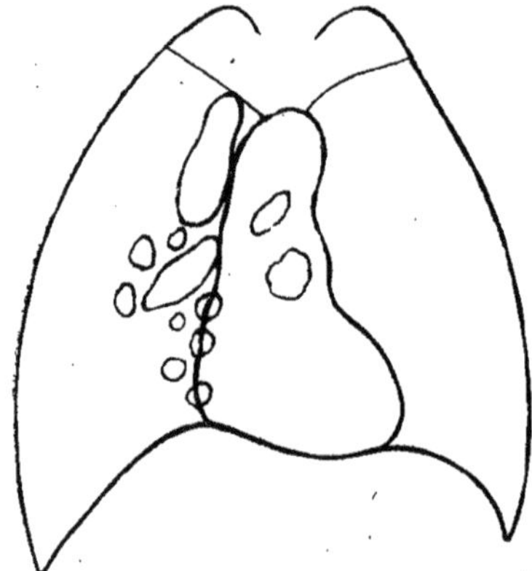

Fig. 19. — *Schéma de la répartition des ganglions d'après l'autopsie.*

Prédominance des ganglions médiastinaux du côté droit, occupant toute la hauteur, superposés les uns aux autres depuis le diaphragme jusqu'à la clavicule.
Deux ganglions caséeux dans le hile droit (voir radiographie, n° 17).

Les adénopathies médiastinales, surtout si elles sont volumineuses et si leur image déborde l'ombre médiane, pourraient à la rigueur être confondues chez l'enfant avec une hypertrophie du thymus et chez l'adulte avec une tumeur du médiastin.

Le diagnostic différentiel d'avec l'hypertrophie thymique est relativement facile, celle-ci donnant une image radioscopique plus élevée, située sous les clavicules et présentant habituellement un contour à peu près rectiligne et symétrique des deux côtés. Cette image superposée à celle du cœur dessine grossièrement l'aspect d'un sablier. Du reste l'hypertrophie thymique ne se rencontre que chez des nouveau-nés, tandis que le syndrome adénopathie trachéo-bronchique est plutôt l'apanage de l'enfance.

L'âge sera donc un facteur important à considérer et comme d'autre part le thymus et les ganglions sont chacun de leur côté justiciables du traitement radiothérapique en cas de doute on peut toujours prescrire les irradiations.

Chez l'adulte le diagnostic de *tumeur du médiastin* est souvent difficile, la tumeur s'accompagnant elle-même d'adénopathies médiastinales. Toutefois la tumeur acquiert habituellement un volume que n'atteignent pas les ganglions et s'accompagne de phénomènes de compression rares dans les simples adénopathies.

II. — *Les ganglions hilaires* grâce à leur situation latérale intra-pulmonaire donnent une image distincte de l'ombre médiane et facile à percevoir dans les positions frontale et dorsale.

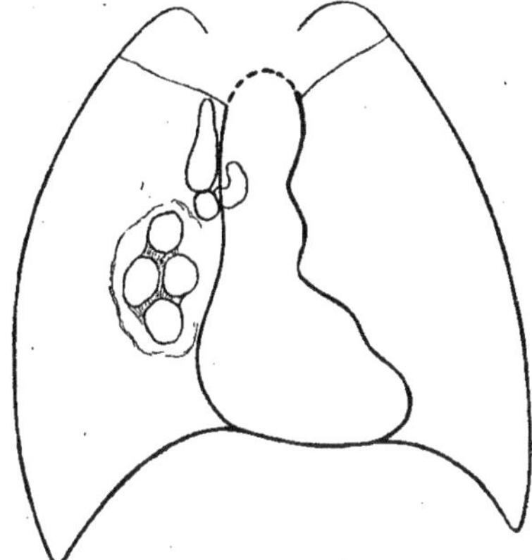

Fig. 20. — *Schéma de la disposition des ganglions d'après l'autopsie.*

Adénopathie surtout hilaire, quatre ganglions caséeux, adhérents entre eux occupant le ile droit.

Du côté du médiastin un assez gros ganglion à grand axe vertical et deux autres plus petits (voir radiographie, n° 18).

Cette ombre se confond avec celle du hile qui est rendue de ce fait plus large, plus allongée et plus opaque. L'extension se fait du côté du poumon et principalement vers la base.

Quand elle n'est pas trop étendue, un mince espace clair la sépare de l'ombre médiane, mais pour peu que les adénopathies progressent, l'ombre du hile s'étend et se fusionne avec l'ombre médiane dont il devient impossible de la séparer. Cet aspect coïncide ordinairement avec des lésions pulmonaires assez étendues et déjà avancées. Mais cependant la tuberculose primitive des ganglions du hile avec caséification sans lésion pulmonaire n'est pas rare.

L'ombre hilaire n'est pas toujours homogène, souvent des taches plus sombres apparaissent au sein de la teinte grise diffuse, réalisées par la présence de ganglions plus denses, en particulier de ganglions fibreux ou calcaires. Elle est beaucoup plus apparente à droite où rien ne la dissimule, tandis qu'à gauche elle est en grande partie recouverte par l'ombre du cœur.

Piéry et Jacques attachent une certaine importance à l'aspect de l'ombre hilaire dans les différentes formes de tuberculose. Elle se présenterait sous forme de bande uniforme peu accusée dans la tuberculose au début; de bande homogène très accusée dans les formes subaiguës; des taches sombres se détacheraient sur la bande grise dans les formes chroniques; enfin dans les tuberculoses latentes on trouverait des taches très nettes à contours bien définis. En réalité il est difficile de se guider sur cet examen. Des tuberculoses qui sont restées longtemps latentes peuvent suivant les circonstances évoluer d'une façon aiguë, subaiguë ou chronique. Tout ce qu'il faut retenir c'est que l'existence d'ombres plus foncées et mieux limitées au sein de la bande hilaire homogène correspond à des ganglions scléreux ou calcaires, plus denses que les ganglions simplement hypertrophiés ou caséeux.

En effet Piéry, Jacques et Nogier ont montré qu'en examinant sous une même épaisseur des tranches de ganglions simplement hypertrophiés, scléreux, crétacés ou caséeux on obtenait des ombres de valeur différente.

En tête viennent les ganglions crétacés et scléreux qui donnent de taches noires à contour bien défini.

Les ganglions simplement hypertrophiés donnent une ombre foncée à contour mal défini.

Les ganglions purement caséeux semblent être les plus transparents.

Le diagnostic de ces images ganglionnaires du hile n'est pas toujours évident. Des lésions pleurales ou pulmonaires peuvent fournir des images analogues.

Certains *épaississements pleuraux* de la région du hile peuvent donner des ombres diffuses, mais elles sont en général moins apparentes, plus homogènes et surtout moins mobiles. Quand on

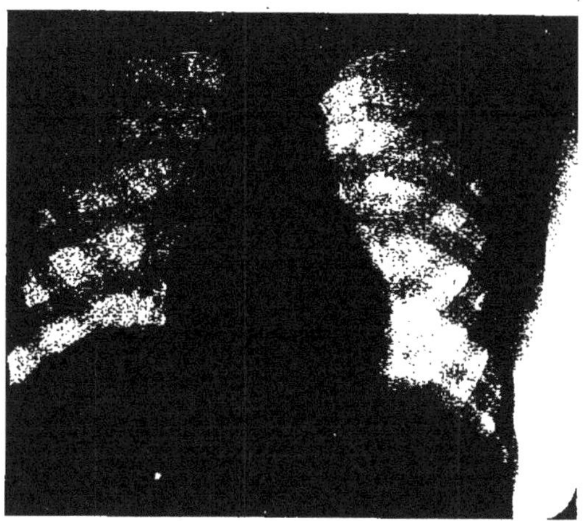

Radiographie N° 19. — *Adénopathie discrète à la fois hilaire et médiastine bilatérale.*

On constate simplement de l'exagération de l'ombre du hile des deux côtés, allongement et élargissement plus marqués à droite. Quelques ombres débordent sous les clavicules des 2 côtés, mais surtout à droite.

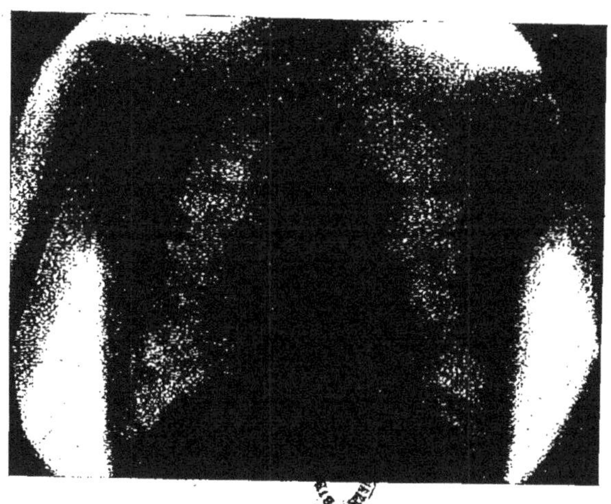

Radiographie N° 20. — *Tumeur du médiastin antéro-supérieur avec propagation aux ganglions du voisinage.*

Énormes ombres de la région médiastinale supérieure débordant l'ombre médiane des deux côtés. Extension à tout le hile du poumon droit.

Cliniquement. — Symptômes de compression; tirage et cornage, essoufflement, toux rauque de compression.

déplace l'ampoule les ombres ganglionnaires se déplacent en sens inverse et parfois d'un espace intercostal à l'autre en raison de leur éloignement relatif de l'écran, et grâce à leur situation assez profonde. Les épaississements pleuraux plus superficiels et plus rapprochés dé l'écran se déplacent peu ou pas du tout.

De *petites collections pleurales enkystées* de la région du hile donnent une image beaucoup plus semblable à celle des ganglions. Nous en avons parlé déjà à propos des pleurésies enkystées. Le diagnostic se fera surtout par l'évolution : la pleurésie enkystée ou bien s'étend à une autre portion de la plèvre (interlobe, grande cavité) et donne alors une image caractéristique; ou bien se résoud et disparaît en quelques jours alors que les ganglions donnent une image sinon permanente, au moins longuement persistante.

Les *tumeurs du médiastin* donnent des ombres plus importantes et s'accompagnent le plus souvent d'adénopathies secondaires.

L'existence d'une ombre diffuse, étendue, dépassant notablement les limites de la région du hile proprement dit, sera en faveur d'une lésion concomitante du poumon, et l'auscultation renseignera sur l'état de cet organe. Il ne faut pas oublier cependant que les ganglions du hile se prolongent jusqu'aux bronches de quatrième ordre et qu'ils peuvent donner des images assez étendues.

En résumé il existe deux formes distinctes d'adénopathies trachéo-bronchiques. Une *forme médiastinale* et une *forme hilaire* qui méritent d'être distinguées au point de vue radiologique. Cliniquement ces deux formes sont le plus souvent associées.

J'ai insisté sur cette division pour bien attirer l'attention sur le siège différent de ces deux groupes, sur l'aspect particulier de leurs images et la façon différente dont elles doivent être recherchées : positions frontale et dorsale pour les ganglions hilaires; positions obliques pour les ganglions médiastinaux. En réalité cette division est quelque peu artificielle, car les mêmes causes agissent ordinairement sur les deux groupements. L'adénopathie médiastinale de l'enfant s'accompagne habituellement d'une adénopathie hilaire ; l'adénopathie hilaire de l'adulte se complète presque constamment d'une adénopathie médiastine.

Il ne faut donc pas attacher trop d'importance à cette distinction, qui n'est destinée qu'à mieux faire ressortir l'individualité anatomique et radioscopique de chacun de ces groupes. Ce qu'il faut se rappeler c'est la valeur clinique et pronostique de ces adénopathies qui est toujours sérieuse. Sans doute chez l'adulte elles peuvent bien n'indiquer parfois qu'une affection chronique et bénigne des bronches ; mais trop souvent chez l'enfant associées à un mauvais état général, elles sont l'indice presque certain de la tuberculose.

QUATRIÈME PARTIE

ÉTUDE RADIOLOGIQUE DES POUMONS

CHAPITRE I

PROCESSUS VASCULAIRES

Les processus vasculaires : congestions, œdèmes, infarctus, donnent au point de vue radiologique une série d'ombres anormales qu'il est bon de connaître, mais qui n'ont pas une valeur pathognomonique au point de vue du diagnostic. C'est toujours l'examen clinique qui décèle ces manifestations, la radioscopie ne peut servir qu'à donner des renseignements qui confirment leur existence et permettent de préciser leur localisation.

Congestions. — Les congestions pulmonaires sont fréquentes et de formes très différentes, elles se traduisent toujours par une diminution très sensible de clarté dans la zone envahie, quand on examine le thorax à l'écran. Nous pouvons distinguer :

Des congestions actives primitives.

Des congestions actives secondaires.

Des congestions passives.

a) Congestions actives primitives. — Il s'agit là d'une véritable maladie aiguë qui se rapproche de la pneumonie et de la pleurésie et dont le diagnostic est parfois assez difficile à établir.

On en distingue trois formes cliniques : La *forme pneumonique*

(Woillez), la forme *pleuro-pneumonique* (Potain), la forme *spléno-pneumonique* (Grancher).

L'examen radioscopique peut être utile pour différencier ces congestions aiguës de la pneumonie vraie et aussi pour distinguer entre elles les formes que nous venons de signaler.

Le diagnostic avec la pneumonie franche est souvent difficile cliniquement. L'examen radioscopique montre qu'il n'existe jamais une ombre aussi opaque ni aussi nettement limitée que dans la pneumonie. Le triangle pneumonique fait défaut.

Lorsque les signes d'un épanchement se surajoutent aux symptômes pulmonaires l'examen radioscopique indiquera s'il y a oui ou non du liquide dans la plèvre. Si on constate l'existence d'un faible épanchement concomitant, il s'agit de la congestion pleuro-pulmonaire du type Potain. Si la radioscopie montre l'absence de tout épanchement liquide, c'est que nous avons à faire à la forme spléno-pneumonique de Grancher.

b) *Congestions actives secondaires.* — Les poussées de congestion active secondaire se produisent au cours d'affections diverses, maladies infectieuses, surtout fièvre typhoïde, grippe, paludisme, etc., etc.

L'examen radioscopique ne montre là encore que des ombres diffuses parfois plus légères et sans aucun caractère particulier. Son rôle y est bien accessoire.

c) *Congestions passives.* — Elles ont ceci de particulier qu'elles siègent aux bases, soit chez des malades restés dans un décubitus dorsal prolongé, soit plus souvent encore chez des cardiaques.

Ces congestions s'accompagnent souvent d'un peu d'œdème et lorsqu'elles se répètent, elles entretiennent dans le poumon une sorte d'inflammation chronique qui aboutit à la sclérose.

L'ombre radioscopique diffuse qu'on observe alors à la base du poumon est donc souvent la résultante de ce triple processus : congestion, œdème, sclérose.

Œdèmes. — Les œdèmes donnent des ombres diffuses qui se rapprochent sensiblement de celles produites par les congestions.

L'œdème aigu actif que l'on voit se produire au cours des cardiopathies artérielles et des néphrites se traduit par une ombre diffuse d'étendue variable occupant parfois les deux tiers de l'étendue des deux poumons, plus marquée aux bases, moins dense vers les parties supérieures. Elle peut être beaucoup plus marquée d'un côté, parfois franchement unilatérale.

L'*œdème chronique passif* siège aux bases et se rencontre chez les cardiaques mitraux, il se manifeste à l'écran par une atténuation plus ou moins marquée de la clarté thoracique vers les portions inférieures du poumon.

Caractères radioscopiques communs aux œdèmes et aux congestions des bases. — Ces manifestations passives se traduisent toujours à l'écran par des ombres diffuses, ordinairement peu foncées et d'étendue très variable.

Elles se distinguent des ombres produites par un épanchement, même si celui-ci est peu abondant, par un certain nombre de caractères.

On ne rencontre jamais une opacité aussi intense que celle produite par un épanchement. Le poumon ayant conservé en partie sa perméabilité, l'air qui pénètre dans les alvéoles tempère l'ombre produite par l'excès de sérosité.

Dans l'inspiration la base s'éclaire suffisamment pour qu'on puisse distinguer nettement le contour convexe du diaphragme et l'échancrure du sinus costo-diaphragmatique.

Les mouvements de la respiration ont conservé leur régularité et leur amplitude, il est donc bien certain qu'il ne s'agit pas d'un épanchement.

Infarctus. — L'infarctus du poumon quand il présente un volume suffisant peut donner à l'examen radioscopique une ombre anormale très perceptible.

Contrairement à ce que tendrait à faire soupçonner l'aspect anatomique de la lésion, cette ombre n'est pas très opaque et elle ne présente pas habituellement à l'examen radioscopique des contours nettement arrêtés. Elle n'a pas non plus la forme triangulaire franche et ne saurait être confondue par exemple avec le triangle pneumonique. Elle n'en a ni l'aspect, ni l'intensité, ni la situation.

Elle se présente ordinairement à l'écran comme une tache floue, à contours estompés, située le plus souvent en plein champ pulmonaire mais plutôt dans la partie inférieure de ce champ.

Cet aspect flou de l'infarctus tient sans doute à la zone inflammatoire qui l'environne, bien décrite déjà par Laënnec et dans laquelle on constate un certain degré d'infiltration œdémateuse.

Sur les radiographies le contour de l'infarctus est un peu plus nettement visible, mais l'ombre reste peu opaque, à moins qu'il ne s'agisse d'un infarctus très étendu. Même dans ce cas on ne constate jamais une intensité comparable à celle de la pneumonie lobaire.

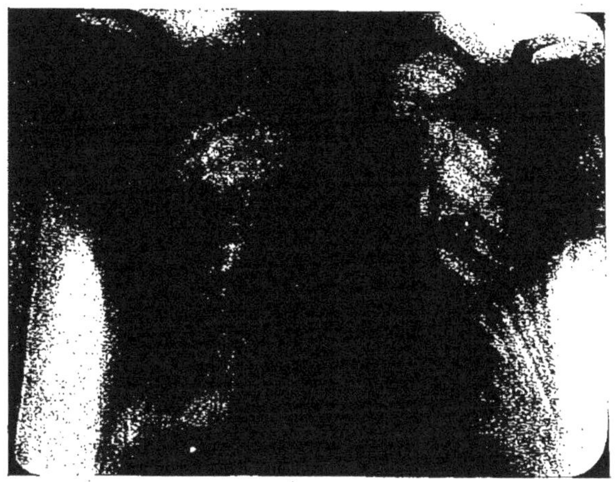

Radiographie N° 21. — *Infarctus pulmonaire droit étendu chez un cardiaque.*

Très gros cœur, élargissement considérable de l'ombre médiane. L'aorte et l'artère pulmonaire débordent sensiblement à gauche. Dans le champ pulmonaire droit on distingue une ombre étendue, allongée, occupant les 2/3 inférieurs depuis la portion moyenne de l'omoplate jusqu'au diaphragme. Cette ombre se termine en pointe à la partie inférieure.

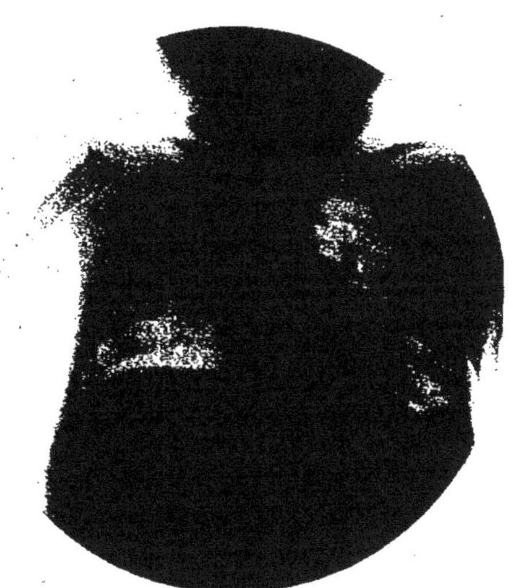

Radiographie N° 22. — *Pneumonie franche droite, à défervescence rapide, chez l'enfant.*

La portion supéro-externe du champ pulmonaire droit est occupée par une ombre triangulaire très opaque à contours nettement arrêtés (triangle pneumonique).

[p. 110]

CHAPITRE II

PROCESSUS PULMONAIRES AIGUS INFECTIEUX

Pneumonie. — L'examen radioscopique est précieux dans la pneumonie, soit pour en faciliter le diagnostic, soit pour en préciser le siège, soit pour en suivre l'évolution. En raison de sa forme et de son évolution différente, il est indispensable de distinguer la pneumonie de l'enfant de celle de l'adulte.

Pneumonie infantile. — L'étude radioscopique de la pneumonie infantile a été faite de façon très complète par Weill et Mouriquand au cours de nombreux mémoires auxquels nous ferons de larges emprunts.

La pneumonie de l'enfant et en particulier celle du nourrisson est le plus souvent difficile à dépister, parce que les signes physiques peuvent n'apparaître que tardivement, ou même manquer d'une façon complète. La pneumococcie avec ses symptômes généraux, fièvre, vomissements, précède la localisation pulmonaire qui souvent ne devient perceptible que le 4e, 5e et même 9e jour. L'examen radioscopique décèle au contraire de bonne heure la localisation pulmonaire, en montrant une image tout à fait caractéristique.

Le triangle pneumonique. — Cette image se présente sous la forme d'une ombre opaque triangulaire « *triangle primitif* » dont la base répond au creux axillaire, tandis que le sommet se dirige vers le hile. Au début cette figure est nette, plus tard elle peut être modifiée par des prolongements dirigés vers le sommet ou vers la base, qui diffusent l'ombre, l'étendent ou la déforment.

Puis à la période de résolution, ces ombres surajoutées disparaissent les premières et la figure primitive se reconstitue sous le nom de *triangle de retour*.

Diagnostic. — L'examen radioscopique est un précieux appoint pour le *diagnostic,* car il dévoile l'existence du foyer pneumonique avant l'auscultation. Souvent l'auscultation ne révèle rien ou à peine une diminution du murmure vésiculaire, le souffle et les râles n'apparaissent qu'après. Il y a même des foyers pneumoniques qui restent silencieux jusqu'à la fin et qui ne seraient jamais mis en évidence sans l'écran radiologique.

D'autre part ces constatations ruinent la conception de pneumonie centrale destinée à expliquer l'apparition tardive des signes physiques. En effet l'ombre du triangle pneumonique débute toujours par sa base et cette base est toujours corticale puisqu'elle se développe dans le creux axillaire. Enfin la radioscopie ne montre jamais dans aucun cas de foyer central primitif sans rapport avec la corticalité du poumon. En somme la pneumonie centrale n'existe pas mais tout se passe cliniquement comme si elle existait.

Pronostic. — L'examen radioscopique fournit aussi un élément de *pronostic* dans l'étude de la pneumonie infantile. En effet lorsque le foyer pneumonique reste limité au triangle primitif, sans tendance à l'extension, lorsque la localisation est tardive, le pronostic reste bénin. Une localisation précoce avec extension rapide correspond à une forme plus grave.

Enfin lorsque la localisation apparaît d'emblée, en même temps que la fièvre et les symptômes généraux ; le triangle pneumonique n'a qu'une existence fugitive et l'hépatisation gagne rapidement tout le parenchyme. Cette évolution correspond à une forme particulièrement grave, et dans ce cas la pneumonie de l'enfant se rapproche comme forme et comme évolution de celle de l'adulte.

Pneumonie de l'adulte. — L'examen radioscopique présente certainement un intérêt moindre chez l'adulte que chez l'enfant au cours de la pneumonie.

Le diagnostic clinique est en général beaucoup plus facile chez l'adulte, où les signes physiques manquent rarement et sont même assez précoces.

D'autre part la pneumonie de l'adulte est une maladie infiniment plus grave que celle de l'enfant, et le transport d'un tel malade au cabinet radioscopique en pleine pneumonie aiguë est à la fois une grande difficulté et un grave danger. Aussi les exa-

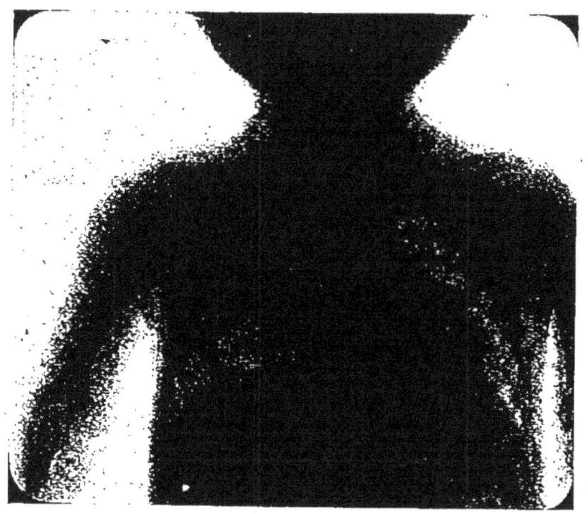

RADIOGRAPHIE N° 23. — *Pneumonie lobaire aiguë droite chez l'enfant avec chute fébrile rapide.*

On distingue à la partie supéro-externe du champ pulmonaire droit une ombre bien limitée assez étendue ayant conservé une certaine transparence. Il s'agit d'une pneumonie aiguë avec signes physiques retardés.

RADIOGRAPHIE N° 24. — *Pneumonie lobaire aiguë du sommet droit chez l'adulte. Triangle pneumonique.*

Ombre opaque triangulaire à base axillaire occupant la portion supéro-externe du champ pulmonaire droit. *Triangle pneumonique.* Il s'agissait d'une pneumonie avec nouvelle poussée fébrile après une première défervescence. La localisation des signes faisait craindre une pleurésie interlobaire.

L'existence d'un triangle pneumonique net montrait qu'on avait affaire à une pneumonie à rechute et non à une pleurésie de l'interlobe.

mens sont-ils exceptionnels à la période de début et se font-ils habituellement pendant les premiers jours qui suivent la défervescence.

C'est là peut-être une des raisons qui expliquent la rareté du triangle pneumonique chez l'adulte. L'examen tardif fait que l'on manque la phase du triangle primitif pour ne voir le plus souvent qu'une ombre lobaire diffuse.

Cependant il faut bien avouer que si le *triangle primitif* est rare chez l'adulte, le *triangle dit de retour* ne l'est pas moins ; ce qui laisse supposer que la forme triangulaire n'est pas d'une façon habituelle chez l'adulte l'image pathognomonique de la pneumonie. On la rencontre cependant. Elle a été signalée par Bret, par Mollard au cours d'une pneumonie traînante ; Paillard en a observé 2 cas, je l'ai moi-même rencontrée, témoin la radiographie ci-jointe (Radiographie n° 24), mais ce n'est pas la forme habituelle.

Ce qui distingue *radiologiquement* la pneumonie de l'adulte c'est sa forme *lobaire précoce* et la *lenteur de sa résolution*.

Chez l'enfant le triangle pneumonique est la règle ; il constitue souvent à lui seul toute la pneumonie. La forme lobaire est tardive et plus rare.

Chez l'adulte le triangle pneumonique est moins fréquent, il ne paraît être qu'une forme passagère et rapidement le lobe tout entier est envahi.

L'image la plus caractéristique est celle de la pneumonie du sommet. L'obscurité occupe tout le lobe supérieur, elle est limitée en bas par la ligne interlobaire qui la sépare du lobe inférieur clair. La ligne de démarcation est nette, le contraste frappant.

Dans la pneumonie de la base, l'image est moins caractéristique, l'ombre plus diffuse, sa limite moins assurée.

Dans la pneumonie totale, l'ombre diffuse gagne tout l'hémithorax, et le poumon hépatisé en bloc, présentant une notable augmentation de volume, il en résulte un certain degré de déviation du cœur et du médiastin du côté opposé comme dans la pleurésie. Il n'est pas rare du reste de voir ces pneumonies se compliquer d'un léger épanchement pleural.

La résolution de la pneumonie peut être suivie facilement à l'écran radioscopique. *Chez l'enfant* quand la pneumonie est bénigne, ce qui est la règle, et que l'image radioscopique se limite au triangle primitif, la résolution est rapide et en quelques jours toute trace d'ombre anormale a disparu dans le poumon. C'est seulement dans les formes graves, lorsque l'ombre lobaire succède au triangle primitif que la résolution devient plus lente, et qu'on peut voir persister une ombre anormale au bout de plusieurs semaines.

Chez l'adulte la résolution de la pneumonie est toujours lente, mais dans certains cas graves et étendus elle se prolonge d'une façon tout à fait remarquable. L'ombre anormale du poumon, pâlie et modifiée, persiste longtemps après la disparition de tous les signes physiques. Je l'ai retrouvée dans un cas deux mois et demi à trois mois après le début de la pneumonie, mais habituellement on peut très bien la suivre au moins pendant 6 semaines.

L'ombre pâlit, elle devient moins homogène, elle se déforme, se réduit parfois à une traînée plus ou moins irrégulière, presque toujours corticale, mais elle ne s'efface que très lentement et longtemps après la suppression de tous les signes d'auscultation.

On peut donc dire de l'ombre pneumonique, que si chez l'enfant, elle précède souvent de plusieurs jours l'apparition des signes stéthoscopiques, elle leur survit chez l'adulte parfois de plusieurs semaines.

Le triangle pneumonique a-t-il une valeur spécifique pour le diagnostic radiologique de la pneumonie franche aiguë ?

Quand il existe, sa valeur positive est incontestable surtout chez l'enfant. Aucune autre affection thoracique ne donne une ombre triangulaire à base axillaire, et à contours aussi francs.

La pleurésie interlobaire donne une bande plus régulière et qui ne présente pas la forme d'un coin. Elle débute par la région du hile et s'étend ensuite à tout l'interlobe. Le triangle pneumonique au contraire débute par l'aisselle et la base du triangle est visible souvent bien avant sa pointe. Sa marche est donc inverse.

Il semblerait à priori que l'infarctus, en raison de sa forme anatomique, puisse réaliser sur l'écran une image nette à forme triangulaire. Il n'en est rien. L'infarctus contrairement à ce qu'on pourrait croire se présente à l'examen radioscopique avec des bords flous mal délimités en raison du processus inflammatoire qui environne le foyer hémorragique. Du reste l'infarctus est exceptionnel chez l'enfant.

Dans certaines conditions, d'autres processus pulmonaires et en particulier la tuberculose peuvent réaliser le triangle axillaire.

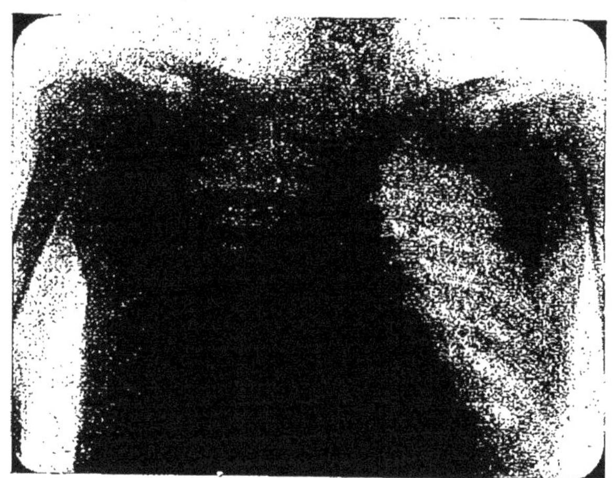

Radiographie N° 25. — *Pneumonie diffuse totale du poumon droit chez l'adulte avec prédominance vers la base. — Déviation du cœur et du médiastin.*

Obscurité diffuse et totale de tout le poumon droit plus marquée dans les 2/3 inférieurs. La conservation du contour convexe du diaphragme et de l'échancrure profonde du sinus costo-diaphragmatique montre qu'il n'y a pas d'épanchement dans la plèvre. Néanmoins, on observe de la déviation à gauche du cœur et du médiastin en raison de l'étendue du processus pneumonique et de l'augmentation de volume du poumon droit qui en résulte.

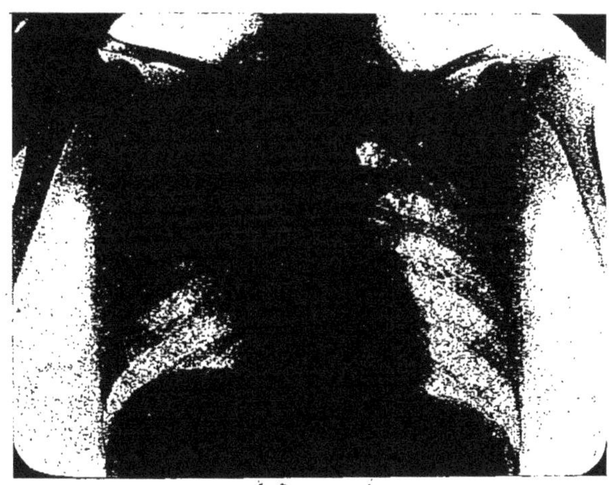

Radiographie N° 26. — *Faux triangle pneumonique chez un tuberculeux.*

On distingue à la partie supéro-externe du poumon droit une ombre triangulaire opaque simulant le *triangle pneumonique*. Mais le sommet du poumon du même côté présente des parties claires et sombres juxtaposées qui font penser à des cavernes tandis que les ombres déjà étendues du côté gauche indiquent des lésions tuberculeuses bilatérales assez avancées.

L'évolution de la tuberculose n'est faite souvent que d'une série de processus pneumoniques.

A plusieurs reprises j'ai constaté chez des tuberculeux le triangle axillaire. D'autres que moi ont fait la même constatation.

Toutefois cette image pneumonique, si nette qu'elle puisse être, peut se distinguer de celle de la pneumonie franche, car on peut y voir surajoutées soit du même côté, soit du côté opposé, les ombres causées par les lésions tuberculeuses préexistantes (Voir cliché ci-joint, Radiographie n° 26).

Cliniquement ces foyers pneumoniques ne présentent ni la même évolution, ni les mêmes symptômes que la pneumonie franche. Ces faits ne diminuent donc en rien la valeur du triangle pneumonique.

Lorsque le triangle manque on n'est pas en droit de nier la pneumonie. Nous avons vu que cette figure caractéristique est rare, fugitive chez l'adulte ; qu'elle peut manquer dans un très grand nombre de cas. Chez l'enfant même le triangle peut faire défaut ainsi que l'ont montré Weill et Mouriquand, mais cela est beaucoup plus rare.

En résumé le triangle, quand il existe, a toute la valeur d'un signe positif ; et il doit faire conclure à l'existence d'un processus pneumonique.

Broncho-pneumonie. — La broncho-pneumonie se présente en clinique sous deux formes différentes : Une forme diffuse étendue ou pseudo-lobaire ; une forme à foyers disséminés distincts ou lobulaire. Dans ces deux cas les images radioscopiques sont assez différentes.

Forme pseudo-lobaire. — La broncho-pneumonie pseudo-lobaire ne présente jamais une limitation aussi précise que la pneumonie. Il est exceptionnel de lui voir occuper exactement les limites d'un lobe, le plus souvent elle n'intéresse qu'une fraction plus ou moins importante de ce lobe ou empiète d'un lobe à l'autre, se limitant soit à la portion antérieure, soit plus souvent à la portion postérieure du poumon.

On conçoit qu'une telle localisation soit incapable de fournir des ombres aussi distinctes et à contour aussi limité que celles de la pneumonie. La broncho-pneumonie ne donne jamais l'image du triangle pneumonique, elle ne montre que des ombres diffuses, imprécises, mal limitées et souvent très peu apparentes. Il y a un ensemble de symptômes cliniques et radiologiques qui permettent d'en faire le diagnostic.

Tandis que dans la pneumonie les signes cliniques peuvent manquer ou rester très discrets au début, on note déjà une ombre opaque très nette dans la région axillaire ou dans le lobe supérieur. Dans la broncho-pneumonie au contraire les signes sont extrêmement bruyants et étendus (souffle, râles humides) et on est tout étonné à l'examen radioscopique de voir des ombres si légères, si diffuses, si difficiles à préciser malgré un cortège symptomatique si effrayant. Cela tient à la dissémination des lésions, à la persistance de portions saines soit en avant, soit en arrière sur une des faces du poumon. La clarté relative, conservée dans les portions saines, diminue la valeur des ombres projetées par les parties malades, tandis que dans la pneumonie qui ne forme qu'un seul bloc, l'opacité est plus apparente. Il semble bien aussi que le processus anatomique différent dans la pneumonie et la broncho-pneumonie, contribue à accentuer ce contraste des ombres. Il existe cependant des cas où la différenciation est plus difficile, où le foyer de broncho-pneumonie, plus condensé, donne une ombre plus importante et assez difficile à distinguer de celle de la pneumonie surtout quand elle occupe le lobe supérieur. J'en ai constaté plusieurs cas dont un dans le service du Dr Pehu confirmé par l'autopsie.

Forme lobulaire. — La broncho-pneumonie lobulaire se présente anatomiquement sous la forme de foyers disséminés et distincts. Ces foyers peuvent être très rapprochés et confluents dans certains points du poumon; discrets et espacés dans d'autres. Toutefois comme l'ensemble du poumon a conservé sa transparence, chacun de ces foyers donne à l'examen radioscopique une ombre limitée qui se détache parfaitement sur le fond clair du parenchyme.

L'image radioscopique de cette forme de broncho-pneumonie est donc constituée par une série d'ombres distinctes plus ou moins confluentes et séparées les unes des autres par des espaces clairs. C'est tout à fait l'aspect de certaines tuberculoses chroniques à foyers disséminés qui du reste ne sont pas autre chose que des foyers de broncho-pneumonie tuberculeuse. Le poumon présente l'aspect pommelé.

La radiographie ci-jointe montre parfaitement cet aspect. On y distingue une série d'ombres limitées, diffuses, beaucoup plus confluentes à droite vers la base et la région du hile, beaucoup plus discrètes à gauche. Il s'agissait d'une broncho-pneumonie lobulaire qui a été vérifiée par l'autopsie et dont la confluence des îlots était tout à fait superposable à l'image radioscopique. Cette broncho-pneumonie était banale, elle avait succédé à une infection bronchique chronique. Il ne s'agissait pas de tuberculose. L'évolution clinique, l'absence de bacilles dans les crachats, le séro-diagnostic tuberculeux négatif nous avaient fait prévoir que la tuberculose n'était pas en cause. L'autopsie et l'examen histologique du poumon nous l'ont confirmé.

Il faut donc savoir que la broncho-pneumonie lobulaire simple est capable de donner des images radioscopiques analogues à celles de la tuberculose chronique à foyers disséminés et que c'est la clinique seule qui peut renseigner sur la nature du processus pulmonaire (Voir radiographie n° 16).

Abcès du poumon. — Je ne parlerai pas des abcès métastatiques ou pyémiques succédant à des maladies infectieuses ou à des pyohémies chirurgicales ; je ne parlerai pas davantage des abcès migrateurs ou secondaires consécutifs à des abcès du foie, de la colonne ou du médiastin ; je n'ai pas eu l'occasion d'en observer. Je dirai seulement quelques mots de l'abcès pneumonique. Les abcès du poumon sont rares mais pour les dépister l'examen radiologique rend d'incontestables services.

Cliniquement ce diagnostic est à peu près impossible en dehors de circonstances exceptionnelles. Les malades qui en sont atteints présentent de la fièvre avec oscillations parfois assez importantes, des symptômes thoraciques variés, le plus souvent sans rien de précis, et un état général assez précaire. Comme l'abcès succède habituellement à une pneumonie, à une broncho-pneumonie, ou à une infection bronchique, les symptômes thoraciques sont mis sur le compte de la lésion primitive et n'attirent pas spécialement l'attention. Il n'y a que la production d'une vomique suivie de l'apparition de signes cavitaires qui fasse penser soit à un abcès, soit à une pleurésie enkystée.

Mais la vomique peut manquer et même si elle doit se produire il est préférable de faire le diagnostic avant.

J'ai eu l'occasion d'observer deux cas d'abcès du poumon et grâce à l'examen radiologique je pus en préciser le siège et faire intervenir avant toute vomique et toute complication.

Le premier de ces malades passait pour un tuberculeux, il avait maigri, présentait une fièvre à grandes oscillations, toussait, crachait et donnait à première vue l'impression d'un phtisique. Comme il habitait la campagne aucune recherche de laboratoire n'avait pu être faite : ni examen des crachats, ni séro-diagnostic tuberculeux.

L'examen radioscopique de ce malade fait à domicile au moyen d'un appareil transportable montrait une clarté à peu près normale des champs pulmonaires, aucune obscurité des sommets.

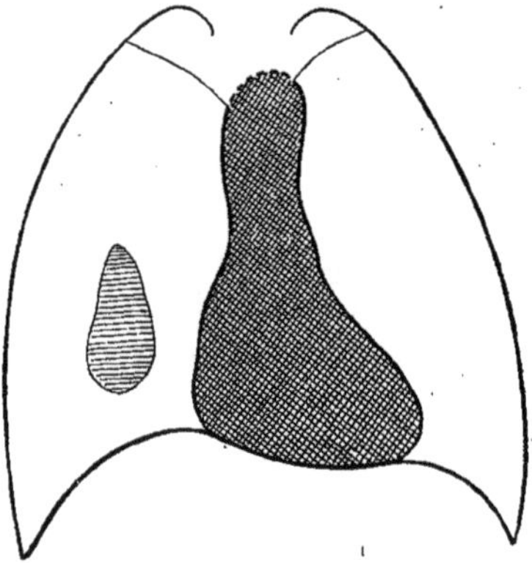

Fig. 21. — Abcès du poumon.
Ombre limitée située dans la partie postéro-inférieure du poumon droit.

Dans la partie moyenne du champ pulmonaire droit mais un plus près de la base on distinguait une ombre anormale de forme ovalaire, du volume d'un œuf de poule et bien apparente quoique les contours en fussent un peu diffus. Cette ombre n'était en rapport direct ni avec le hile, ni avec l'ombre médiane, ni avec la paroi. Elle semblait indépendante de la plèvre et située en plein parenchyme pulmonaire. Les examens obliques et transverses montraient que les rapports étaient plus immédiats avec la paroi postérieure qu'avec l'antérieure.

Je pus ainsi conseiller la voie postérieure pour aborder la collection et préciser l'espace intercostal où devait être faite l'incision. L'intervention chirurgicale démontra le bien fondé de ces déductions et mit à jour un abcès pulmonaire assez profond qui fut vidé et drainé. Le malade guérit.

Dans un second cas il s'agissait d'un homme de 46 ans qui à la suite d'une angine herpétique et d'une série de poussées d'herpès buccal avait présenté des accidents thoraciques assez sérieux. L'examen stéthoscopique, pratiqué à plusieurs reprises, n'avait fourni aucune indication. La température oscillait depuis 3 mois entre 38° et 39°,5.

L'examen radioscopique montra l'existence d'une ombre anormale très opaque et assez étendue qui occupait la portion antérieure, inférieure et interne du champ pulmonaire.

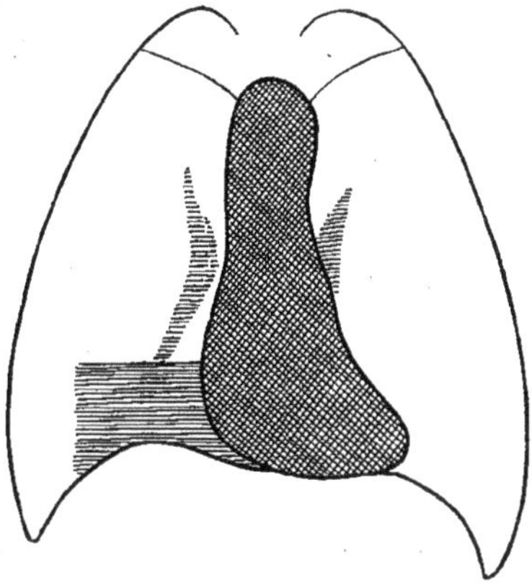

Fig. 22. — Abcès du poumon.

Ombre assez étendue et opaque située à la partie inférieure du champ pulmonaire droit, sur le bord interne et à la portion antérieure.

Cette ombre se continuait à peu près sans ligne de démarcation avec l'ombre médiane et descendait jusque sur le diaphragme. Dans ce cas il était impossible de dire si la collection était intrapulmonaire ou s'il s'agissait d'une pleurésie enkystée. L'intervention chirurgicale étant indiquée de même dans les deux cas elle fut pratiquée quelques jours après et montra qu'il s'agissait d'un abcès du poumon et non d'une pleurésie enkystée. Là encore le résultat fut excellent.

Ces deux faits résumés suffisent à montrer le rôle important de l'examen radioscopique dans l'abcès du poumon, comme du reste dans toutes les localisations pleuro-pulmonaires susceptibles d'une intervention chirurgicale.

Gangrène pulmonaire. — La gangrène pulmonaire rentre également dans la catégorie des affections thoraciques au cours desquelles l'examen radiologique ne doit jamais être négligé. Sans doute le diagnostic clinique est plus facile en raison de l'odeur caractéristique de l'haleine qui attire forcément l'attention. Mais il est utile de pouvoir préciser le siège et l'étendue des lésions afin de guider la thérapeutique.

Suivant la forme clinique que revêt le processus gangreneux les images radioscopiques sont différentes. Les principales sont : la forme bronchique, la forme pleurale, la forme pneumonique. Ce sont les deux dernières qui offrent le plus d'intérêt, car l'indication d'une intervention chirurgicale ne se discute guère pour la forme bronchique, tandis qu'elle peut devenir urgente dans les deux autres. Le rôle du radiologue est de fournir au chirurgien tous les renseignements utiles soit au point de vue de l'opportunité de son intervention, soit sur la voie à suivre pour aborder le foyer gangreneux.

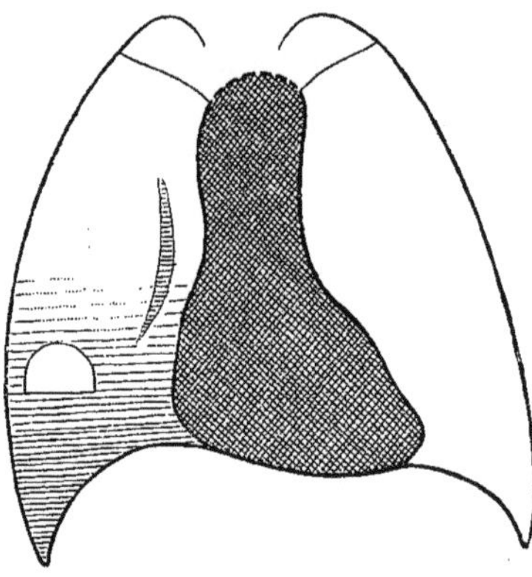

Fig. 23. — Foyer de gangrène pleuro-pulmonaire de la base droite avec image hydro-aérique.

Dans une observation de Béclère et Guisez l'examen radioscopique et la radiographie précisèrent le siège d'un foyer gangreneux situé dans les deux tiers inférieurs du champ pulmonaire droit. Il se manifestait par l'image caractéristique d'une collection hydro-aérique.

L'examen, sous diverses incidences, montra que la cavité centrale était également éloignée des faces antérieures et postérieures, par conséquent difficilement accessible. Cette constatation fit préférer à une intervention chirurgicale aléatoire, un traitement par les injections massives d'huiles antiseptiques. Cette médication donna un plein succès.

Dans trois cas observés par Frankel, on décida au contraire une intervention opératoire qui fut suivie d'heureux effets. Plus récemment Henri Béclère a pu localiser un foyer gangreneux au voisinage du hile et indiquer la voie dorsale qui permit à Lejars de tomber rapidement sur la cavité qui fut vidée et drainée.

Tout dernièrement chez une malade du Dr Gallavardin j'ai pu localiser à la base droite un foyer de gangrène pulmonaire qui se traduisait à l'écran par une image hydro-aérique très nette.

CHAPITRE III

PROCESSUS PULMONAIRES CHRONIQUES

Emphysème pulmonaire. — L'emphysème pulmonaire peut être localisé à une portion du parenchyme pulmonaire ; c'est le plus souvent soit au sommet, soit sur le bord antérieur du poumon. Dans ce cas il ne donne guère d'image radioscopique visible. Il est secondaire à d'autres lésions de voisinage, en particulier à des lésions tuberculeuses qui souvent passent inaperçues grâce à l'augmentation de clarté due aux vésicules emphysémateuses distendues.

Tout autre est l'*emphysème généralisé* qui se traduit ordinairement sur l'écran radioscopique par toute une série de caractères importants : exagération de la clarté des champs pulmonaires, effacement de l'ombre des côtes, déformation et agrandissement du thorax, apparition d'ombres anormales.

L'exagération de la clarté des champs pulmonaires est totale et permanente. Alors que chez un sujet normal la différence d'éclairage est considérable entre les deux temps de la respiration, elle est nulle chez l'emphysémateux. Dans un poumon normal on voit dans l'inspiration la clarté augmenter d'intensité surtout vers les bases, et celles-ci s'illuminent d'une façon tout à fait remarquable dans l'inspiration forcée. Dans l'expiration au contraire à mesure que l'air est chassé des alvéoles, les champs pulmonaires s'obscurcissent et prennent une teinte grise diffuse ; dans l'expiration forcée, dans l'effort on a même peine à distinguer la convexité du diaphragme et le contour du cœur.

Chez l'emphysémateux dont le poumon est distendu par l'air, dont les vésicules ont perdu toute élasticité et sont devenues incapables de chasser l'air qu'elles contiennent, il n'y a plus aucune

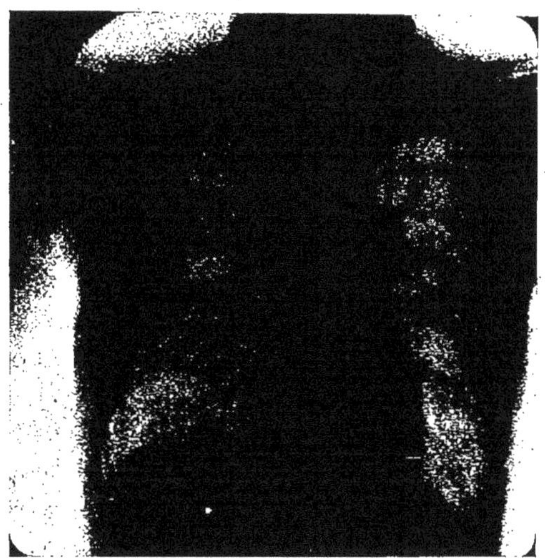

Radiographie N° 27. — *Emphysème pulmonaire.*

Allongement du thorax avec augmentation de la clarté des champs pulmonaires, élargissement et allongement de l'ombre du hile, rendue plus apparente par la clarté des poumons. Taches limitées et plus foncées dans l'ombre du hile correspondant à des ganglions fibreux ou calcaires.

Travées divergentes de sclérose partant du hile et diffusant en éventail dans les deux poumons. Elargissement des espaces intercostaux. Allongement de l'ombre du cœur par traction sur le médiastin.

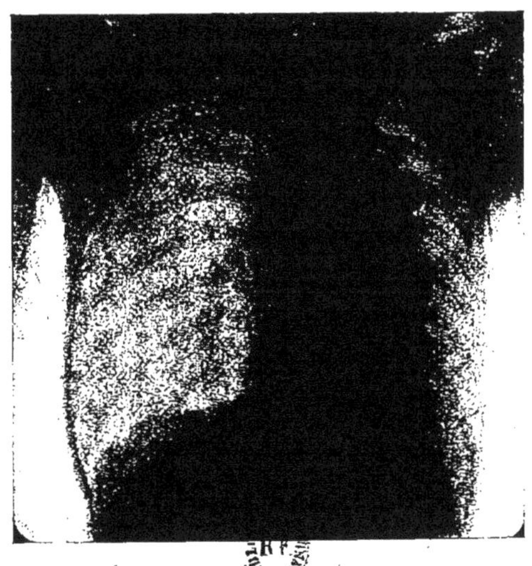

Radiographie N° 28. — *Tuberculose du poumon gauche restée unilatérale pendant 8 années. Grosses cavernes du sommet. Sclérose et rétraction pulmonaire consécutive. Déviation inspiratoire du médiastin à gauche. Lésions plus récentes au sommet droit.*

Obscurité totale de l'hémithorax gauche, avec vastes zones plus claires dans la moitié supérieure (cavernes).

différence d'éclairage entre l'inspiration et l'expiration parce que dans l'une comme dans l'autre le poumon reste gonflé d'air.

La déformation du thorax de l'emphysémateux est caractérisée radiologiquement par un allongement important de son image. La cage thoracique paraît agrandie verticalement, les côtes sont plus élevées, plus horizontales et comme conséquence de ce changement de direction, les espaces intercostaux sont élargis.

Il en résulte en même temps un abaissement du diaphragme dont la voûte s'aplatit. La convexité de la coupole est diminuée, la profondeur des sinus costo-diaphragmatiques est réduite, ainsi que l'étendue des mouvements respiratoires. L'abaissement du diaphragme entraîne une traction sur tous les organes du médiastin et sur le cœur qui présente une image plus verticale.

Des ombres anormales apparaissent, ordinairement peu étendues, mais rendues plus visibles par la clarté exagérée des champs pulmonaires. Ces ombres sont en rapport avec les lésions causales ou surajoutées car on admet de plus en plus que l'emphysème n'est que la conséquence de processus inflammatoires plus anciens.

On trouve souvent chez ces malades des cicatrices de lésions anciennes guéries, siégeant de préférence vers les sommets. Tantôt de petites ombres limitées correspondant à d'anciens tubercules cicatrisés, tantôt une obscurité diffuse due à un certain degré de sclérose des sommets. On note souvent également un élargissement et un allongement de l'ombre du hile. Cette anomalie a pour cause l'existence de petits ganglions inflammatoires ou scléreux associés à de la sclérose diffuse des travées conjonctives péribronchiques. On voit très nettement sur l'écran et sur la plaque radiographique des travées sombres divergentes partant de l'ombre du hile et qui vont se perdre peu à peu en s'estompant dans l'image claire du poumon.

On note souvent aussi une diminution de l'ombre des côtes, qui deviennent moins visibles ; leurs contours sont plus estompés et comme entourés d'une sorte de halo en raison de l'exagération de la clarté thoracique.

Sclérose pulmonaire. — Contrairement à l'emphysème la sclérose se traduit anatomiquement par l'épaississement du parenchyme pulmonaire et la rétraction du poumon et par suite au point de vue radiologique par la diminution de la clarté et la réduction du champ pulmonaire. *Partielle,* la sclérose se distingue sur l'écran par la production d'une obscurité diffuse limitée; *généralisée* elle se caractérise par la diminution totale de la clarté des champs pulmonaires et l'invariabilité des diamètres du thorax aux deux temps de la respiration.

Dans le cas de sclérose unilatérale Béclère a attiré l'attention sur un symptôme radioscopique important qui consiste dans le déplacement du médiastin du côté malade au cours des fortes inspirations. Le poumon sain qui a conservé son élasticité absorbe une plus grande quantité d'air, il présente une pression supérieure et un volume plus considérable; il pèse donc d'une façon plus énergique sur la cloison médiastinale et la déplace à son profit.

La sclérose unilatérale peut être localisée à un lobe : soit au lobe supérieur ce qui est le plus fréquent quand elle succède à une pneumonie lobaire aiguë; soit au lobe inférieur quand elle est la conséquence d'une série de poussées congestives et œdémateuses comme cela se voit chez certains cardiaques.

Les scléroses circonscrites sont des scléroses cicatricielles qui se traduisent par des ombres limitées pouvant servir à établir le diagnostic rétrospectif des lésions primitives qui les ont occasionnées : abcès du poumon, foyers de gangrène pulmonaire, ancienne lésion tuberculeuse, kyste hydatique, infarctus, etc.

Les *pneumokonioses* et en particulier l'*anthracose* qui en est la forme la plus importante doivent être rapprochées des scléroses pulmonaires, mais je ne connais pas d'étude radiologique spéciale qui ait été faite à leur sujet.

Atélectasie. — L'atélectasie est un état particulier du poumon provenant de la disparition de l'air dans les alvéoles. Il en résulte au point de vue radiologique une opacité plus considérable de la région atélectasiée par rapport aux portions qui ont conservé toute leur perméabilité.

L'atélectasie peut être *totale* ou *partielle.*

L'ATÉLECTASIE TOTALE est réalisée dans deux circonstances : chez le *nouveau-né* qui n'a pas encore respiré elle est bilatérale, chez le malade qui est porteur d'un *pneumothorax artificiel* bien réussi elle est unilatérale.

Chez le nouveau-né l'aspect radiologique des poumons change

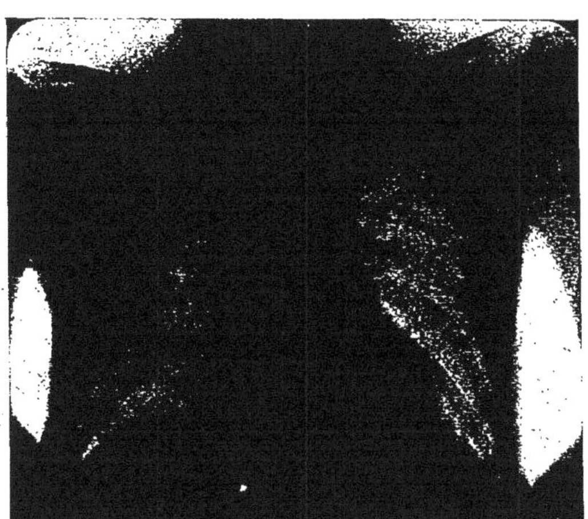

Radiographie N° 35. — *Mycose pulmonaire ayant simulé une tuberculose.*

Obscurité assez étendue du sommet droit avec zone claire (caverne). Obscurité moins étendue du sommet gauche.

Evolution clinique. — Fistulisation de la caverne pulmonaire à la paroi thoracique. Métastase au mollet. Les examens de laboratoire montrent qu'il s'agit d'une mycose et non de tuberculose.

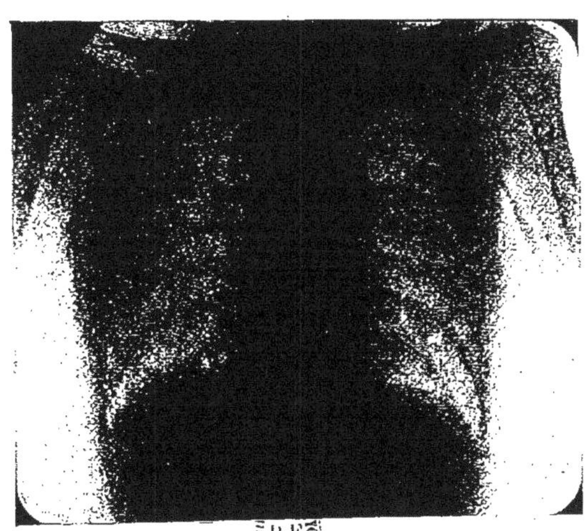

Radiographie N° 36. — *Tuberculose pulmonaire bilatérale à marche rapide.*

Obscurité diffuse très étendue du haut en bas des deux champs pulmonaires.

Evolution. — Antécédents héréditaires tuberculeux. Début il y a 6 mois, marche rapide, succession de poussées congestives avec hémoptysies. Laryngite.

Signes physiques. — Matité du haut en bas des deux côtés. Râles humides sous-crépitants très nombreux entendus en avant et en arrière des deux côtés sur une grande étendue.

totalement, suivant qu'on a affaire à des poumons qui n'ont jamais respiré, ou qu'au contraire ils ont subi le déplissement alvéolaire qui succède à la pénétration de l'air dans ces organes. On a même proposé d'utiliser en médecine légale la radiographie du nouveau-né pour déterminer si cet enfant avait ou non respiré. D'après Vaillant l'aspect radiographique des poumons, de l'estomac et de l'intestin est tout à fait caractéristique chez l'enfant qui a vécu. Chez celui qui n'a pas respiré aucun de ces organes n'est visible. D'après Bouchacourt lorsque l'enfant a été insufflé par la bouche, au lieu d'avoir respiré spontanément, on peut trouver du gaz dans l'estomac et dans les poumons, mais cependant les sommets pulmonaires ne sont jamais déplissés. Ces données radiologiques ont été contestées par Béclère, par Ménard, puis par Bordas en sorte qu'on ne peut leur attribuer qu'une valeur relative au point de vue purement légal.

L'atélectasie totale unilatérale est réalisée par l'opération de Forlanini ou pneumothorax artificiel. Quand l'intervention est bien réussie, qu'aucune adhérence ne s'oppose au collapsus complet du poumon, cet organe se rétracte, se vide de l'air qu'il contient, s'atélectasie et devient ainsi beaucoup plus opaque aux rayons de Röntgen. Il devient bien plus nettement visible sur l'écran radioscopique, ses contours s'enlèvent sur la clarté gazeuze de la cage thoracique insufflée, et le font apparaître sous forme d'une bande étroite collée contre l'ombre médiane.

L'ATÉLECTASIE PARTIELLE est le plus souvent le résultat d'une compression. Elle succède habituellement à un épanchement pleurétique et se localise dans les parties inférieures du poumon. Radiologiquement elle se traduit par une obscurité diffuse qui vient s'ajouter à celle produite par les exsudats et l'épaississement de la plèvre. On la rencontre encore à la base gauche chez les malades qui présentent une grosse hypertrophie du cœur consécutive à une cardiopathie, à une néphrite, à une symphyse du péricarde.

Ces ombres légères du reste, diffuses et mal limitées, ne présentent absolument rien de caractéristique au point de vue radiologique, elles contribuent à confirmer le diagnostic clinique.

CHAPITRE IV

TUBERCULOSE PULMONAIRE

L'étude radiologique de la tuberculose pulmonaire présente un grand intérêt. Cette maladie si fréquente, avec ses formes innombrables, la variabilité de son début, les caprices de son évolution, la multiplicité de ses complications représente à elle seule presque toute la pathologie. A côté des malheureux qui succombent et des heureux qui guérissent, combien d'indifférents sont touchés par elle sans s'en douter jamais.

L'examen radiologique aura un rôle utile s'il peut contribuer à *dépister ces formes latentes* que ne trahissent aucun signe clinique ou stéthoscopique. Leur connaissance rend facile l'interprétation de certains diagnostics fort embarrassante sans cela pour le clinicien le plus averti. Son rôle sera plus important encore s'il permet dans certains cas de surprendre les lésions tout à fait à leur début, de *poser un diagnostic plus précoce* qui rendra le traitement infiniment plus efficace et décuplera les chances de guérison. Enfin sa valeur ne sera pas moindre si *confirmant le diagnostic* dans les formes cliniquement évidentes, il permet d'autre part de *retrancher* de la masse confuse de tous ces malades les *faux tuberculeux*, s'il permet chez les vrais d'*établir une topographie* exacte des lésions, de *suivre leur évolution,* de renseigner sur les innombrables complications qui peuvent survenir, et de fournir aussi des indications utiles sur l'application du traitement de Forlanini, à ceux qui n'ont plus rien à attendre du traitement purement médical.

L'examen radiologique serait-il donc devenu le criterium absolu du diagnostic de la tuberculose ; va-t-il supprimer l'examen clinique et l'auscultation ? Loin de là.

L'examen radiologique peut être utile souvent, mais il peut

très bien aussi ne fournir aucune indication. Il n'est pas infaillible. Certaines lésions légères, disséminées, insuffisantes pour modifier la densité du parenchyme ou son élasticité, peuvent parfaitement passer inaperçues. Un radiologiste de bonne foi, peut-être imprudent, et n'agissant pas en médecin, ne contrôlant pas son examen par les méthodes cliniques, peut très bien déclarer absolument sain le poumon d'un tuberculeux au début qui présente des signes d'auscultation manifestes. Mais inversement quel est le médecin qui, dans les mêmes conditions et en s'appuyant uniquement sur la clinique, n'a pas fait lui aussi une erreur de diagnostic?

Qu'est-ce à dire, sinon que l'examen radiologique partage les incertitudes et les erreurs de toutes les autres méthodes d'investigation ?

Combien de cas où l'auscultation la plus minutieuse ne révèle rien? Combien où l'oreille décèle quelque chose alors que la percussion et la palpation sont muettes, ou inversement? La radiologie n'échappe pas à ces imperfections.

Elle peut ne rien montrer, là où l'auscultation décèle une lésion évidente; mais par contre, elle peut faire voir une lésion là où l'auscultation ne laisse rien entendre. Cela seul suffit à établir sa valeur.

De même qu'on ne se contenterait pas de palper, de percuter ou d'ausculter isolément la poitrine d'un tuberculeux, mais qu'on utilise ensemble et qu'on compare entre eux ces divers modes d'exploration; de même il n'est plus permis de ne pas radioscoper un tuberculeux, parce que même en admettant que dans quelques cas cet examen n'apprenne rien, il suffit que dans un seul il puisse être utile pour qu'un clinicien avisé n'ait pas le droit de se priver de cette nouvelle source de renseignements.

Pour faire utilement l'étude radioscopique de la tuberculose pulmonaire, il n'est pas nécessaire d'étudier séparément chacune des nombreuses formes qu'on individualise en clinique, nous en retiendrons seulement trois groupes bien distincts.

A. Tuberculoses pulmonaires sans signes cliniques ni stéthoscopiques (Formes latentes).

B. Tuberculoses pulmonaires avec signes cliniques, mais signes stéthoscopiques nuls, douteux ou très limités (Formes au début. Période de germination. Granulie).

C. Tuberculoses pulmonaires confirmées avec signes cliniques et stéthoscopiques évidents (Tuberculose pulmonaire chronique avec ses formes multiples).

Tuberculoses pulmonaires sans signes cliniques ni stéthoscopiques (*Formes latentes*). — Les formes latentes de la tuberculose pulmonaire sont fréquentes. Comme elles ne donnent aucun symptôme thoracique soit physique soit fonctionnel, elles restent le plus souvent ignorées.

Parfois le retentissement de ces formes latentes sur l'organisme, loin de se faire sur l'appareil respiratoire, se produit sur tout autre système, comme pour égarer à plaisir le médecin.

Tantôt l'état général seul est touché, les malades maigrissent progressivement, perdent leurs forces et leur appétit sans cause apparente. Il n'y a du reste ni toux, ni expectoration, ni essoufflement. L'auscultation du thorax ne révèle aucune altération du murmure vésiculaire.

Tantôt l'affection prend le masque de l'anémie ou de la chlorose, se traduisant par une pâleur exagérée, des palpitations, de l'essoufflement, un état nerveux spécial. D'autres fois c'est le tube digestif qui est atteint. L'affection prend les allures d'une dyspepsie, avec pesanteurs, digestions lentes, pénibles, perte de l'appétit, parfois quelques vomissements, amaigrissement continu.

Parfois encore ces malades apparaissent comme des neurasthéniques dans un état de lassitude, d'abattement et de découragement profond.

Dans tous ces cas l'auscultation la plus minutieuse reste le plus souvent négative et rien n'attirerait l'attention du côté de la tuberculose pulmonaire si ces faits n'étaient pas aussi connus qu'ils le sont maintenant. Dès qu'un clinicien les rencontre sa méfiance est éveillée, mais malgré toute sa perspicacité il ne trouve habituellement dans l'examen clinique aucun signe de certitude absolue. Il est donc obligé de demander à d'autres méthodes un surcroît d'informations. Parmi ces dernières à côté des ressources précieuses du laboratoire (séro-réaction, ophtalmo-réaction, cuti-réaction) se range tout naturellement l'examen radiologique.

Il existe enfin toute une série de tuberculoses latentes qui ne se révèlent absolument par rien, laissant aux porteurs de ces lésions les apparences d'une santé parfaite. Ce sont les anciennes tuberculoses guéries, constituées par des lésions limitées dont l'évolution a passé souvent complètement inaperçue. Ces faits sont bien connus, depuis que Laënnec a montré la fréquence de ces lésions cicatricielles dans les autopsies. Il n'est pas de médecin qui n'en ait rencontré, soit sous forme de cicatrice fibreuse, de tubercule crétacé, de petits foyers caséeux enfermés dans une gangue fibro-calcaire ; soit sous forme de ganglions ayant subi la dégénérescence caséeuse ou calcaire.

Toutes ces lésions cliniquement silencieuses peuvent être mises en évidence par l'examen radioscopique qui nous renseigne ainsi sur l'existence d'une poussée de tuberculose antérieure jusque-là complètement ignorée.

Que de fois une poussée de tuberculose pulmonaire, paraissant légère et initiale chez un malade, sera démontrée plus étendue et secondaire à une poussée ancienne par l'examen radioscopique.

La fréquence des altérations radioscopiques des images pulmonaires est très grande à l'hôpital.

Kelsch et Boinon dans un hôpital militaire qui ne reçoit que des hommes jeunes et déjà sélectionnés par le conseil de revision et la visite médicale d'incorporation en ont trouvé 51 fois sur 124 malades examinés (soit 41 pour 100). Ils n'affirment pas que toutes ces anomalies sont de nature tuberculeuse, mais sans doute un bon nombre doivent y être rattachées. Dans un hôpital civil qui reçoit des malades de tout âge, dont le passé pathologique est déjà chargé, la fréquence de ces anomalies est encore bien plus considérable.

L'étude de ces ombres anormales portant soit sur un sommet, soit sur un point limité du poumon, sur l'image du hile, des scissures interlobaires, des sinus costo-diaphragmatiques, permettra souvent de dépister ces formes latentes et d'attribuer à leur vraie cause des affections que leur allure anormale aurait pu faire mal interpréter.

Tuberculoses pulmonaires avec signes cliniques, mais signes stéthoscopiques nuls, douteux ou très limités (*Formes au début. Période de germination. Granulie*). — Cette catégorie comprend toute une série de malades qui présentent des signes cliniques, des troubles fonctionnels intéressant les voies respiratoires, mais que l'examen stéthoscopique négatif ou douteux ne permet pas de ranger franchement dans la classe des tuberculeux.

Ce sont des jeunes gens ou des jeunes filles qui maigrissent, qui présentent par intermittence une petite toux sèche, sans expectoration, qu'on qualifie volontiers de toux nerveuse ; qui s'essoufflent facilement et font à la moindre fatigue de l'accélération du pouls.

Ce sont les tousseurs habituels qui, avec un bon état général, font, suivant l'expression courante, des rhumes répétés, des rhumes prolongés, des rhumes négligés, des grippes de toutes formes, sans cependant faire de localisation précise décelable à l'auscultation.

Ce sont les tuberculeux au début avec des signes stéthoscopiques douteux, intermittents, paraissant et disparaissant d'un jour à l'autre, passant du sommet D au sommet G, consistant en simples modifications du murmure vésiculaire sans bruits anormaux, sans râles.

Chez tous ces malades l'attention est attirée du côté de l'appareil respiratoire, mais on ne peut affirmer qu'il s'agisse de tuberculose. Ce sont des tuberculeux douteux.

Dans tous ces cas l'examen radiologique soigneux peut être utile et contribue à lever les doutes dans un sens ou dans l'autre.

L'examen devra se faire méthodiquement et il devra porter sur les sommets, le hile, les interlobes, la forme et les dimensions du thorax, la direction et l'écartement des côtes, l'étude de la respiration.

Examen des sommets. — Cet examen doit se faire avec un soin minutieux et en s'entourant de toutes les précautions possibles. On utilisera pour cela la radioscopie et la radiographie.

Radioscopie. — L'examen radioscopique des sommets doit se faire dans de bonnes conditions d'éclairage, avec une ampoule bien réglable, permettant de faire varier la qualité du rayonnement de manière à saisir toutes les finesses des ombres.

Normalement les sommets s'éclairent moins bien que les bases, la cage osseuse rigide dans laquelle les poumons sont enfermés gêne l'expansion de leur partie supérieure, l'air y pénètre en moins grande quantité et leur éclairage s'en ressent. Toutefois leur transparence reste suffisante pour que le contour des côtes et de la clavicule se détache nettement.

En dehors de tout état pathologique il est très important de savoir que la clarté des sommets est excessivement variable avec

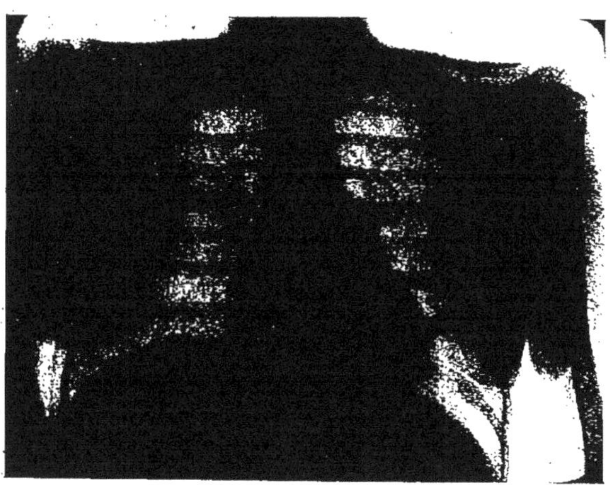

RADIOGRAPHIE N° 29. — *Tuberculose au début. Signes cliniques plus importants que les signes radioscopiques.*

Femme enceinte de 8 mois, déformation du thorax, des côtes et des clavicules. Clarté des sommets assez bien conservée. Travées obscures divergentes à point de départ hilaire des 2 côtés et diffusant en éventail dans les champs pulmonaires.

Examen clinique. — Au sommet droit, diminution de sonorité, augmentation des vibrations, douleur à la percussion, grosse diminution du murmure vésiculaire. Bronchite diffuse dans tout le poumon droit, pas de râles humides.

Au sommet droit, les signes cliniques sont plus importants que les signes radioscopiques.

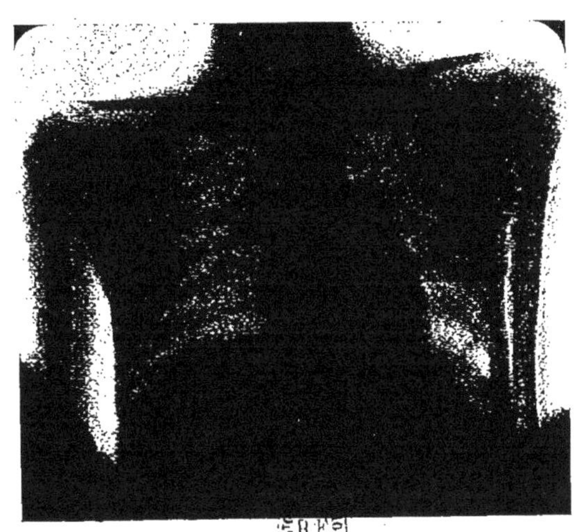

RADIOGRAPHIE N° 30. — *Tuberculose au début. — Les signes radioscopiques sont plus importants que les signes cliniques.*

Une ombre opaque arrondie déborde à droite l'ombre médiane au-dessus de l'oreillette. L'obscurité du sommet droit est déjà très marquée. Il existe des ombres anormales dans la moitié supérieure des champs pulmonaires des deux côtés.

Signes cliniques très légers et limités au sommet droit. Pas de modification de la sonorité, légère exagération des vibrations, diminution du murmure vésiculaire. Quelques petits râles intermittents après la toux dans la fosse sus-épineuse.

Rien à gauche.

La radiographie indique de la tuberculose des ganglions trachéo-bronchiques à droite, une obscurité très sensible du sommet droit et des ombres déjà très étendues dans les deux poumons.

les individus. Les sujets maigres et minces présentent une transparence très sensible des sommets, tandis que chez les obèses et les gens fortement musclés leur teinte s'obscurcit et se grise uniformément.

Il ne faut donc pas attacher de valeur absolue à une diminution de clarté égale et symétrique des deux côtés. La comparaison des images des deux sommets aussi bien en position frontale qu'en position dorsale s'impose, et pour la bien faire il est indispensable de limiter l'éclairage exactement à la région du sommet au moyen du diaphragme de plomb.

Beaucoup plus importante est la constatation d'une obscurité unilatérale résultant de cette étude comparative. Cependant même dans ce cas il ne faut pas se hâter de conclure.

On doit d'abord chercher à se rendre compte si cette obscurité unilatérale est bien d'origine pulmonaire. Pour cela il faut examiner son malade et voir si ce défaut d'éclairage ne peut pas être attribué à une anomalie du squelette, à une malformation de la clavicule, de l'omoplate, à une scoliose. Il faut palper minutieusement le creux sus-claviculaire et voir si quelque ganglion n'est pas la cause de cette obscurité. Il faut examiner le corps thyroïde, souvent un goitre peu apparent suffit à produire une différence d'éclairage des sommets. En somme le cou et les organes du cou doivent être soigneusement explorés.

Quand on est bien certain qu'aucune autre cause extrinsèque n'est en jeu, il faut faire intervenir les renseignements cliniques. Si l'examen stéthoscopique est nul on n'en pourra rien conclure ; mais si on entend quelques signes douteux ou intermittents il faut comparer les résultats. S'il n'y a pas concordance, si les signes douteux d'auscultation siègent à droite par exemple tandis que la radioscopie indique une diminution de clarté du sommet gauche on devra être réservé dans ses conclusions. Mais si les renseignements se superposent et si les deux méthodes désignent le même sommet, les propabilités deviendront presque une certitude.

Bien entendu je n'envisage dans ce cas qu'une différence de teinte très légère, presque douteuse, entre les deux sommets. Si l'ombre est beaucoup plus marquée, si elle n'est pas homogène, que des points plus sombres se détachent sur la teinte grise générale le renseignement radioscopique prend par lui même une bien plus grande valeur.

Mais il se peut aussi que l'examen radioscopique ne donne rien, que l'étude la plus soigneuse ne décèle aucune différence appréciable entre l'éclairage des deux sommets.

Peut-on affirmer qu'ils sont sains ? Assurément non, car il peut parfaitement exister des lésions discrètes, des tubercules disséminés qui sont incapables isolément de fournir une image radioscopique appréciable à notre œil.

Le rôle du radiologiste est-il ainsi terminé ? Non ; car il reste encore à utiliser la radiographie pour compléter cette étude.

Radiographie. — La radiographie permet d'obtenir des images d'une lecture plus fouillée que celle des images radioscopiques. La diminution très sensible de l'acuité visuelle, résultant de l'obscurité nécessaire pour la radioscopie, fait qu'il nous est impossible de percevoir sur l'écran les finesses de structure et les demi-teintes que nous lisons au contraire avec facilité sur un cliché radiographique examiné en plein éclairage.

Longtemps la radiographie a été négligée pour l'étude des poumons en raison des difficultés techniques, dont la longueur du temps de pose était la principale. Aujourd'hui la radiographie rapide se pratique couramment, et dans les laboratoires bien installés on peut même réduire la pose à une fraction de seconde, surtout avec l'emploi des nouveaux écrans renforçateurs. De cette façon l'immobilisation du poumon est complète et on peut obtenir des images d'une très grande finesse sur lesquelles on distingue les moindres détails de structure. On arrive ainsi à mettre en évidence des lésions très légères, tout à fait au début et qu'il serait impossible de percevoir sur l'écran radioscopique.

Pour avoir de bonnes épreuves la radiographie ne doit pas porter sur tout le thorax mais être limitée rigoureusement à la région des sommets. On se servira pour cela d'un limitateur cylindrique, d'une ampoule pas trop dure (degré 6 B.) ce qui permettra d'avoir plus de détails. Le malade sera étendu sur le dos et bien immobilisé, le châssis radiographique placé sous les épaules, de façon que chacune d'elle soit bien symétrique par rapport à l'autre, en contact aussi intime que possible avec le châssis.

Les clichés radiographiques obtenus avec toutes ces précautions permettent de saisir les moindres ombres anormales et renseignent ainsi aussi exactement que possible sur la structure des sommets. Ce complément de recherche est donc très important dans les cas douteux ou lorsque la radioscopie est insuffisante.

Examen du hile. — Après l'étude des sommets, l'attention doit se porter sur le hile des poumons.

Nous avons vu en étudiant les images normales que l'ombre du hile est constituée par une sorte de croissant allongé situé sur le bord de l'ombre médiane et séparée d'elle par une étroite solution de continuité. La convexité du croissant est tournée du côté de l'ombre médiane. Les deux cornes sont d'inégale longueur.

La corne supérieure est courte, tandis que l'inférieure est plus allongée et se prolonge jusque dans le tiers inférieur du champ pulmonaire.

Cette corne inférieure n'est visible qu'à droite, tandis qu'à gauche elle est recouverte par l'ombre cardiaque. Cette ombre du hile se distingue nettement à l'état normal mais elle reste toujours assez légère.

Chez les tuberculeux très souvent l'ombre du hile est modifiée d'une façon précoce. Il y a même des cas où la tuberculose du hile précède la tuberculose pulmonaire. Ce mode de début est admis par un très grand nombre de cliniciens chez les enfants. Il est beaucoup plus discuté chez l'adulte. Rieder et Rosenthal de Munich ont attiré l'attention dès 1908 sur la fréquence de ce mode de début.

Quelle que soit du reste l'opinion qu'on adopte à ce sujet, les radiologistes sont d'accord en général sur ce fait, que l'ombre du hile est précocement anormale chez les tuberculeux.

Cette anomalie se traduit par une augmentation de l'opacité de cette ombre, qui devient plus visible et moins homogène ; par la disparition de la fente lumineuse étroite qui la sépare de l'ombre médiane ; par l'élargissement du corps, l'allongement des cornes qui lui font perdre sa forme de croissant.

La déformation n'est pas régulière, elle prédomine tantôt sur la corne supérieure tantôt sur la corne inférieure.

Ces anomalies du hile ont une très grande valeur. Sans doute leur présence ne signifie pas d'une façon absolue qu'on se trouve en présence d'un cas de tuberculose.

Beaucoup d'inflammations bronchiques et péribronchiques non tuberculeuses peuvent les réaliser. Elles sont fréquentes chez les enfants à la suite de la coqueluche, de la rougeole, de simples grippes. Elles peuvent se produire chez l'adulte dans toute une série d'affections intéressant le médiastin, l'œsophage, voire même l'estomac.

Elles n'ont donc rien de pathognomonique ; n'empêche que leur constatation chez un malade suspect de tuberculose aura de suite une très grande valeur.

L'examen radioscopique, principalement dans la position frontale, suffit en général à les mettre en évidence. Mais on pourra toujours fixer leur image par une radiographie si on veut étudier plus exactement leur forme, leur structure, et le sens des irradiations inflammatoires qu'elles peuvent provoquer du côté du poumon.

Examen des interlobes. — Il importe de vérifier soigneusement l'état des interlobes chez les sujets suspects de tuberculose. Souvent le début se fait par la scissure interlobaire et s'étend ensuite à la corticalité des lobes pulmonaires voisins (*tuberculose scissurale*), l'affection dans ce cas semble débuter par la portion moyenne du poumon.

Ce mode de début est assez fréquent. Avec le Dr Péhu nous l'avons souvent rencontré chez les enfants dans son service de la Charité (radiogr. nos 31 et 32). Je l'ai constaté aussi plusieurs fois chez l'adulte (radiogr. no 33).

L'examen radioscopique montre alors une bande obscure assez opaque, qui coupe transversalement l'hémithorax dans toute sa largeur au niveau de l'interlobe. Cette bande est plus ou moins large suivant que la lésion pulmonaire est plus ou moins étendue, l'extension se faisant de part et d'autre de cette bande dans les lobes voisins. Plus le poumon est atteint, plus les contours de la bande deviennent flous.

Le diagnostic avec la pleurésie interlobaire se fait par la radiologie et la clinique. L'image radioscopique est plus floue et ne présente pas les bords renflés nettement arrêtés de la collection interlobaire. Cliniquement l'évolution de la tuberculose scissurale est assez insidieuse, souvent elle ne donne aucun signe stéthoscopique, elle ne présente pas les hautes températures et les troubles fonctionnels graves qui accompagnent ordinairement la pleurésie interlobaire suppurée.

La découverte de cette forme scissurale de tuberculose est due le plus souvent uniquement à l'examen radioscopique.

Examen de la cage thoracique et du cœur. — La forme et les dimensions de la cage thoracique sont habituellement modifiées

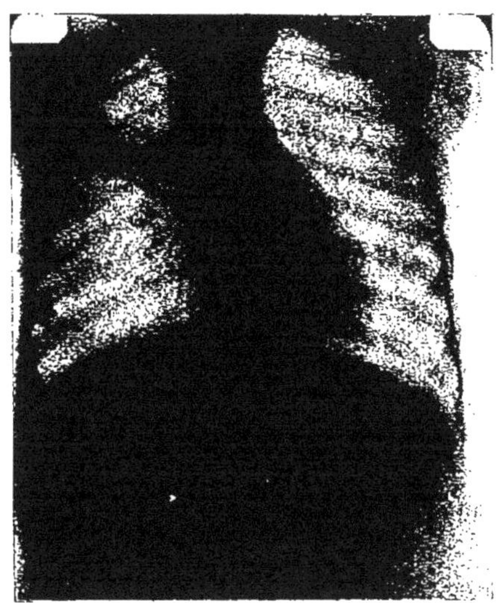

RADIOGRAPHIE N° 31. — *Tuberculose scissurale droite chez l'enfant.*

Bande opaque transversale au niveau de l'interlobe droit. Le bord inférieur de cette ombre est nettement arrêté, tandis que le bord supérieur est flou et indécis. La tuberculose pulmonaire s'est développée surtout du côté du lobe supérieur.

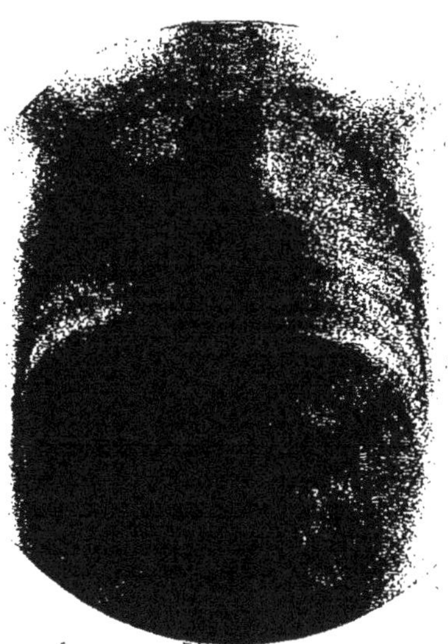

RADIOGRAPHIE N° 32. — *Tuberculose pulmonaire droite à point de départ scissural (chez l'enfant).*

Une large bande sombre occupe toute la partie moyenne du poumon droit, laissant une zone claire au sommet et une autre à la base. Les bords de cette bande sont flous et indécis des 2 côtés. La tuberculose pulmonaire s'est étendue à peu près également dans les deux lobes voisins, de chaque côté de la scissure.

[p. 134]

chez les tuberculeux du côté atteint. Cette modification peut être précoce et attirer l'attention chez des sujets dont les lésions sont encore peu étendues et ne donnent pas de signes de certitude. On rencontre également ces déformations chez certains porteurs de lésions latentes restées longtemps assoupies, chez des malades qui ont eu antérieurement une pleurésie bénigne passée inaperçue.

Elles se traduisent à l'examen radioscopique par un rétrécissement du champ pulmonaire, du côté malade l'hémithorax est plus étroit que du côté sain. En même temps les côtes présentant une obliquité plus considérable en bas et en dehors, elles sont plus rapprochées les unes des autres, les espaces intercostaux sont rétrécis.

Cet aspect est tout à fait caractéristique, mais lorsqu'on le rencontre il existe déjà le plus souvent des lésions confirmées. On ne peut qu'exceptionnellement le considérer comme un signe précoce.

Plus important est l'examen de l'appareil cardio-vasculaire. Les tuberculeux ont habituellement un petit cœur médian, débordant fort peu à droite ou à gauche de l'ombre médiane. Destot a déjà depuis longtemps attiré l'attention sur la valeur de ce signe.

Il est certain qu'il est exceptionnel de rencontrer un gros cœur chez les tuberculeux. On doit donc tenir compte de ce renseignement. Le petit cœur médian indique sinon un tuberculeux, du moins un prédisposé à la tuberculose. Au contraire l'existence d'un gros cœur chez un individu suspect de tuberculose devra être interprété d'une façon favorable. Si on ne peut en faire un argument négatif certain de l'existence d'une tuberculose, on en conclura du moins à une résistance plus grande de l'individu et à un terrain moins favorable au développement de l'affection.

Étude de la respiration. — Il n'en est pas de même de l'étude de la respiration qui présente souvent un très grand intérêt au point de vue du diagnostic précoce. La respiration diaphragmatique s'exerce à l'état normal d'une façon égale des deux côtés. On voit très nettement sur l'écran la coupole diaphragmatique s'élever et s'abaisser régulièrement présentant une course assez étendue et bien égale des deux côtés.

Chez un tuberculeux au début, un examen attentif et une mensuration exacte montrent une modification souvent très précoce de la respiration du côté atteint.

Pendant l'expiration les deux coupoles diaphragmatiques remontent bien au même niveau mais dans l'inspiration leur course devient inégale. L'abaissement est moins considérable du côté malade et la différence de niveau entre les deux portions du diaphragme est parfois importante.

L'explication de ce phénomène a été donnée de façon différente par les auteurs. Les uns soutiennent la théorie pleurale, les autres la théorie pulmonaire.

Les partisans de la première admettent que les lésions du début étant souvent superficielles, sous-pleurales, il se produit d'emblée une réaction assez vive sur la séreuse, qui contribue à réduire les mouvements du diaphragme par une sorte de parésie secondaire.

Les partisans de la seconde sont d'avis que les lésions limitées de début, même s'il s'agit de quelques tubercules discrets, disséminés, et à fortiori s'ils sont plus nombreux et confluents, suffisent à réduire dans une notable proportion l'élasticité pulmonaire. Il en résulte que la capacité respiratoire du poumon atteint est sensiblement restreinte, que l'air y pénètre en moins grande quantité et que par suite la course du diaphragme se trouve diminuée.

Ce signe quand il existe présente une grande valeur au point de vue du diagnostic précoce, surtout s'il coïncide avec une diminution de clarté du sommet et une modification de l'ombre du hile du même côté. Mais il faut bien reconnaître qu'il manque souvent même lorsqu'il existe déjà des lésions pulmonaires incontestables.

En somme et malgré tout, le diagnostic précoce de la tuberculose pulmonaire au début reste un des points les plus difficiles de la clinique. L'examen radiologique ne peut avoir la prétention de trancher cette difficulté, mais il ne doit jamais être négligé, parce que c'est surtout dans les questions difficiles qu'on doit s'entourer de plus de renseignements. On ne pourra certes pas conclure d'un examen négatif à l'intégrité parfaite du poumon. On sait qu'en médecine les renseignements positifs ont seuls une valeur absolue. Mais l'examen radioscopique en décelant de légères modifications d'éclairage, en localisant ces modifications au point même que l'examen clinique et stéthoscopique désignent comme suspect, apportera au clinicien soit une certitude, soit une autorité plus grande dans ses affirmations.

Deux autres formes de tuberculose peuvent être rattachées à ce deuxième groupe : *La granulie* et la *tuberculose du nourrisson*, parce que l'une et l'autre ne donnent presque pas de signes stéthoscopiques et que le diagnostic clinique en est souvent difficile.

La granulie n'est souvent qu'un épisode ultime chez un tuberculeux avéré. Elle passe inaperçue, masquée par la symptomatologie plus ou moins bruyante de la maladie. Quand elle est primitive elle prend quelquefois l'aspect clinique d'un embarras gastrique on d'une fièvre typhoïde. Les symptômes thoraciques manquent souvent ou n'apparaissent que tardivement.

Au cours de ces dernières années plusieurs radiologistes seraient parvenus à établir le diagnostic de la granulie au moyen de radiographies rapides ou instantanées qui montreraient l'existence des granulations pulmonaires.

Je n'ai pas eu l'occasion de vérifier le fait.

La tuberculose du nourrisson a fait l'objet d'un travail intéressant de MM. Ribadeau-Dumas, Albert Weil et Maingot (Société de Pédiatrie, 1912). Ces auteurs à l'aide de radiographies rapides ont confirmé les idées de MM. Rist et Ribadeau-Dumas, en montrant que la tuberculose du nourrisson débute ordinairement par un petit foyer dans le lobe inférieur, qu'elle gagne ensuite les ganglions du hile puis les ganglions trachéo-bronchiques et qu'elle n'atteint les sommets que postérieurement à ces lésions ganglionnaires.

Tuberculoses pulmonaires avec signes cliniques et stéthoscopiques confirmés. — Dans cette classe nous faisons entrer toutes les innombrables formes de tuberculose pulmonaire à marche chronique ou subaiguë que l'on rencontre journellement dans la pratique.

Dans tous ces cas le diagnostic clinique est déjà fait, la plupart de ces malades présentent des signes cliniques et stéthoscopiques évidents : mauvais état général, amaigrissement, fièvre, sueurs ; toux, essoufflement, hémoptysies, expectoration purulente ; râles humides, souffles, gargouillements, signes cavitaires.

Le rôle de l'examen radiologique n'est donc pas de faire le diagnostic mais de le confirmer. Souvent dans cette masse confuse de malades de toutes catégories se glissent de *faux tuberculeux* qu'il importe de distinguer des vrais, parce qu'ils sont curables et qu'une intervention peut les guérir radicalement. L'examen radiologique sera parfois d'un grand secours pour faire ce triage que la clinique seule ne permet pas toujours complètement.

Chez les tuberculeux vrais, il permettra d'établir mieux que l'examen clinique, la topographie et l'étendue des lésions, il servira ainsi à fixer le pronostic. Enfin il contribuera à suivre l'évolution, à dépister les complications souvent silencieuses si fréquentes chez les tuberculeux et même à fournir des indications thérapeutiques.

Aspect radioscopique du thorax chez un tuberculeux confirmé. — Rien n'est plus variable que l'aspect radioscopique du thorax chez un tuberculeux confirmé. Tout peut se voir ; depuis les ombres les plus discrètes jusqu'à l'opacité la plus absolue ; depuis l'obscurité la plus limitée jusqu'à l'extension totale à tout un hémithorax ou aux deux champs pulmonaires ; les localisations les plus étranges et les formes les plus imprévues peuvent être constatées. Bref il est impossible d'en faire une description exacte et précise.

Cependant il est possible d'indiquer un certain nombre de caractères généraux qu'on observe habituellement sur l'image radioscopique et qui peuvent servir de guide dans l'étude des tuberculeux.

Les ombres anormales qu'on observe siègent le plus souvent dans la région du sommet et dans la région du hile. Quand elles sont plus étendues elles sont habituellement plus opaques dans ces régions.

D'une manière générale les ombres sont disséminées, de valeurs différentes, séparées les unes des autres par des intervalles plus clairs. Le terme de *pommelures* qui est employé assez couramment est celui qui convient le mieux pour exprimer cette disposition. La tuberculose évolue par foyers.

Chez un tuberculeux confirmé, on constate presque toujours des ombres anormales des deux côtés, mais en général avec prédominance du côté qui a été le premier atteint. Chez les malades avancés, les ombres anormales gagnent peu à peu les parties inférieures des poumons tandis que les sommets s'émaillent secondairement de zones claires plus ou moins régulièrement arrondies correspondant aux cavernes qui se sont creusées dans le parenchyme ramolli.

Mais ces données schématiques sont constamment modifiées par les nombreuses complications qui surgissent au cours de l'évolution de ces tuberculoses. Poussées congestives, foyers de pneumonie ou de broncho-pneumonie, pleurésies de la grande

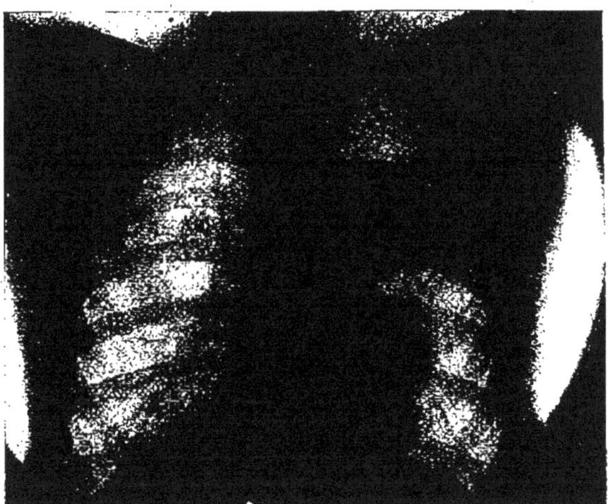

RADIOGRAPHIE N° 33. — *Tuberculose pulmonaire, début par la portion inférieure du lobe supérieur du poumon gauche et la scissure interlobaire.*

On distingue une ombre étendue occupant toute la largeur de l'hémithorax gauche à la partie inférieure du lobe supérieur. Portion scissurale.

Un autre foyer opaque siège dans le lobe inférieur sur le bord de l'ombre cardiaque.

Évolution assez rapide, extension puis ramollissement, cavernes, expectoration purulente riche en bacilles, mort (l'autopsie n'a pu être pratiquée).

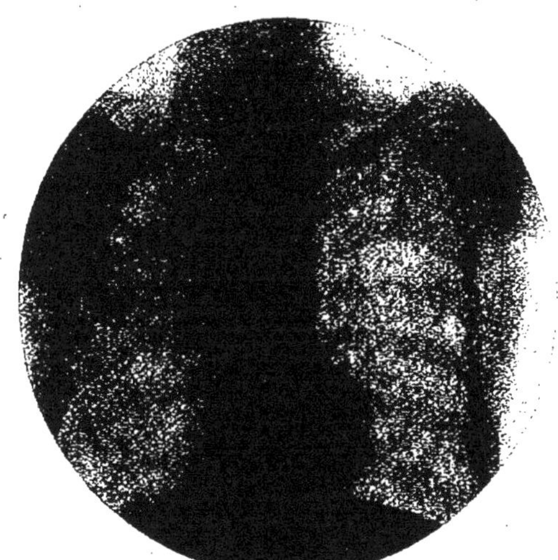

RADIOGRAPHIE N° 34. — *Tuberculose chronique banale bilatérale. Ramollissement, lésions cavitaires.*

Les deux champs pulmonaires sont parsemés d'ombres diffuses, aspect pommelé.

Au sommet droit, zone beaucoup plus claire, région sus et sous-claviculaire (caverne).

Autopsie. — Tuberculose pulmonaire diffuse à forme broncho-pneumonique ulcéreuse.

Poumon droit : Vaste caverne qui occupe tout le lobe supérieur. Paroi réduite à 5 millim. d'épaisseur. Ramollissement et cavernes dans le lobe moyen. Infiltration du lobe inférieur. Sclérose diffuse.

Poumon gauche : Ramollissement et nombreuses petites cavernes dans le lobe supérieur. Infiltration du lobe inférieur.

cavité ou pleurésies enkystées font surgir à chaque instant des images nouvelles dont l'interprétation est à la fois utile et intéressante.

LES FAUX TUBERCULEUX. — Il existe en clinique toute une série de malades qui présentent à un moment donné les symptômes de la tuberculose confirmée et qui ne sont pas des tuberculeux. Ce sont en général des malades chroniques qui toussent et crachent depuis plusieurs mois et parfois depuis plusieurs années. Ils ont maigri, perdu leur appétit et leurs forces, ils sont même cachectiques, baignés de sueurs et tourmentés par la fièvre. La toux s'accompagne chez eux d'essoufflement, d'expectoration purulente, parfois d'hémoptysies. L'auscultation de leur thorax révèle des signes stéthoscopiques évidents et même étendus ; respiration soufflante, râles humides, gargouillements, signes cavitaires. Parfois l'état général reste assez bon, mais les signes d'auscultation sont tellement intenses et persistants qu'ils font penser à l'existence d'un foyer de tuberculose pulmonaire.

Ces malades sont atteints tantôt de pleurésies purulentes enkystées, interlobaires ou autres, tantôt d'abcès du poumon, de cancer du poumon, de kyste hydatique du thorax, de syphilis pulmonaire, de dilatation des bronches, d'actinomycose du poumon, etc.

Assez souvent l'examen clinique seul, l'étude de l'évolution, l'analyse des crachats et au besoin leur inoculation suffiront à dépister ces faux tuberculeux. Mais bien souvent ces renseignements seront insuffisants, et bien souvent aussi on aura grand intérêt à être fixé au plutôt parce qu'une intervention hâtive peut sauver ces malades.

M. Béclère a publié l'observation de cet enfant de 5 ans longtemps regardé comme un tuberculeux, chez lequel l'examen radioscopique révèle tardivement l'existence *d'une pleurésie interlobaire suppurée* et qui succombe malgré l'intervention parce que celle-ci est venue trop tard.

J'ai signalé au chapitre de la pleurésie interlobaire ce malade entré dans mon service comme tuberculeux, porteur depuis 17 ans d'une *collection interlobaire suppurée* vidée incomplètement par vomique, qui était resté un tousseur chronique avec expectoration purulente et hémoptysies et qu'une intervention chirurgicale a guéri.

Il faut donc soumettre ces malades à l'examen radioscopique.

Celui-ci montre l'intégrité du poumon et l'existence d'une collection pleurale limitée, localisée au niveau de l'interlobe. L'idée de tuberculose se trouve ainsi définitivement écartée.

J'ai eu l'occasion d'examiner à domicile avec un matériel transportable un malade tousseur et fébrile depuis de longs mois, réduit à un état d'amaigrissement squelettique. Il était considéré comme un tuberculeux avancé et incurable.

Un de ses parents appartenant au milieu médical avait insisté pour qu'un examen radioscopique fût pratiqué. Je constatai chez lui à la base du poumon une ombre limitée de forme ovalaire avec des contours bien arrêtés, le reste du poumon était parfaitement clair, il n'y avait rien d'anormal au sommet. Je pensai à *un abcès du poumon,* conseillai une intervention et laissai un schéma pour le chirurgien. Deux jours après celui-ci tombait sur une collection purulente intra-pulmonaire, la vidait, la drainait et le malade guérit parfaitement.

On sait quelle difficulté présente parfois le diagnostic de *cancer primitif du poumon.* Les malades maigrissent et se cachectisent, ils toussent, ont de fréquentes hémoptysies.

L'examen du thorax révèle des signes stéthoscopiques localisés à un sommet, car le cancer primitif du poumon envahit habituellement le lobe supérieur.

Là encore l'affection revêt souvent le masque de la tuberculose. Parmi les moyens dont dispose le clinicien pour rectifier son diagnostic se trouve la radioscopie. L'examen à l'écran montre que l'ombre anormale est plus homogène, plus limitée, moins diffuse que celle des tuberculeux. Chez le tuberculeux à l'ombre du sommet, succèdent une série de pommelures inégales qui infiltrent d'une façon diffuse le parenchyme pulmonaire sans limite inférieure précise. Le sommet opposé présente presque toujours quelque anomalie. Dans le cancer primitif l'ombre est plus nettement limitée par l'interlobe, la ligne de démarcation est franche, au-dessous le poumon reste clair ; le sommet opposé est normal.

Telles sont les données radioscopiques sur lesquelles on doit se baser. Je les ai rencontrées d'une façon précise dans deux cas, mais peut-être ne seront-elles pas toujours aussi nettes.

Chez une autre malade qui m'était adressée avec le diagnostic de pleurésie, et poussées congestives du sommet avec hémoptysies, l'examen radioscopique m'a montré l'existence d'*un kyste hydatique du thorax* avec son image caractéristique régulièrement sphérique à contours bien arrêtés. Le sommet ne présentait aucune ombre anormale, il était seulement un peu plus gris, la compression diminuant son élasticité et sa capacité respiratoire.

Une intervention chirurgicale a confirmé le diagnostic et guéri la malade.

Les malades atteints de *dilatation des bronches* passent souvent aussi pour des tuberculeux.

Le diagnostic clinique se fait ordinairement en raison de la lenteur de l'évolution, de la conservation d'un bon état général, de la localisation des signes stéthoscopiques vers les bases, de l'absence de bacilles de Koch dans les crachats. Mais il faut se méfier aussi des formes de tuberculoses, rares il est vrai, localisées aux bases. L'examen radioscopique peut être utile. Dans la dilatation des bronches il n'existe que des ombres anormales très discrètes. On note un peu d'obscurité diffuse vers les bases, mais aucune image caractéristique. Il y a en quelque sorte contraste entre l'abondance et l'intensité des signes d'auscultation, et le peu d'opacité de la région. Les lésions tuberculeuses vraies donnent des ombres plus denses ; et le contraste quand il existe se produit plutôt en sens inverse. C'est-à-dire qu'on trouve à l'écran une zone relativement beaucoup plus sombre, dans laquelle l'auscultation fait entendre beaucoup moins de bruit.

La *syphilis pulmonaire* peut dans quelques cas simuler aussi la tuberculose. M. Béclère en 1911 puis MM. Bensaude et Émery en 1913 à la Société médicale des hôpitaux ont montré le rôle de l'examen radiologique dans ces cas. Il permet d'une part de constater la présence des ombres anormales, et d'autre part de suivre leur disparition progressive et rapide sous l'influence du traitement spécifique.

J'ai eu l'occasion de suivre à l'écran un malade de mon collègue et ami le Dr Paul Courmont, atteint *d'une mycose pulmonaire*. L'examen radioscopique montrait une ombre diffuse du sommet assez semblable à celle d'une tuberculose banale. Au bout de quelques temps une caverne se creusa dans ce sommet ; sa présence était évidente soit au point de vue stéthoscopique, soit au point de vue radioscopique. Tout concourait donc à faire penser à la tuberculose.

Cependant la recherche des bacilles de Koch était constamment négative et cela laissait persister les doutes. Le diagnostic fut fait par suite d'une métastase au mollet : on trouva dans le pus les grains jaunes caractéristiques et l'examen microscopique montra le parasite spécifique.

La caverne du sommet se fistulisa sous la peau dans la fosse sus-épineuse, confirmant le diagnostic de mycose du poumon. Dans ce cas l'examen radioscopique n'avait fourni aucun renseignement qui pût orienter le diagnostic dans le vrai sens.

Malgré cette exception, il reste acquis de cet exposé que les *faux tuberculeux,* ou les *tuberculeux anormaux* doivent être soumis à l'exploration radiologique. Dans l'immense majorité des cas on tirera de cet examen des indications précieuses, qui contribueront à rectifier le diagnostic, et à reporter à leur véritable cause les affections pulmonaires chroniques, qui revêtent dans leur marche, leurs symptômes et leur évolution, le masque de la tuberculose.

Étude topographique des lésions chez les tuberculeux. — Chez les tuberculeux confirmés, l'examen radioscopique n'a plus aucun rôle pour établir le diagnostic ; mais il est très utile pour fixer la topographie et l'étendue des lésions.

Rien n'est aussi trompeur que l'examen stéthoscopique à ce point de vue.

Que de fois des lésions profondes étendues recouvertes par une lame de poumon sain sont restées silencieuses à l'auscultation. En règle générale, quand après avoir soigneusement examiné un tuberculeux et déterminé cliniquement la topographie et l'étendue de ses lésions, on pratique une radioscopie, 9 fois sur 10 l'écran décèlera des lésions plus étendues que celles que l'on soupçonnait.

Inversement quand un tuberculeux entre à l'hôpital en pleine période de surmenage avec de la fièvre, de grosses quintes de toux, une abondante expectoration purulente ; l'auscultation fait entendre de gros râles humides très étendus, parfois généralisés, et on a l'impression qu'il s'agit d'un ramollissement très étendu des deux poumons.

Dans ce cas l'examen radioscopique montre au contraire un foyer opaque, quelquefois assez limité, tandis que le reste des poumons a conservé sa transparence malgré l'abondance des gros râles humides qu'on y perçoit.

Le pronostic immédiat est dans ce cas bien différent, il s'agit d'un foyer initial de tuberculose qui peut être déjà ancien et qui sous l'influence de surmenage est devenu le point de départ d'une poussée bronchique diffuse, intense, avec sécrétion abondante, encombrement bronchique, râles humides, expectoration purulente, fièvre, sueurs, etc. Il suffit de quelques jours de repos au lit pour confirmer l'examen radioscopique. La poussée inflammatoire s'éteint, les bronches se vident, les râles disparaissent, la fièvre tombe et on ne trouve plus de signes stéthoscopiques que dans un point limité correspondant justement au foyer initial ancien qu'a montré l'écran fluoroscopique.

Nous avons vu que chez le tuberculeux au début, l'examen radiologique n'a rien d'absolu. Tantôt l'auscultation précède la radioscopie, tantôt la radioscopie précède l'auscultation. On peut avoir une ombre nettement visible alors qu'on n'entend rien, on peut percevoir des signes d'auscultation évidents alors que l'écran ne décèle rien d'anormal. On ne peut donc énoncer aucune règle précise au point de vue du diagnostic précoce (Voir Radiographies n°s 29 et 30).

Il n'en est pas de même au point de vue du pronostic et de l'appréciation de l'étendue des lésions chez un tuberculeux confirmé.

La radioscopie est nettement supérieure à l'auscultation dans ce cas et c'est à ses indications qu'on doit attacher la plus grande importance.

D'où la règle suivante qu'on peut énoncer ; elle n'a rien d'absolu comme tout ce qui se rapporte à la médecine mais elle est vraie le plus souvent :

Quand chez un tuberculeux confirmé il y a discordance entre les renseignements fournis par l'auscultation et par l'examen radioscopique, c'est à ce dernier qu'il faut accorder le plus de valeur. Si par exemple l'auscultation ne fait entendre que quelques râles disséminés tandis que l'écran montre une obscurité diffuse étendue, le pronostic doit être sévère. Si au contraire l'auscultation fait entendre des signes intenses et très étendus, tandis que la radioscopie montre que le champ pulmonaire a conservé la plus grande partie de sa transparence, le pronostic est moins grave du moins d'une façon immédiate.

Étude de l'évolution des lésions chez les tuberculeux. — Il y a un très grand intérêt à suivre l'évolution des lésions chez un tuberculeux ; à les voir régresser et se cicatriser, ou au contraire s'étendre, se caséifier, se ramollir. Pour cela on examine régulièrement les malades, on suit par la palpation, la percussion et l'auscultation les modifications des signes physiques et fonctionnels qui renseignent ainsi sur l'état des lésions sous-jacentes.

Le plus souvent on se borne à radioscoper un tuberculeux une seule fois, pour confirmer le diagnostic et juger de l'étendue des lésions.

Il est au contraire très instructif de continuer à le radioscoper presque aussi souvent qu'on l'ausculte, de comparer d'une fois à l'autre la différence des images perçues. On peut ainsi étudier à la fois par la vue et par l'oreille l'évolution des lésions dans un sens ou dans l'autre et en tirer d'utiles indications pour le pronostic et le traitement.

Quand un foyer tuberculeux guérit, on ne le voit pas disparaître sur l'écran radioscopique car même complètement cicatrisé il persiste.

L'ombre anormale indique toujours l'emplacement de la lésion guérie alors même qu'elle est depuis longtemps silencieuse à l'auscultation.

On peut cependant suivre à l'écran le processus de guérison. Si l'ombre anormale ne disparaît pas elle se réduit, la zone inflammatoire qui l'environnait, et la faisait paraître plus large et plus diffuse, disparaît. Les contours deviennent plus nets et plus arrêtés. En même temps les ombres anormales provoquées à distance par la poussée inflammatoire, du côté des ganglions bronchiques et péribronchiques, s'atténuent ou même disparaissent. L'ombre du hile du poumon devient moins étendue et moins opaque.

Au contraire quand une tuberculose s'étend on voit peu à peu augmenter l'étendue et l'opacité des ombres constatées et on en voit se produire de nouvelles.

Les pommelures deviennent plus nombreuses, elles gagnent les lobes inférieurs. Les ombres pulmonaires rejoignent insensiblement l'ombre du hile agrandie, peu à peu elles se fusionnent et se foncent et bientôt il devient impossible de les délimiter.

En même temps que les lésions s'étendent, elles évoluent. Peu à peu elles se ramollissent et on voit se former des *cavernes pulmonaires*.

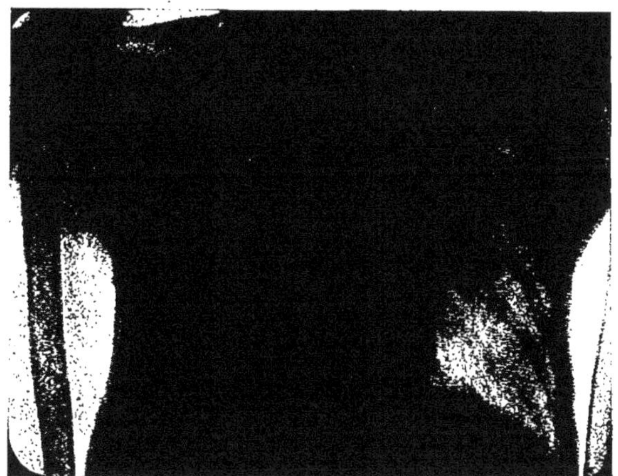

RADIOGRAPHIE N° 37. — *Tuberculose massive du poumon droit avec cavernes au sommet.*

Obscurité totale de tout l'hémithorax droit, avec zones claires (peu visibles sur l'épreuve) au sommet.

A gauche, ombre étendne de la région du hile avec pommelures disséminées.

Signes cliniques. — Souffle cavitaire au sommet droit très étendu. Dans la moitié inférieure abondants râles humides gargouillants. Expectoration purulente, nombreux bacilles de Koch.

Début, il y a 9 ans, par hémoptysie. Actuellement, lésions bilatérales, infiltration en masse de tout le côté droit avec ramollissement et cavernes. Dextrocardie partielle.

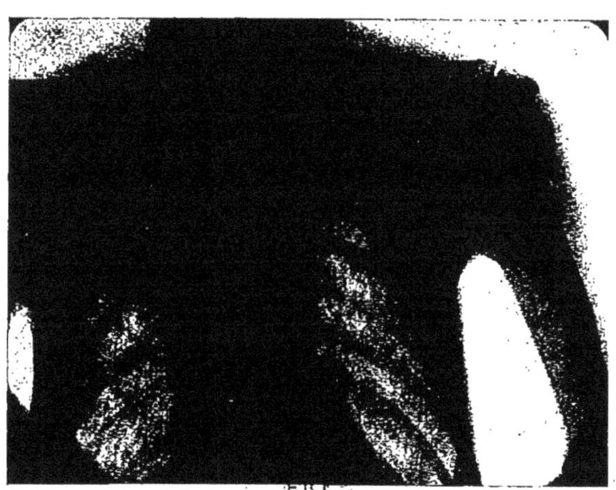

RADIOGRAPHIE N° 38. — *Tuberculose pulmonaire à évolution très lente* (30 *ans*), *tendance scléreuse.*

Obscurité totale du sommet droit avec zone claire aspect de caverne. Ombres très denses de la région du hile des 2 côtés; petites taches très opaques disséminées.

Evolution. — Début à 22 ans par bronchite. Poussée de broncho-pneumonie tuberculeuse à 33 ans Marche lente avec périodes de rémission. Mort à 53 ans.

Autopsie. — Symphyse pleurale droite. Poumon droit : induration du sommet avec caverne ancienne à parois rigides calcaires, congestion œdémateuse de la base.

Poumon gauche : sclérose et emphysème, aucun foyer de caséification. Quelques ganglions durs scléreux vers le hile.

Cavernes pulmonaires. — Le professeur Bouchard a le premier indiqué la possibilité de voir à l'écran les cavernes pulmonaires. Elles se présentent ordinairement sous la forme de taches claires, vivement éclairées, situées au milieu d'une zone sombre. La forme de cette bulle claire est plus ou moins régulièrement arrondie et elle est limitée par un anneau opaque qui dessine son contour et correspond au travail de sclérose et de condensation qui se fait tout autour de la cavité. Cet anneau caractéristique permet de ne pas la confondre avec une plage de tissu sain persistant au sein d'une zone d'infiltration.

Toutefois cet aspect n'est pas toujours aussi caractéristique et souvent des cavernes pulmonaires décelables par l'auscultation restent invisibles aux rayons de Röntgen. Voici quelles sont les conditions qui expliquent cette invisibilité.

Il y a d'abord une question de *taille et de dimensions* et il est certain que de petites cavernes peuvent passer inaperçues. Pour qu'elles deviennent visibles il faut qu'elles puissent contenir une quantité d'air suffisante pour donner une image claire sur l'écran ; c'est-à-dire qu'elles atteignent au moins les dimensions d'une noix. Plus les cavernes sont grandes plus leurs chances de visibilité augmentent.

Il y a d'autre part une question de *situation*. Plus une caverne est superficielle plus elle est distincte. Au contraire plus elle est profonde moins elle devient visible. Il y a des cavernes antérieures qui ne se voient que dans la position frontale et pas du tout en position dorsale, inversement certaines cavernes postérieures se voient uniquement en position dorsale.

Par contre il existe des cavernes suffisamment grandes et situées de telle façon qu'elles sont aussi facilement visibles en avant qu'en arrière.

La *structure du parenchyme* pulmonaire voisin de la caverne influe aussi beaucoup sur sa visibilité. Si la caverne est entourée d'un tissu ne présentant qu'une faible densité, sa clarté se détachera facilement sur l'ombre peu épaisse de ce tissu. Si au contraire la caverne est circonscrite par un tissu dense, si elle est située en avant ou en arrière d'une masse hépatisée ou caséifiée très opaque par elle-même ; comme l'image radioscopique n'est que la résultante des images fournies par les différents tissus traversés, l'opacité du parenchyme pourra neutraliser la clarté de la caverne qui par suite deviendra invisible. J'ai trouvé dans une autopsie deux petites cavernes centrales du sommet droit dont les parois épaisses étaient infiltrées de sels calcaires. Elles n'avaient été reconnues ni cliniquement, ni radioscopiquement.

Enfin les conditions de *réplétion* ou de *vacuité* de la caverne influent considérablement sur son aspect radioscopique. Une caverne remplie de pus donnera une ombre opaque uniforme et pas du tout l'image caractéristique de la caverne. Si elle est vide la tache claire entourée d'un anneau sombre réapparaîtra. Enfin si elle est à moitié remplie on verra une ombre opaque surmontée d'une tache claire, les deux zones étant séparées l'une de l'autre par une ligne droite mobile, donnant l'aspect d'un pyopneumothorax partiel, à la condition que la caverne soit d'assez grandes dimensions.

J'ai autopsié en 1912 un tuberculeux de 56 ans chez lequel les dimensions insolites de la caverne et l'aspect de l'image radioscopique m'avaient fait croire à un pyopneumothorax partiel.

Ainsi une même caverne chez un même malade peut donner d'un jour à l'autre des images différentes, paraître, disparaître et se modifier suivant que la cavité sera remplie de pus ou que les sécrétions auront été évacuées totalement ou partiellement.

Étude des complications chez les tuberculeux. — Lorrain a dit de la tuberculose pulmonaire qu'elle n'était qu'une série de pneumonie ; Louis qu'elle n'était qu'une suite de pleurésies. Il y a une grande part de vérité dans ces deux affirmations. Aussi le terme de *complication* que nous mettons en tête de ce chapitre n'est-il pas absolument exact. En réalité les différents processus pleuraux et pulmonaires si nombreux et si variés que l'on voit se produire au cours de l'évolution de la tuberculose pulmonaire, ne sont pas des complications, mais ne sont que la conséquence de cette maladie. Ce sont les réactions naturelles du poumon et de la plèvre en face de la maladie traduisant d'une part l'effort de l'attaque et d'autre part celui de la défense.

D'où une série de poussées de congestion, de pneumonie, de bronchopneumonie et une série de tentatives d'arrêt et d'immobilisation par les adhérences pleurales, la symphyse, la sclérose, les épanchements de la grande cavité ou les pleurésies partielles.

Tous ces différents processus, dont quelques-uns sont très difficiles à dépister en clinique, donnent des images radioscopiques,

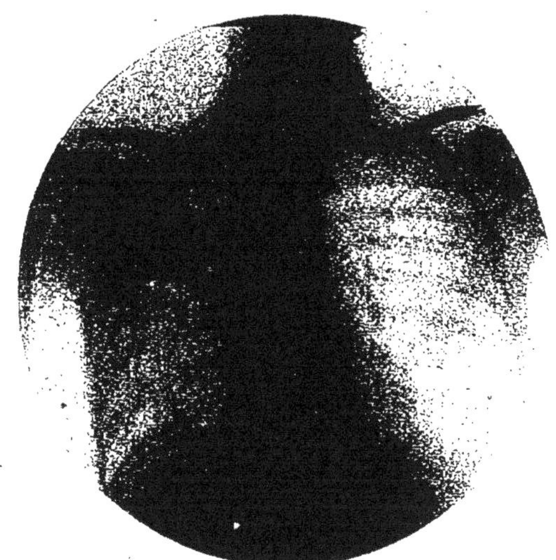

RADIOGRAPHIE N° 39 — *Tuberculose à forme unilatérale. Lésions cavitaires du sommet droit.*

On distingue, dans la partie supérieure du champ pulmonaire droit, trois zones claires entourées de contours sombres qui les séparent les unes des autres (cavernes du sommet droit). Ombres diffuses et discrètes dans la partie inférieure du champ pulmonaire droit. Clarté assez bien conservée à gauche.

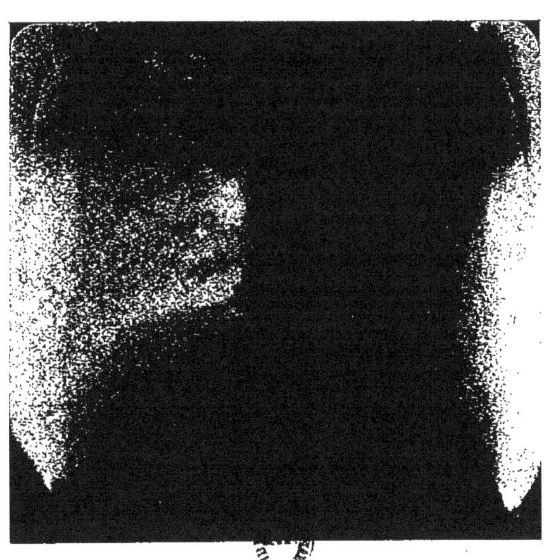

RADIOGRAPHIE N° 40. — *Tuberculose massive du poumon gauche avec caverne.*

Obscurité totale de tout le champ pulmonaire gauche avec zone claire ovalaire sous la clavicule.

A droite, pommelures disséminées.

Autopsie. — Pneumonie caséeuse massive de tout le poumon gauche avec grosse caverne sous la clavicule.

A droite, foyers disséminés de broncho-pneumonie tuberculeuse.

qui peuvent être assez caractéristiques, pour permettre d'affirmer le diagnostic.

Les *poussées congestives* se produisent habituellement du côté des sommets. Elles sont ordinairement faciles à reconnaître parce qu'elles s'accompagnent d'élévation de la température et souvent d'hémoptysies. Radioscopiquement elles se traduisent par une ombre diffuse assez opaque du sommet intéressé et s'il s'agit d'un tuberculeux qui a déjà été vu à l'écran on peut constater une différence sensible. L'opacité est devenue bien plus considérable qu'au premier examen. Toutefois la radioscopie ne sert ici que de contrôle.

Il n'en est pas de même pour la *pneumonie* qui lorsqu'elle se

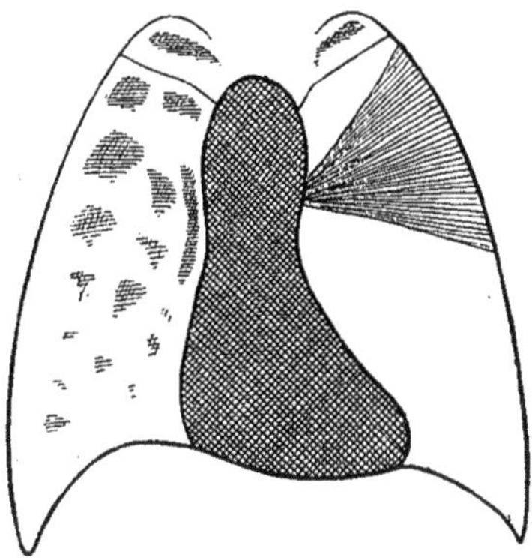

Fig. 24. — Poussée de pneumonie gauche avec triangle pneumonique chez un tuberculeux confirmé porteur de lésions déjà avancées à droite et plus discrètes au sommet gauche.

produit chez un tuberculeux en pleine évolution peut facilement passer inaperçue.

Elle ne présente pas les caractères de soudaineté de la pneumonie franche qui éclate en pleine santé. Elle se produit au contraire chez un malade déjà fébrile, le grand frisson, le point de côté, l'expectoration caractéristique manquent habituellement. L'examen radioscopique peut être parfois utile pour mettre en évidence le foyer pneumonique. Chez certains malades on retrouve très nettement le triangle axillaire décrit par MM. Weill et Mouriquand chez l'enfant. Je l'ai observé chez une jeune fille de 30 ans environ dont les lésions tuberculeuses étaient encore peu avancées. On distinguait facilement à l'écran d'une part les lésions des sommets, sous forme de taches grisâtres dissociées ; et d'autre part le foyer pneumonique qui se détachait sous la forme d'un triangle axillaire très opaque. Je l'ai rencontré encore chez un homme de 28 ans qui présentait des lésions tuberculeuses avancées du côté droit et des lésions discrètes au sommet gauche et qui fit justement du côté gauche une grosse poussée pneumonique.

Toutefois on sait que, chez l'adulte, la pneumonie ne donne pas toujours cette figure triangulaire, elle peut se traduire par une ombre opaque plus étendue occupant tout un lobe pulmonaire et si cela se produit chez un tuberculeux déjà avancé, présentant une obscurité assez forte et assez étendue du sommet, l'image radioscopique risque fort de n'attirer l'attention en aucune manière.

La *broncho-pneumonie* ne donne pas non plus chez le tuberculeux d'image caractéristique.

Elle se traduit par une série de taches sombres plus ou moins distinctes ou plus ou moins confluentes, tantôt analogues aux pommelures déjà décrites, tantôt donnant une obscurité diffuse plus ou moins étendue.

L'examen radioscopique est plus utile pour dépister *les processus pleuraux* qui chez les tuberculeux restent souvent silencieux.

Nous ne reviendrons pas sur les *pleurésies de la grande cavité* qui ont déjà été traitées ailleurs. Nous rappellerons seulement qu'à côté des grandes pleurésies initiales sur lesquelles nous n'avons pas à revenir, on rencontre chez les tuberculeux des pleurésies à faible épanchement qui peuvent survenir à toutes les périodes de la maladie. Ces pleurésies sont habituellement insidieuses et silencieuses. Radioscopiquement elles ne donnent pas toujours des images caractéristiques, parce qu'elles se produisent dans une plèvre souvent déjà limitée et déformée par des adhérences et que la quantité de liquide est ordinairement insuffisante pour provoquer un déplacement du cœur et du médiastin.

On devra toujours se méfier chez les tuberculeux des obscurités de la base qui effacent complètement le contour du diaphragme et le sinus costo-diaphragmatique. Neuf fois sur dix il s'agit de processus pleuraux, soit simples exsudats avec adhérences, soit épanchements plus ou moins enkystés ou limités. Je l'ai vérifié bien des fois à l'autopsie. Ces localisations peuvent se faire soit du côté de la lésion tuberculeuse pulmonaire, ce qui est le plus fréquent, soit du côté opposé. Une ponction exploratrice pourra parfois être utile.

Les *pleurésies enkystées* surtout *diaphragmatiques* et *interlobaires* sont assez fréquentes chez les tuberculeux et difficiles à reconnaître par l'examen clinique et stéthoscopique.

Nous renvoyons au chapitre des pleurésies enkystées pour leur étude radioscopique, ainsi que celle de la *sclérose interlobaire,* des *symphyses totales* et *partielles*.

Le *pneumothorax* est certainement de toutes les complications qui peuvent se produire chez le tuberculeux, celle pour le diagnostic de laquelle l'examen radioscopique est le plus utile.

Dans le pneumothorax à début clinique franc et brusque avec point de côté violent, dyspnée intense, etc., il permet de vérifier la pénétration de l'air dans la cavité pleurale ; de constater la situation du poumon, son degré de rétraction et de compression, les adhérences qui le retiennent et le déforment.

Il permet de suivre l'évolution de cette complication et d'assister à sa transformation en pyopneumothorax par l'infection de la plèvre et la formation d'un épanchement.

Que de fois cet examen pratiqué sans but précis chez un tuberculeux banal a montré l'existence d'un pyopneumothorax déjà ancien et jusque-là ignoré.

L'EXAMEN RADIOSCOPIQUE ET LE TRAITEMENT DES TUBERCULEUX. — Les données de l'examen radioscopique peuvent être utiles aux tuberculeux jusque dans leur traitement, après avoir fourni des indications au diagnostic et au pronostic.

En permettant de suivre l'évolution des lésions, leur tendance extensive ou régressive, en révélant d'une façon précoce l'existence de foyers profonds inaccessibles à l'examen stéthoscopique, la radioscopie contribue à préciser les indications de la cure rationnelle et médicale de la tuberculose pulmonaire.

Mais elle est plus utile encore pour établir les indications et les contre-indications du traitement chirurgical. Ce traitement qui consiste dans l'application de la méthode de Forlanini ou pneumothorax artificiel a été beaucoup employé au cours de ces dernières années.

A côté de très beaux succès, il y a eu de très graves accidents et aussi de lamentables erreurs. C'est que ce traitement est loin d'être inoffensif et que ses indications et contre-indications demandent à être précisées avec le plus grand soin.

Parmi les conditions les plus importantes il faut compter celles-ci : La tuberculose doit être unilatérale ou tout au moins l'autre poumon ne doit présenter aucune lésion à caractère évolutif.

D'autre part, le poumon sur lequel doit s'appliquer le traitement doit être aussi libre que possible d'adhérences de façon qu'il puisse être comprimé régulièrement et d'une façon égale partout.

Quelques adhérences peuvent à la rigueur être rompues ; une symphyse totale ou même partielle empêche le décollement de la plèvre, expose à des accidents, ou compromet le résultat.

L'examen radioscopique peut fournir à ce sujet les renseignements les plus intéressants, et il serait actuellement dangereux et même coupable de pratiquer un pneumothorax artificiel chez un tuberculeux sans l'avoir soumis au préalable à un examen radiologique sérieux.

Les tuberculeux guéris. — La tuberculose guérie laisse souvent dans les poumons plus de traces perceptibles à l'examen radioscopique qu'à l'auscultation.

On trouve le plus souvent des ombres anormales très distinctes et parfois étendues ; elles se localisent le plus souvent au niveau du hile et des sommets, mais on peut les rencontrer dans n'importe quel autre point des champs pulmonaires.

Souvent elles sont constituées par des ombres opaques, à contours nets bien délimités, mais de peu d'étendue correspondant à des foyers cicatriciels ayant subi la dégénérescence fibreuse ou calcaire.

Ce qui contribue à les rendre plus apparents c'est l'existence fréquente d'une zone contiguë d'emphysème compensateur dont la clarté exagérée contraste avec l'ombre voisine.

D'autres fois il s'agit d'une obscurité diffuse de tout un sommet correspondant à une zone de sclérose assez étendue. Il s'y joint parfois un peu d'épaississement des interlobes, un défaut de développement des sinus costo-diaphragmatiques et une diminution d'amplitude des mouvements respiratoires.

Il n'est pas rare de noter aussi des rétractions du thorax et des côtes, des déviations du médiastin, de l'aorte et de la trachée.

CHAPITRE V

LES TUMEURS DU POUMON

Cancer du poumon. — Le cancer du poumon dont la forme anatomique est variable (carcinome, sarcome, etc.) peut se présenter en clinique sous des aspects très différents. Son diagnostic est toujours difficile. L'examen radioscopique peut être dans certains cas d'une utilité incontestable, à la condition de collaborer d'une façon étroite avec la clinique.

Dans quelques cas on pourra ne rencontrer que des ombres banales, diffuses, ne montrant par elles-mêmes rien de caractéristique. Souvent ces ombres s'étendent à tout un côté de l'hémithorax, elles sont moins opaques et moins homogènes que celles produites par un épanchement, l'opacité est parfois moindre à la base qu'au sommet, c'est l'inverse de ce que donne la pleurésie, il n'y a pas de déviation du cœur ni du médiastin. Cette image éveille la méfiance par son aspect anormal. Elle ne rappelle pas non plus les formes classiques de la tuberculose. Il est exceptionnel que la tuberculose obscurcisse entièrement du haut en bas un champ pulmonaire entier sans intéresser en même temps le côté opposé dans une certaine étendue.

Ces anomalies radioscopiques, jointes à des anomalies cliniques dans les symptômes et l'évolution, font rejeter le diagnostic de tuberculose et par exclusion font songer au cancer.

Mais d'autres fois, certaines images radioscopiques attireront l'attention par quelques particularités de forme ou de limitation. L'étude soigneuse de ces images, jointe à celle des renseignements cliniques, sera parfois décisive et on sera mis ainsi sur la voie du diagnostic.

J'ai eu l'occasion d'observer radiologiquement sept cas de cancer du poumon, et chaque fois la radioscopie m'a procuré des indications très intéressantes. Trois fois elle a permis d'affirmer un diagnostic que la clinique ne laissait pas soupçonner ; deux fois elle contribua à préciser l'existence de cancers des poumons ; deux fois elle se borna à confirmer le diagnostic déjà établi cliniquement. Tous ces cas sauf un ont été confirmés par l'autopsie.

Il paraît nécessaire de conserver en radiologie la division clinique de cancer primitif et cancer secondaire, les uns et les autres présentant habituellement des caractères radiologiques différents.

1° Cancer primitif. — Cette forme peut elle-même être divisée en *cancer lobaire* et *cancer hilaire* suivant le point où il débute.

A. *Cancer lobaire.* — Au point de vue radiologique, le cancer lobaire primitif du poumon est caractérisé par une ombre en général assez étendue, occupant tout un lobe du poumon.

La prédilection pour le lobe supérieur est tout à fait manifeste.

Cette ombre est limitée à sa partie inférieure par une ligne droite présentant la direction de l'interlobe. Le lobe sous-jacent conserve toute sa clarté. Il existe donc une ligne de démarcation nette entre la partie restée claire et la portion opaque du poumon. Cette image n'est pas sans analogie avec celle d'une pneumonie franche du lobe supérieur chez l'adulte. Elle en diffère cependant par une opacité moindre et moins homogène. Cliniquement le diagnostic ne se pose guère avec cette affection.

On pense plus facilement à la tuberculose, chez un malade qui tousse, qui crache, qui présente des hémoptysies, qui maigrit et se cachectise. Les signes stéthoscopiques : souffle, râles humides, matité, exagération des vibrations plaident dans le même sens. Dans ces conditions l'examen radiologique est très important.

Dans la tuberculose on ne voit pas habituellement une ombre à contours aussi nets. L'obscurité prédomine au sommet, et s'étend ensuite d'une manière diffuse sur le ou les lobes inférieurs sous forme de pommelures disséminées. Il est rare, quand les lésions sont assez étendues, que le côté opposé soit absolument indemne, et on y trouve le plus souvent de petites ombres localisées soit au sommet soit au voisinage du hile. Au contraire dans le cas de cancer, à part quelques petits ganglions du hile qui peuvent s'engorger secondairement, on constate la persistance intégrale de la clarté pulmonaire, du haut en bas, du côté sain.

B. *Cancer hilairé.* — Le cancer primitif du poumon peut dans certains cas débuter par la région du hile. Dans le seul cas que j'aie eu l'occasion d'observer il existait une malformation congénitale du poumon. Le poumon gauche au lieu d'être divisé par une scissure interlobaire normale, en deux lobes supérieur et inférieur, était divisé par une scissure longitudinale en un lobe hilaire court et limité, et un grand lobe longitudinal occupant du haut en bas toute la hauteur de l'hémithorax. Ce dernier était absolument sain, et le cancer était resté limité au lobe hilaire. Ce cas rentre donc dans la catégorie des cancers lobaires.

Souvent les cancers de la région du hile sont secondaires à des tumeurs du voisinage : cancers du médiastin ; ils rentrent alors dans la classe suivante.

2° Cancers secondaires. — Ils peuvent se présenter sous deux formes. Une *forme nodulaire* qui est tout à fait caractéristique au point de vue radiologique et une *forme diffuse* dont le diagnostic radiologique est beaucoup plus délicat.

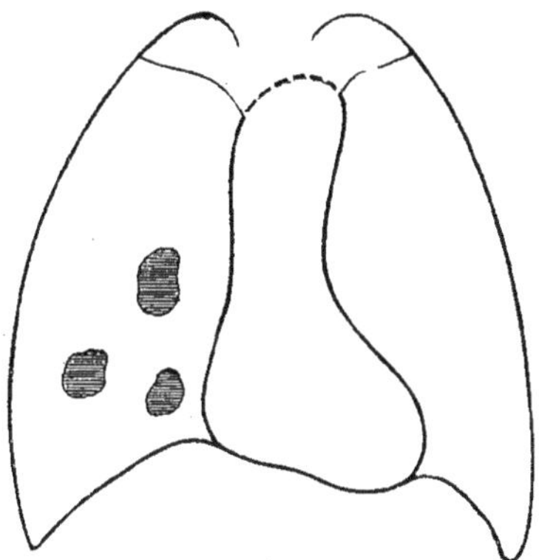

Fig. 25. — Cancer secondaire du poumon à forme nodulaire. Consécutif à un cancer du rein.

A. *Forme nodulaire.* — Le cancer nodulaire secondaire du poumon se présente à l'examen radioscopique sous un aspect tout à fait particulier. On distingue, se détachant très nettement sur la clarté des champs pulmonaires une ou plusieurs ombres de forme arrondie, avec des contours réguliers bien arrêtés. Ces ombres ne sont pas très foncées, mais malgré leur légèreté relative elles s'enlèvent très visiblement sur la clarté des champs pulmonaires. Elles siègent habituellement au voisinage du hile, dont elles se distinguent facilement par leur forme et leur indépendance de l'ombre médiane. Mais on en trouve aussi en plein parenchyme pulmonaire.

Ces nodules néoplasiques sont parfois très nombreux, mais tous ne sont pas visibles. On ne voit à l'écran de nettement différenciés que ceux qui ont déjà acquis un certain volume. Celui-ci ne dépasse guère en général 3 à 4 centimètres de diamètre.

Cette forme spéciale de cancer secondaire du poumon est à peu près impossible à diagnostiquer cliniquement, parce qu'elle ne donne pas des signes stéthoscopiques. Ces nodules néoplasiques sont inclus dans le parenchyme pulmonaire comme de véritables corps étrangers. Ils sont facilement énucléables, et ne communiquent ni avec les bronches ni avec les alvéoles pulmonaires ; ils ne fournissent donc aucun signe particulier à l'auscultation. Étant situés assez profondément grâce à leur volume plutôt restreint ils ne donnent pas de matité. Tout ce qu'on peut observer, ce sont tantôt des signes de bronchite diffuse banale, tantôt un peu de diminution de la respiration lorsqu'un des nodules par sa localisation au voisinage du hile est capable de produire une certaine compression des bronches. Il n'y a là rien de caractéristique.

Au contraire l'examen radioscopique fait faire d'emblée le diagnostic sans aucune hésitation. En effet il n'y a aucune autre affection pulmonaire qui présente des images semblables. Les infarctus du poumon, qui peuvent aussi être multiples, présentent des ombres beaucoup plus diffuses, qui n'ont jamais des contours aussi nettement arrêtés, ni une forme régulière et arrondie. Les kystes hydatiques sont plus opaques, plus régulièrement sphériques et plus volumineux.

Cette forme spéciale nodulaire correspond à une forme particulière de cancer épithélial. Dans les deux cas où je l'ai rencontrée, il s'agissait d'un cancer primitif du rein du type épithélial à grosses cellules claires.

B. *Forme diffuse.* — A côté des formes précédentes assez nettement individualisées au point de vue radiologique, il en existe d'autres qui le sont beaucoup moins. C'est pour cette raison que j'emploie pour les désigner le terme de *forme diffuse.*

Il s'agit dans ce cas de cancers secondaires se développant habituellement à la base de l'un des poumons. On constate alors une ombre diffuse occupant toute la partie inférieure de l'hémi-

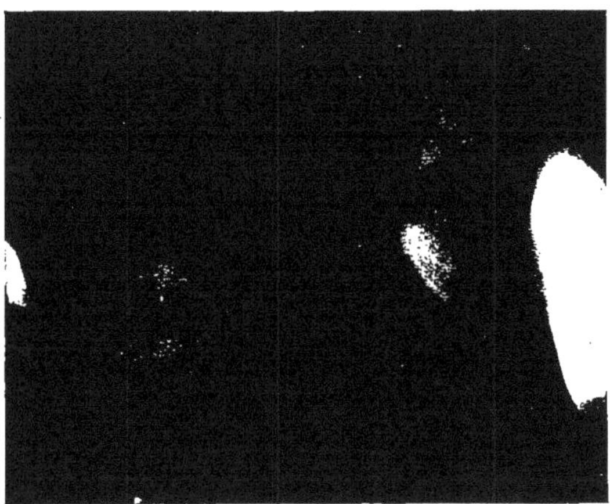

RADIOGRAPHIE N° 41. — *Cancer primitif lobaire du poumon droit.*

Obscurité totale de toute la partie supérieure du poumon droit. La limite inférieure de l'ombre est nette et rectiligne.

Le lobe inférieur est clair ainsi que tout le poumon gauche.

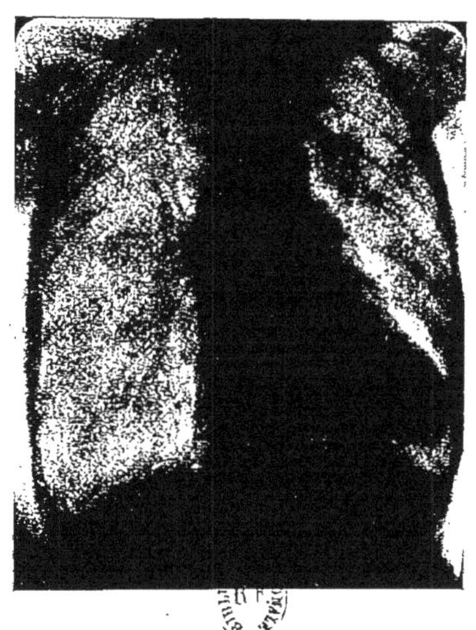

RADIOGRAPHIE N° 42. — *Cancer secondaire du poumon à forme nodulaire.*

Dans le champ pulmonaire gauche on ne trouve que des ombres diffuses sans forme précise, mais à droite au voisinage du hile on distingue deux ombres arrondies, l'une surtout très apparente, de forme régulière, se détachant parfaitement sur la clarté du parenchyme.

Autopsie. — Cancer primitif du rein avec noyaux secondaires dans le foie et les 2 poumons. Un certain nombre de noyaux pulmonaires sont très petits (vol. d'un petit pois) et ne peuvent donner d'images. Celui qui est visible était du volume d'une grosse noix.

thorax, et effaçant plus ou moins complètement le contour du diaphragme et le cul-de-sac latéral. Il n'existe pas de limite supérieure nettement arrêtée, l'ombre s'efface peu à peu, présentant une certaine analogie avec celle d'un épanchement pleurétique. L'aspect en diffère cependant par ce fait que les mouvements respiratoires du diaphragme sont conservés, contrairement à ce qui se passe dans la pleurésie.

Il n'existe pas non plus de déviation du cœur, ni du médiastin.

Cliniquement cette base présente de la matité, avec diminution des vibrations, des râles humides à grosses bulles, parfois du gargouillement ou même des signes pseudo-cavitaires. On pourrait donc penser encore à la dilatation des bronches ; mais dans ce cas l'obscurité de la base est à peine marquée.

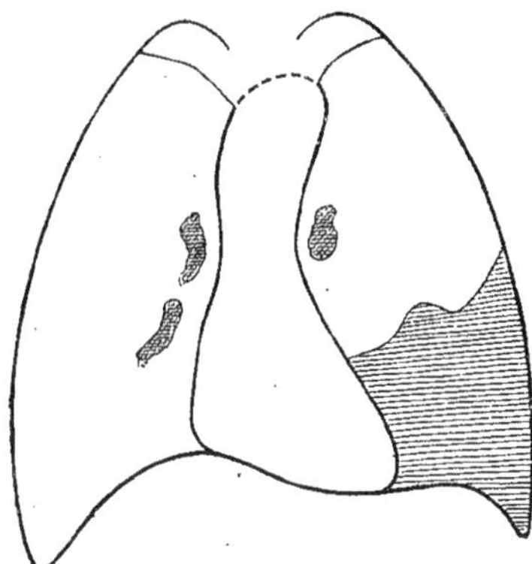

Fig. 26. — Cancer secondaire du poumon localisé à la base gauche, avec ganglions du hile ; consécutif à un cancer du testicule.

La tuberculose pulmonaire, à la période de ramollissement ou de caverne, fait entendre aussi des signes stéthoscopiques analogues.

Mais il est exceptionnel que ces signes débutent par la base, et qu'ils y restent localisés. En pareil cas l'examen radioscopique devrait mettre en évidence d'autres ombres disséminées dans la partie supérieure du poumon, et même dans le poumon du côté opposé.

Au contraire dans le cas de cancer secondaire diffus, tout le reste de l'appareil respiratoire demeure parfaitement clair. Il faut songer aussi à certains foyers diffus de broncho-pneumonie banale de la base.

Aussi il est impossible dans ce diagnostic de séparer l'examen clinique de la radioscopie, cette dernière ne pouvant apporter dans le débat que des renseignements tout à fait secondaires.

Dans un seul cas j'ai observé un contour très net de l'ombre pulmonaire, avec une forme un peu spéciale. Il s'agissait d'un jeune homme opéré un an auparavant d'une tumeur maligne du testicule, qui présentait des signes pulmonaires graves du côté de la base gauche.

A l'examen radioscopique on voyait à ce niveau une ombre étendue terminée à sa partie supérieure par une ligne nette, irrégulière, renflée en son milieu par une saillie arrondie, donnant à cette image l'aspect d'une tumeur. Il existait d'assez gros ganglions du hile, le reste de l'appareil pulmonaire était clair. Le diagnostic de cancer secondaire du poumon fut posé et vérifié dans la suite.

Cancer de la plèvre. — Le cancer de la plèvre offre peu d'intérêt au point de vue radiologique. Il se présente le plus souvent

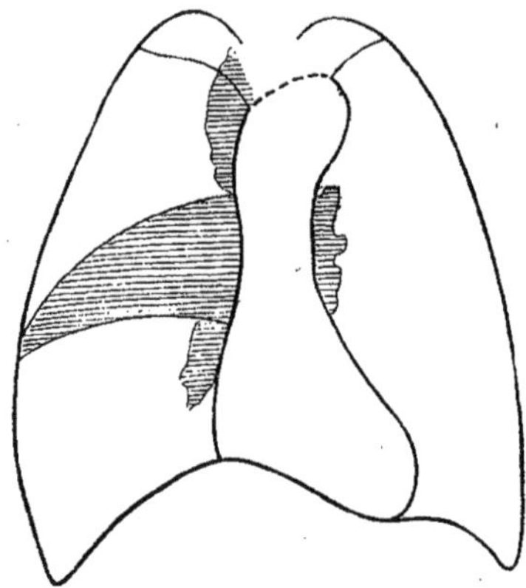

Fig. 27. — Pleurésie cancéreuse à forme interlobaire consécutive à une tumeur du médiastin.

sous forme de pleurésie de la grande cavité avec épanchement. Son image radioscopique ne diffère pas de celle de la pleurésie banale, traitée dans un autre chapitre, et c'est à la clinique seule de faire la preuve de sa nature.

Je citerai seulement à titre de curiosité un cas de pleurésie cancéreuse à forme interlobaire que j'ai eu l'occasion d'observer au cours de l'évolution d'une tumeur du médiastin. Le diagnostic fut fait parce que le développement de cette tumeur du médiastin était suivi à l'écran depuis trois mois et qu'on assista pour ainsi dire à l'établissement de cette complication.

Les kystes hydatiques du poumon et les kystes dermoïdes du thorax. — Deux sortes de kystes peuvent être rencontrés dans le thorax ; des kystes hydatiques, dont le point de départ est habituellement franchement pulmonaire, et des kystes dermoïdes qui trouvent plutôt leur origine dans le médiastin. Ces sortes de tumeurs sont assez rares, les kystes dermoïdes sont encore plus rares que les kystes hydatiques. Il est important toutefois de les bien connaître, parce que les données de la radiologie jouent un rôle des plus décisifs dans leur diagnostic.

Je ne pense pas qu'il soit utile de les séparer dans une description d'ensemble, leurs caractères radiologiques étant sensiblement les mêmes il suffira d'indiquer les points particuliers qui peuvent servir à établir entre eux le diagnostic différentiel.

Très peu de documents ont été publiés, en France du moins, sur ce sujet.

Signalons cependant les travaux de Tuffier qui en 1897 au Congrès de Moscou, en 1901 dans la *Revue de Chirurgie,* et à nouveau en 1910 avec Martin dans la même revue, a réuni un certain nombre de cas très bien étudiés et très intéressants. La thèse de Roncé en 1907 ne réunit que 14 observations de kystes hydatiques du poumon, dont 10 sans aucun examen radioscopique. Dans 4 cas cet examen fut fait par M. Béclère.

Personnellement j'ai observé un cas de kyste hydatique double du poumon et un cas de kyste dermoïde du thorax. Ils ont été vérifiés chirurgicalement et ont bien guéri.

Le *diagnostic radiologique* des kystes du thorax est en général facile.

Ces tumeurs présentent en effet une ombre spéciale de forme très arrondie comme tracée au compas ; des contours parfaitement limités et se détachant avec une extrême netteté sur la clarté des champs pulmonaires. Aucune autre tumeur ne présente un aspect sphérique aussi parfait. Cependant dans certains cas l'hésitation pourrait être permise.

Pour établir le diagnostic d'une façon certaine, il importe de répondre à trois questions.

1° S'agit-il bien véritablement d'une tumeur kystique ?

2° Quelle est sa localisation exacte ?

3° Quelle est sa nature ?

Diagnostic différentiel du kyste. — Quand la tumeur est située en plein parenchyme pulmonaire, et qu'elle est circonscrite tout autour par une zone claire, sa forme régulièrement arrondie et son volume imposent le diagnostic. Il n'y a gnère que le *cancer secondaire du poumon à forme nodulaire* qui pourrait donner des images un peu analogues. Mais les nodules cancéreux sont moins régulièrement sphériques, moins opaques et moins volumineux.

Quand la tumeur se rapproche de la ligne médiane, et que son ombre fait corps avec elle, n'étant plus délimitée qu'en dehors sur le champ pulmonaire, on peut penser soit à un anévrisme de l'aorte soit à une tumeur du médiastin.

Dans l'*anévrisme de l'aorte,* les contours sont également très nets et parfois très arrondis. La constatation de battements de la paroi pourrait avoir une certaine valeur, mais on sait que ces battements manquent souvent. Parfois la radiographie pourra montrer des détails de structure, tels que des épaississements inégaux de la paroi correspondant à des plaques calcaires. Mais c'est surtout la série des examens obliques qui lèvera les derniers doutes en montrant les rapports étroits de cette tumeur avec l'aorte.

Les *tumeurs du médiastin* ont habituellement des contours moins réguliers, leurs bords sont souvent très flous et difficiles à délimiter par places, elles remontent parfois assez haut au-dessus des clavicules, enfin elles s'accompagnent ordinairement d'engorgements ganglionnaires visibles aussi à l'écran.

Certains cas de *pleurésie interlobaire* à gros épanchement peuvent donner une image assez arrondie et assez volumineuse, mais ne présentant jamais une régularité aussi parfaite que celle des kystes. L'ombre fournie par une telle collection coupe l'hémithorax dans toute sa largeur, adhère à l'ombre médiane d'un côté et se poursuit jusqu'à la paroi externe de l'autre ; elle n'est renflée soit en haut soit en bas que dans son milieu.

Quand le kyste est volumineux, qu'il occupe les deux tiers inférieurs de l'hémithorax, qu'il obscurcit complètement la base, effaçant le contour du diaphragme et le cul-de-sac pleural, provoquant une déviation du cœur et du médiastin, on pourrait penser

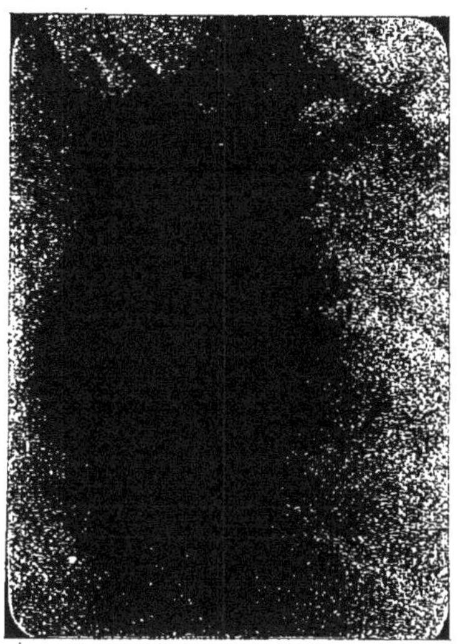

RADIOGRAPHIE N° 43. — *Double kyste hydatique du poumon droit.*

On distingue très nettement sur le champ pulmonaire droit l'image des 2 kystes hydatiques superposés dont les ombres à contour régulièrement arrondi se chevauchent un peu. Le kyste supérieur est en même temps postérieur, l'inférieur est antérieur. Très faible déviation du cœur et du médiastin.

Intervention. — Dans un premier temps, ablation du kyste supérieur, et, six mois après, ablation du kyste inférieur (Dr Albertin). Guérison.

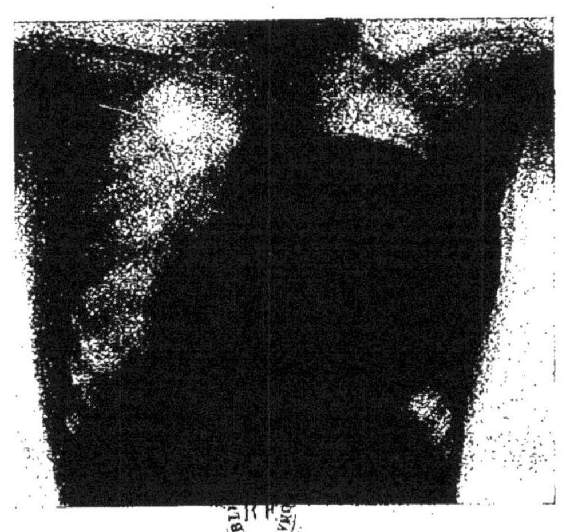

RADIOGRAPHIE N° 44. — *Kyste dermoïde de l'hémithorax gauche.*

On distingue une énorme ombre opaque régulièrement arrondie occupant toute la partie inférieure de l'hémithorax gauche. Au-dessous persiste un triangle clair au niveau du sinus. Déviation importante du cœur et du médiastin à droite.

Intervention. — Ouverture du kyste : élimination d'une énorme quantité de matière graisseuse mi-solide et de touffes de poils. Drainage (Dr Albertin). Persistance d'une fistule avec léger suintement; mais excellent état général et résultat fonctionnel parfait.

à *une pleurésie de la grande cavité*, et méconnaître le kyste. C'est ce qui est arrivé dans le cas rapporté par M. Desmarest (*Presse médicale*, 1er juin 1912). Il existe cependant encore en pareil cas des indices qui doivent guider un radiologue averti. La forme du contour supérieur de l'ombre doit surtout attirer l'attention. Quand elle est franchement convexe, quand elle présente une forme ou une direction anormale, n'obéissant pas aux règles connues de la formation de la courbe pleurale (voir le chapitre : Pleurésie) on doit se méfier et discuter l'interprétation de cette image. Cette même observation pourrait permettre de faire le diagnostic en cas de *coexistence de kyste et de pleurésie* du même côté, l'image devenant sensiblement analogue à la précédente. Dans ce cas on constate parfois une différence assez sensible du contour de l'ombre suivant la position. Dans le décubitus dorsal ou ventral, le liquide en se portant vers le sommet efface plus ou moins complètement le contour du kyste, qui reprend sa netteté et sa forme convexe dans la position debout.

Certaines *tumeurs du poumon* ou *de la plèvre* (sarcome) peuvent donner aussi des ombres étendues, limitées dans leur partie supérieure par un contour net, convexe, semi-circulaire, donnant tout à fait l'impression de l'image d'un kyste. J'en ai observé un exemple tout récemment.

Diagnostic de localisation du kyste. — Ce diagnostic topographique a une assez grosse importance au point de vue chirurgical. Il faut pouvoir indiquer au chirurgien le lieu exact par où il doit aborder la tumeur.

Il est utile aussi pour élucider la question du point de départ précis du kyste, chose particulièrement difficile dans certains cas.

L'observation attentive de l'image du kyste dans les différentes positions, données au malade, sera très utile à cette localisation.

Si le contour est plus net, l'ombre moins étendue, dans la position frontale antérieure par exemple, on en conclura que la tumeur est située en avant. Un nouvel examen dans les positions obliques et transverses confirmera cette donnée, et il ne restera plus qu'à repérer exactement à quels espaces intercostaux elle correspond. On pourra ainsi guider fructueusement le chirurgien dans son intervention.

Plus difficile est dans certains cas la question de savoir si on a affaire à un kyste de la base du poumon ou de la convexité du foie.

J'ai déjà insisté (*Revue de Médecine*, octobre 1911) sur la grande difficulté de ce diagnostic. Pour qu'elle se présente il suffit de deux choses :

1° Que le kyste soit situé aussi près que possible du diaphragme soit au-dessus soit au-dessous.

2° Qu'il n'existe au niveau du diaphragme et du cul-de-sac latéral diaphragmatique, aucun espace clair décelable à l'écran dans aucune des innombrables positions de l'examen radioscopique.

Il faudra se baser en pareil cas sur la *hauteur de la ligne convexe supérieure, sa mobilité*, le *niveau de la déformation*, l'*examen de la face inférieure du foie.*

La limite supérieure des kystes de la base du poumon est en général plus élevée que celle des kystes de la convexité du foie, et si on a l'occasion de suivre pendant quelque temps le malade on constate qu'elle remonte plus vite, en quelques mois cette limite peut gagner un espace intercostal. Mais il faut bien savoir aussi que certains kystes de la convexité du foie peuvent remonter jusqu'au troisième espace en avant.

La mobilité de la ligne d'ombre est beaucoup moindre en cas de kyste pulmonaire, elle peut même être complètement abolie ; elle est au contraire mieux conservée, quoique restreinte, en cas de kyste de la convexité du foie.

La déformation est plus thoracique dans le kyste du poumon, plus abdominale dans le kyste du foie.

L'examen de la face inférieure du foie pratiqué après insufflation de l'estomac peut montrer, en cas de kyste hépatique, un abaissement de l'organe ou une déformation du contour de la face inférieure.

Mais tous ces détails n'ont qu'une valeur relative, et du reste peuvent manquer. Il faut donc bien savoir que dans certains cas il sera absolument impossible de faire ce diagnostic de localisation par les seules ressources de l'examen radiologique.

On devra alors tenir le plus grand compte des symptômes cliniques et en particulier de ceux fournis par l'auscultation du poumon. La constatation de râles, de souffle, de frottements, accompagnés de toux et d'expectoration seront en faveur d'une localisation pulmonaire ; leur absence fera songer plutôt à un kyste de la convexité du foie.

Diagnostic de nature.

L'examen radiologique fournit peu de renseignements pour établir ce diagnostic ; cependant quelques indications secondaires peuvent être utilisées.

Les kystes hydatiques peuvent être multiples, ils peuvent occuper dans le poumon des emplacements plus variés, rester complètement indépendants de l'ombre médiane. Ils présentent habituellement un accroissement plus rapide que les kystes dermoïdes. Leur ombre est plus homogène, d'une opacité plus uniforme dans toute leur étendue.

Le kyste dermoïde est unique, en raison de son origine médiastinale il reste toujours adhérent à l'ombre médiane ; sa situation est donc beaucoup plus uniforme. Son accroissement est extrêmement lent, il commence à se développer vers l'âge de 18 ou 20 ans. Son ombre est moins homogène que celle du kyste hydatique, il peut renfermer des dents, des os, des touffes de poils, qui peuvent soit donner une image visible, soit dessiner des zones plus sombres à côté de zones plus claires.

Enfin les renseignements cliniques : antécédents, évolution, symptômes et les recherches de laboratoire pourront également être utilisés.

Kystes hydatiques évacués par vomique. — Tout ce que nous venons de dire s'applique aux kystes fermés. Mais lorsque le kyste s'est ouvert, qu'une vomique s'est produite l'examen radioscopique n'a plus une aussi grande valeur. Il ne fournit plus d'images caractéristiques et parfois ne donne aucune ombre appréciable.

Par deux fois j'ai eu à examiner des kystes hydatiques du poumon ouverts précédemment dans les bronches, et je n'en ai tiré aucune indication précise. Les ombres sont beaucoup moins opaques et n'ont plus la forme sphérique caractéristique.

Dans ces cas heureusement le diagnostic clinique est facile en raison de la vomique antérieure et aussi du fait que de temps en temps ces malades expectorent soit des lambeaux de membranes hydatiques parfaitement reconnaissables, soit des vésicules entières dans lesquelles on retrouve des hydatides et leurs crochets.

En résumé la radioscopie et la clinique se doublent de la façon la plus heureuse dans le diagnostic des kystes hydatiques du poumon.

Lorsque le kyste est fermé, l'interprétation clinique est des plus difficile, tandis que l'examen radioscopique en montrant une ombre sphérique caractéristique entraîne la conviction.

Au contraire lorsque le kyste est ouvert, on ne trouve plus d'image radiologique nette mais seulement des ombres diffuses, tandis que la clinique montre facilement dans les produits de l'expectoration l'origine des troubles pulmonaires.

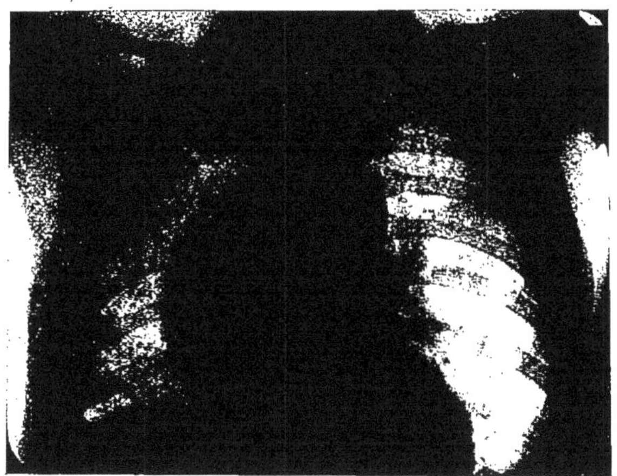

Radiographie N° 45. — *Anévrisme de l'aorte, portion ascendante.*

Il existe une ombre étendue et opaque dont le contour arrondi se projette sur le champ pulmonaire droit, mais dont l'autre partie se confond étroitement avec l'ombre médiane.

Le contour n'est pas régulièrement arrondi et comme tracé au compas; il n'est pas homogène mais présente par place des épaississements. Il s'agit d'un anévrisme de l'aorte ascendante, les points plus opaques que l'on distingue sur le contour correspondent à des lésions athéromateuses calcaires.

Radiographie N° 46. — *Kyste hydatique du poumon gauche après rupture et évacuation par vomique.*

On constate l'existence d'une ombre diffuse dans la partie inférieure du champ pulmonaire gauche. Mais il n'y a aucun contour arrêté précis, aucune forme caractéristique, pas d'aspect sphérique arrondi.

Évolution. — La vomique a eu lieu il y a 3 mois 1/2; depuis, le malade crache quelques membranes hydatiques parfaitement reconnaissables, mais il n'y a plus de tumeur collectée. Aucun trouble fonctionnel; très bon état général.

CINQUIÈME PARTIE

PLAIES PÉNÉTRANTES DU THORAX PAR PROJECTILES DE GUERRE

ÉTUDE CLINIQUE ET RADIOLOGIQUE

Jamais on n'avait eu encore l'occasion de recueillir d'aussi nombreux documents cliniques et radiologiques sur les plaies pénétrantes du thorax.

La grande guerre européenne de 1914 par sa durée, son extension, les énormes effectifs mis en jeu semble une source intarissable d'observations. Ces observations nous ont permis une étude plus nette et plus précise, nous montrant à la fois la gravité et la bénignité de ces blessures. Nous avons pu étudier avec plus de soin leurs symptômes, leurs complications, leur évolution, les indications opératoires qu'elles comportent.

La démonstration est faite aujourd'hui de la liaison intime qui doit exister entre l'exploration radiologique et la chirurgie de guerre. Mais quel chapitre de cette chirurgie de guerre nécessite une plus étroite collaboration du chirurgien et du radiologue que celui des plaies pénétrantes de poitrine ? Quelle blessure nécessite un examen radiologique plus méticuleux et plus complet ?

C'est sur ce point que nous voulons insister tout spécialement.

Aucun diagnostic exact ne peut être posé, aucune discussion utile ne peut être engagée, aucune détermination ne peut être prise, sans un examen radiologique soigneux du blessé. Seul cet examen nous renseigne sur l'absence ou la présence d'un corps étranger, sur sa topographie, son repérage exact, sur les réactions qu'il a provoquées du côté de l'appareil pleuro-pulmonaire, sur l'importance et la nature des complications qu'il y a développées. Seule l'étude minutieuse et la discussion des données fournies par cet examen avec un chirurgien compétent, permettent d'établir les indications et les contre-indications opératoires relatives à chaque cas particulier[1].

I. Etude clinique. — 1° SYMPTÔMES ET DIAGNOSTIC DES PLAIES PÉNÉTRANTES DE POITRINE. — Les symptômes provoqués par les blessures pénétrantes du thorax sont assez variables. Les unes se produisent d'emblée, d'autres se développent plus tardivement.

a) Symptômes immédiats. — Le premier est la *douleur* qui souvent est fort peu considérable et se borne à une sensation de choc. Elle est d'autres fois très vive surtout en cas de fractures de côtes.

L'hémoptysie est ensuite un des symptômes les plus précoces et les plus constants, mais elle manque cependant quelquefois. Cette hémoptysie primitive est due à la déchirure des vaisseaux par le passage du projectile, c'est une hémoptysie par effraction.

Une *toux passagère* peut accompagner l'hémoptysie, mais elle peut aussi manquer comme elle.

Enfin *la dyspnée* immédiate est assez fréquente accompagnée parfois d'une sensation angoissante.

Mais tous ces signes peuvent manquer et la blessure pénétrante du thorax peut passer inaperçue surtout s'il existe une autre blessure plus apparente qui attire d'abord l'attention. Un blessé ayant eu un grand traumatisme de l'épaule et du bras, qui nécessita secondairement l'amputation, ne s'aperçut qu'au bout de deux jours qu'il avait en même temps une plaie pénétrante de poitrine.

b) Symptômes secondaires. — Ce sont ceux qui apparaissent dans les premiers jours de la blessure et aussi quelquefois plus tardivement.

Ils sont dus aux réactions produites par le projectile dans

1. Les grands délabrements du thorax avec mort rapide observés seulement au voisinage du champ de bataille ne rentrent pas dans le cadre de cette étude. Je me limiterai aux blessés transportables, à ceux qui alimentent les formations chirurgicales de l'arrière, les seuls que j'ai eu l'occasion d'examiner.

l'*appareil pleuro-pulmonaire*[1]. Ces réactions y développent des symptômes *physiques* et *fonctionnels* variés.

Parfois foyers de matité, avec abolition ou exagération des vibrations, souffle tubaire, souffle pleural ou silence respiratoire. Comme troubles fonctionnels associés on note un point de côté, de la dyspnée d'effort, de la toux, une expectoration souvent sanguinolente, hémoptysie secondaire, due à la réaction pneumonique succédant au traumatisme. La tachycardie est fréquente.

Du côté de la *plaie* et de la *paroi* on observe aussi des symptômes spéciaux: de l'emphysème sous-cutané dans certaines conditions, surtout quand il y a coexistence de fracture de côte avec déchirure pleuro-pulmonaire. Parfois il existe un peu d'œdème de la paroi qui en cas d'infection peut aboutir à un véritable phlegmon.

L'état général est souvent atteint aussi par contre-coup : état saburral des voies digestives, et élévation de température, aboutissant parfois à une fièvre intense et prolongée.

L'ensemble de ces symptômes permet de faire le diagnostic de plaie pénétrante du thorax.

2° FORME. ÉVOLUTION. COMPLICATIONS. PRONOSTIC. — Il existe deux formes principales de plaies pénétrantes de poitrine : La plaie en séton et la plaie avec persistance d'un ou plusieurs corps étrangers dans le thorax.

Dans la plaie en séton le projectile ne fait que traverser le thorax sans y rester. Il s'agit le plus souvent de balles de fusil ou de mitrailleuse tirées à courte distance. En raison de la proximité la vitesse initiale est plus grande, la force de pénétration plus considérable et le projectile traverse le thorax de part en part sans y rester.

Cette forme de blessure est ordinairement moins grave, elle guérit souvent très vite et sans complication. La balle se trouve aseptisée par l'élévation considérable de température à laquelle elle est soumise par le frottement. Sa forme pointue et régulière la rend facilement pénétrante à travers les vêtements dont elle entraîne plus rarement des débris dans la plaie. L'infection est plus rare et dans un grand nombre de cas tout se borne à une

1. Piery (*Lyon Médical*, 1914-1916) a décrit un syndrome hémo-pleuro-pneumonique à marche aiguë qui s'observe assez souvent.

ponction aseptique. Les blessés guérissent rapidement et au bout de deux à trois mois on ne trouve plus rien d'anormal, ni à l'examen clinique, ni à la radioscopie. La restitutio ad integrum est complète.

Le sergent P... du N... régiment d'infanterie que j'ai eu l'occasion d'observer avait eu le thorax traversé de part en part, par deux balles de mitrailleuse. Au bout de quelques mois il ne conservait aucun trouble respiratoire et l'examen radioscopique montrait un thorax absolument normal comme clarté et comme fonctionnement.

Toutefois on peut observer aussi, même dans les blessures en séton, des cas complexes avec fractures de côte ou complications septiques. Le soldat C... que j'ai suivi avec le Pr Pollosso avait présenté des fractures comminutives de deux côtes avec esquilles et entraînement de débris septiques. Il succomba avec une infiltration phlegmoneuse de la paroi et des accidents de gangrène pulmonaire.

Dans la plaie pénétrante avec persistance des projectiles les chances d'infection sont plus fréquentes. Elles sont causées le plus souvent par des éclats d'obus. Leur force de pénétration moindre facilite leur arrêt dans la cavité thoracique, et leur forme irrégulière se prête mieux à l'entraînement dans la plaie de débris de vêtements ou d'équipement. Aussi ces plaies sont beaucoup plus souvent infectées.

Elles peuvent donner lieu à trois catégories de blessés : ceux qui présentent de grandes complications; ceux qui supportent mal leur projectile ; et ceux qui n'en ressentent aucun malaise.

a) Un certain nombre de blessés sont mis en danger par de *grandes complications septiques* pleuro-pulmonaires.

Ces complications évoluent le plus souvent à la façon de maladies aiguës fébriles.

Elles sont toujours graves, intéressent tantôt le poumon, tantôt la plèvre, tantôt les deux à la fois.

Nous signalerons tout spécialement la *pneumonie* et la *broncho-pneumonie.* Les *abcès du poumon* qui abandonnés à eux-mêmes peuvent se vider soit dans les bronches en provoquant une vomique, soit dans la plèvre en créant un empyème. Les *infections putrides du poumon* avec production de gaz fétides, la *gangrène pulmonaire.*

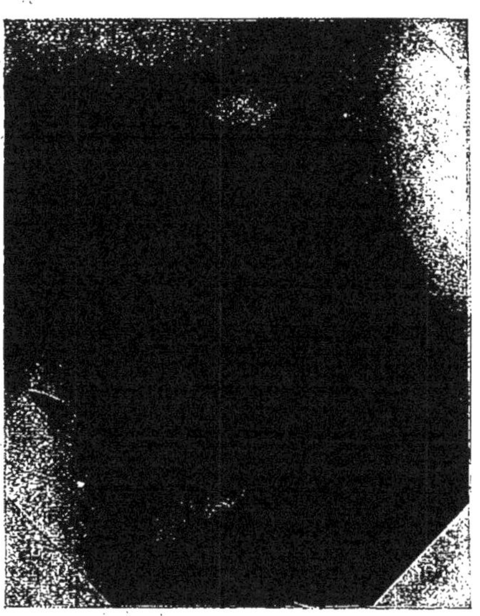

Hémothorax enkysté traumatique chez un ancien pleurétique.
La balle, après avoir traversé le thorax, est restée dans la paroi.
Pleurotomie, guérison complète, le thorax est redevenu tout à fait clair du haut en bas.

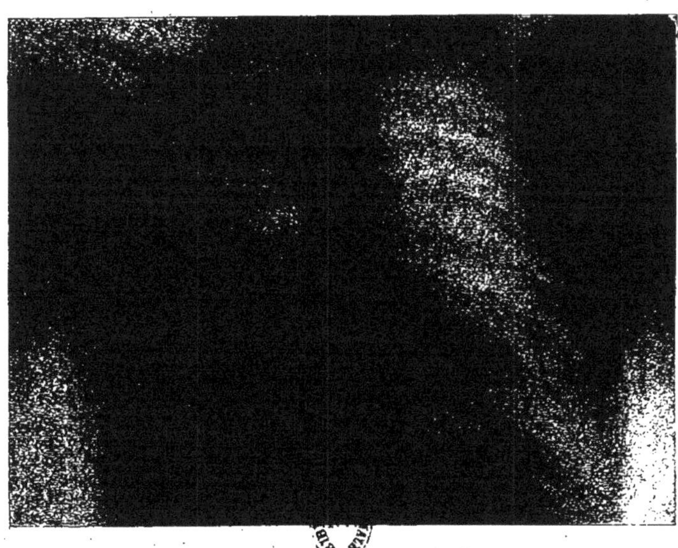

Balle de shrapnell dans le poumon droit.
Long éclat d'obus dans la paroi postérieure. Pleurésie droite.

Du côté de la plèvre on observe fréquemment l'*hémothorax* qui très souvent a tendance à suppurer plus ou moins rapidement. Une augmentation croissante du chiffre des polynucléaires dans l'hémothorax indique d'après Policard et Philip l'imminence de la suppuration.

Les *pleurésies purulentes* d'emblée ou secondaire occupent toute la grande cavité pleurale ou seulement une partie (*pleurésies enkystées*). Enfin les *pyo-pneumo-thorax partiels* ou *totaux* comptent parmi les plus importantes des complications pleurales. On a signalé aussi des abcès médiastinaux à pronostic très grave comme dans l'observation de Mornard (*Soc. Chirurgie,* août 1915).

Dans toutes ces complications l'examen radioscopique est fort utile pour déceler la localisation, ou la confirmer. si les signes cliniques ont déjà mis sur la voie. Nous ne pouvons insister ici sur les images radiologiques spéciales à chacune de ces complications, elles sont déjà bien connues et ont été décrites ailleurs en détail.

b) Chez d'autres blessés le projectile intra-pulmonaire donne naissance à des complications moins bruyantes, moins aiguës, mais provoque des accidents récidivants sous forme de poussées intermittentes, ou encore d'allures franchement chroniques.

Ce sont des poussées successives de congestion pulmonaire fébrile. des hémoptysies récidivantes, de la bronchite chronique, fébrile avec amaigrissement, sueurs profuses qui font penser à la tuberculose pulmonaire, comme chez un blessé que j'ai vu avec le Dr Delore et qui nous avait été envoyé comme un tuberculeux.

c) Enfin une dernière catégorie de blessés comporte tous ceux qui supportent leurs projectiles sans ressentir aucun trouble fonctionnel et sans présenter aucune réaction pulmonaire décelable par l'ausculation et l'examen radioscopique. Nous n'insistons pas pour le moment et nous reviendrons sur ces trois catégories de blessés, lors de la discussion des indications et contre-indications opératoires.

II. Etude radiologique. — Cette étude pour être utile exige suivant les cas une série de recherches dans lesquelles interviennent successivement la radioscopie et la radiographie. Ces deux procédés d'exploration sont inséparables l'un de l'autre et se complètent merveilleusement.

Nature des projectiles. — Ce sont des corps métalliques : balles de fusil ou de mitrailleuse, balles de schrapnells, éclats d'obus de forme et de dimensions variées. Ceux-ci sont accompagnés parfois de corps étrangers secondaires, soit détachés sur place par la violence du choc, telles les esquilles osseuses arrachées par fracture des pièces osseuses voisines : côtes, sternum, clavicules, omoplates, colonne vertébrale ; soit entraînés dans la plaie par le projectile lui-même, tels les débris de vêtements et d'équipements. Ces derniers corps étrangers ne sont pas en général décelables par l'examen radiologique.

Supposons un blessé qui se présente, et voyons quels sont les différents examens à faire. Il faudra d'abord rechercher le projectile, puis établir sa topographie, enfin le localiser ou le repérer. On devra en dernier lieu fournir au chirurgien les indications nécessaires à son extraction, au cas où celle-ci aura été jugée indispensable.

1° Recherche du projectile. — Il s'agit d'abord de savoir si le projectile est resté dans le thorax ou s'il n'a fait que le traverser.

Pour cela un examen général du thorax est nécessaire. Il sera fait d'abord par la radioscopie qui permet une exploration générale plus rapide et plus complète. L'examen se fait soit en position debout, soit dans le décubitus dorsal suivant l'état du blessé.

On explorera le thorax dans les différentes positions frontales, dorsales, obliques et transverses, et en général s'il existe un projectile on le trouvera assez vite. Ces corps étrangers métalliques sont en effet très visibles en raison de la transparence du thorax.

Exceptionnellement ils peuvent passer inaperçus, nous allons préciser dans quelles circonstances.

Le projectile peut être englobé dans un foyer d'hépatisation, dans une collection purulente (pleurésie, abcès du poumon, etc.) qui en masquent la visibilité. Mais la constatation de ces foyers pathologiques est déjà un renseignement important. Une autre cause d'invisibilité c'est l'extrême réduction de volume du projectile. Des corps étrangers très petits peuvent passer inaperçus dans les conditions de visibilité toujours réduite d'un examen radioscopique.

Un examen négatif ne doit donc jamais nous amener à conclure à l'inexistence d'un corps étranger, mais seulement à l'absence de corps visible.

D'autre part, ce que notre rétine a été insuffisante à nous montrer, peut nous être décelé par une plaque photographique infiniment plus sensible. Aussi lorsque nous désirons une certitude absolue, il est indispensable de pratiquer une radiographie dans de bonnes conditions.

Pour cela on doit faire une pose instantanée ou très rapide et la faire en inspiration forcée de façon à se mettre dans les meilleures conditions possibles de visibilité. Une pose un peu longue ne donnerait pas plus de certitude que la radioscopie, parce que l'absence d'immobilisation respiratoire empêcherait la formation de toute image nette ou même visible pour des projectiles de petit volume.

2° Topographie du projectile. — La présence du corps étranger ayant été constatée, il est indispensable d'utiliser ce même examen radioscopique pour nous renseigner sur sa topographie générale : le projectile est-il intra-thoracique, dans le poumon ou dans la plèvre ; est-il seulement dans la paroi ?

L'examen radioscopique suffit quelquefois à répondre à cette question ; s'il est insuffisant, on complètera ses données par celles du repérage exact.

La difficulté est surtout grande pour les projectiles tangentiels et pour ceux de l'extrême base.

Pour les projectiles tangentiels, il faut par une série d'examens obliques avec rayon normal aussi rasant que possible, arriver à déterminer si le projectile se trouve en dedans ou en dehors du grill costal.

Pour les projectiles de l'extrême base, situés dans les culs-de-sac, il est quelquefois difficile d'établir leur situation sus ou sous-diaphragmatique. Les examens en inspiration et expiration forcées sont les plus utiles, mais ne sont pas toujours possibles en raison de l'immobilisation complète ou relative du diaphragme. Un léger épanchement ou des exsudats pleuraux peuvent compliquer encore. Le projectile peut avoir déterminé au passage une réaction pleurale et être allé se fixer au-dessous du diaphragme. Si dans une position quelconque on arrive à voir se détacher le projectile ou une partie de son contour au-dessus de la coupole diaphragmatique on peut affirmer qu'il est ou tout entier intra-thoracique ou en partie inclus dans le diaphragme.

Le projectile de la base peut encore être libre dans la cavité pleurale, dans ce cas il est mobile avec les différents changements de position comme dans l'observation publiée par MM. Gouilloud et Arcelin.

L'examen radioscopique en montrant l'existence des réactions pleuro-pulmonaires dont nous avons parlé déjà, fournit encore des arguments de grande probabilité en faveur de l'existence d'un corps étranger intra-pulmonaire.

Il permet en outre de fixer sa topographie générale, d'indiquer si le projectile se trouve dans le lobe supérieur ou dans l'inférieur, s'il est au voisinage de la scissure interlobaire, à proximité du hile et des gros vaisseaux, etc. ; renseignements qui pourront être utiles dans les discussions ultérieures.

3° Localisation. Repérage exact du projectile. — Cette opération consiste à déterminer la situation précise du projectile, à indiquer ses rapports avec les organes voisins, avec les régions cutanées par lesquelles il peut être abordé ; à fournir par des mensurations exactes, la distance en millimètres du projectile, avec tel ou tel point de repère naturel ou artificiel, qui pourra être utile au chirurgien pour son intervention.

Les procédés radiologiques de repérage sont actuellement innombrables, chaque jour voit éclore une technique inédite ou un instrument nouveau. Je n'essayerai pas de les indiquer tous et encore moins de les décrire. Ceux que la question intéresse peuvent se reporter aux journaux de Radiologie parus dans les deux dernières années, ils en trouveront à toutes les pages[1]. Si je signale cette multiplicité ce n'est pas pour la critiquer, on n'a jamais trop de bons procédés, et la plupart de ces méthodes sont bonnes à la condition qu'on ne leur demande que ce qu'elles peuvent donner. L'embarras pour un débutant est de choisir parmi elles.

Calcul de la profondeur. — Une donnée reste à la base de toutes ces méthodes : c'est la recherche de la profondeur du pro-

1. Voir en particulier les articles suivants : Belot et Fraudet, Procédés de repérage des projectiles (*Journ. de Radiologie et d'Électrologie*, janv.-fév. 1916). — Albert Weill, *Paris Médical*, 5 fév. 1916.

jectile. Cette mensuration essentielle est obtenue par des procédés divers.

Un des plus simples et qui ne nécessite aucun appareil spécial, c'est celui de la double épreuve sur la même plaque.

L'ampoule étant située à une hauteur connue au-dessus de la plaque on fait deux demi-poses successives. Pour la seconde on déplace l'ampoule de quelques centimètres perpendiculairement à l'axe de la région examinée. On obtient ainsi sur la plaque deux images distinctes du projectile et on peut mesurer exactement l'intervalle qui les sépare à l'aide d'un compas. Nous connaissons ainsi trois données précises : la hauteur de l'anticathode au-dessus de la plaque (H) ; le déplacement de l'anticathode pour la seconde pose (D) ; et enfin le déplacement du corps étranger sur la plaque (d). En construisant des lignes droites qui figurent dans l'espace la direction des rayons, nous obtenons des triangles semblables opposés par le sommet. Un petit calcul géométrique que je ne refais pas ici mais qui se trouve partout permet d'établir la formule $x = \frac{H \times d}{D + d}$ qui nous donne la distance du corps étranger à la plaque radiographique en fonction de dimensions connues.

De cette façon nous avons obtenu une première donnée fondamentale qui nous indique en profondeur, la situation dans l'organisme du corps étranger que nous recherchons.

Matérialisation chirurgicale. — Mais pour être utilisée ensuite par le chirurgien, cette donnée doit être matérialisée d'une façon pratique. On peut grouper en trois grandes classes les méthodes actuellement en usage, suivant la façon dont elles matérialisent cette localisation. Les unes le font au moyen d'instruments (*méthodes instrumentales*), d'autres au moyen d'épures, de dessins cotés, d'images stéréoscopiques (*méthodes graphiques*), d'autres enfin situent le projectile par rapport à certains repères anatomiques précis (*méthodes anatomiques*).

Les *méthodes instrumentales* semblent être celles qui ont le plus de vogue aujourd'hui. La plupart sont basées sur l'emploi de compas directeurs, indiquant constamment au cours de l'intervention la direction et la distance du corps étranger.

Le plus anciennement connu de ces instruments est le compas de *Hirtz* qui est excellent. C'est de son principe qui sont dérivés tous les autres. Il a l'inconvénient d'être d'un emploi délicat, de donner lieu à des recherches minutieuses et longues, d'obliger à la construction d'une épure compliquée. Malgré cela il est encore très employé, c'est un instrument très précis et excellent.

Parmi les autres nous signalerons le compas de *Saïssi* qui a servi aux recherches de Henri Beclère et dont Marion s'est déclaré satisfait ce qui est une bonne note pour le point particulier qui nous occupe.

Cette instrumentation a été encore simplifiée et nous signalerons seulement le compas de *Debierne,* celui de *Massiot* et le secteur guide du Dr *Grandgérard.* Ces trois instruments sont basés sur le même principe. Il consiste à prendre le corps étranger pour centre d'une sphère. Cette sphère est représentée par un arc de cercle métallique, sur lequel glisse une tige mobile qui figure un de ses rayons. Quelle que soit sa position, ce rayon se dirige toujours vers le centre dont il indique la direction et la distance. L'avantage pour le chirurgien est de pouvoir choisir parmi toutes ces positions, celle qui lui paraît la plus favorable.

Les *méthodes graphiques* sont aussi assez précises, mais elles ont l'inconvénient de ne pas donner directement une matérialisation chirurgicale. Avec un opérateur habitué à la lecture et à l'interprétation des graphiques, avec la collaboration constante du radiographe, ces procédés donnent cependant de bons résultats. *Nogier* a proposé une méthode graphique simple et précise.

On peut faire rentrer dans cette classe les méthodes qui utilisent les images stéréoscopiques peu employées du reste. Signalons cependant un stéréoscope simplifié décrit par *Chassard* et *Lahousse,* permettant la détermination numérique des distances, c'est-à-dire une bonne localisation.

Les *méthodes anatomiques* sont vraiment plus chirurgicales. Elles consistent à apprécier la situation exacte du projectile par rapport à un ou plusieurs repères anatomiques. Elles ont l'avantage de laisser encore plus de liberté au chirurgien, qui peut alors aborder le corps étranger aussi localisé par la voie qui lui semble la meilleure. C'est une de ces méthodes qu'a employé avec succès *Arcelin* dans un grand nombre de cas [1].

1. Arcelin, Localisation anatomique des projectiles de guerre. *Paris Médical,* 5 février 1916.

Difficulté de l'application de ces méthodes au poumon en raison de sa mobilité. — Quelles sont, parmi ces méthodes, celles qui paraissent les plus avantageuses pour les corps étrangers du poumon, c'est ce que nous allons examiner.

Il est très important tout d'abord de faire remarquer que les conditions sont très différentes pour les projectiles intra-pulmonaires, en raison de la très grande mobilité de l'organe. Cette mobilité est considérable et les déplacements du corps étranger en inspiration et expiration peuvent atteindre plusieurs centimètres. Ces déplacements sont encore assez appréciables vers le sommet où ils mesurent facilement un centimètre, et bien plus importants vers la base où il n'est pas rare qu'ils atteignent 2 et 3 centimètres.

A cette mobilité se superpose celle de la paroi thoracique très étendue aussi, surtout en avant, mais la mobilité du poumon et celle de la paroi sont loin d'être égales surtout s'il n'existe aucune adhérence.

On a voulu distinguer des poumons adhérents et immobiles, et des poumons libres mobiles. Cette distinction n'a pas la valeur pratique que l'on croit.

En réalité des adhérences limitées, ce qui est le cas le plus fréquent, n'immobilisent pas le poumon, cet organe continue à se mouvoir, entraîné par les mouvements de la paroi à laquelle il adhère. Les déplacements seront plus limités si l'adhérence est postérieure, mais leur étendue restera très considérable si l'adhérence est antérieure. En effet les déplacements de la paroi sont très étendus en inspiration et en expiration. On les constate facilement en faisant sur la même plaque une double pose instantanée dans ces deux positions extrêmes. L'angle d'écart décrit par les côtes va en s'élargissant de plus en plus, de la partie fixe dorsale, à la portion mobile sternale. Ce n'est guère que dans la pleurésie qu'on pourrait parler d'immobilisation, et encore! Mais dans la symphyse même totale l'immobilisation absolue n'existe pas

Deux conclusions pratiques sont à tirer de ces remarques.

La première c'est que le repérage en profondeur d'un projectile intra-pulmonaire par le procédé de deux épreuves sur la même plaque est sujet à certaines causes d'erreur. Pour que la mensuration soit juste il faudrait que les deux épreuves soient faites très exactement dans la même position respiratoire, ce dont on ne peut jamais être sûr. Très souvent on a affaire à des malades qu'il est impossible d'éduquer au point de vue respiratoire, il est impossible de les maintenir même quelques instants en inspiration ou en expiration forcée. De tels malades respirent à leur guise on ne peut les régler.

Même pour ceux qui s'observent et font preuve de bonne volonté, est-on jamais sûr que deux épreuves faites l'une après l'autre à un certain intervalle se trouveront exactement dans les mêmes conditions ? L'inspiration par exemple ne sera t-elle pas un peu plus profonde dans l'une que dans l'autre ?

Or, un déplacement inspiratoire de quelques millimètres, et celui obtenu par la mobilisation de l'ampoule vont ou s'ajouter, ou se retrancher, en tous cas vont fausser la justesse d'appréciation de la profondeur du projectile, puisqu'elle est basée sur la mensuration de ce déplacement.

Il n'est donc pas possible d'arriver pour les corps étrangers du poumon, à une mensuration aussi précise que pour ceux fixés dans une portion immobile du tronc ou des membres.

Une *seconde conclusion* à tirer c'est qu'il faut distinguer pour le poumon entre la localisation et l'extraction. Dans les parties fixes du corps, les conditions ne sont pas changées entre la localisation et l'extraction. Les points de répères et leurs distances par rapport au projectile restent toujours fixes. Il n'en est pas ainsi pour le poumon. Au moment de l'intervention les conditions deviennent différentes de celles de la localisation et il s'en suit des déplacements du corps étranger qui peuvent atteindre une certaine importance.

Du fait de l'anesthésie les conditions respiratoires sont déjà changées. Admettons que ces modifications sont peu importantes. Elles le deviennent bien davantage du fait de la production d'un pneumo-thorax qui bouleverse tous les rapports du poumon.

On m'objectera que le poumon sera fixé au préalable à la paroi par un fil. Cette fixation est suffisante pour le chirurgien parce qu'elle retient sous ses doigts la lame de poumon qu'il veut explorer, mais au point de vue physiologique elle n'est qu'illusoire ; elle ne fait que diminuer le déplacement, elle ne le supprime pas.

Peut-être le chirurgien arrivera tout de même sur le projectile, mais il y arrivera grâce à son instinct chirurgical et à sa sensibilité tactile et non pas parce qu'on lui aura dit que le corps étran-

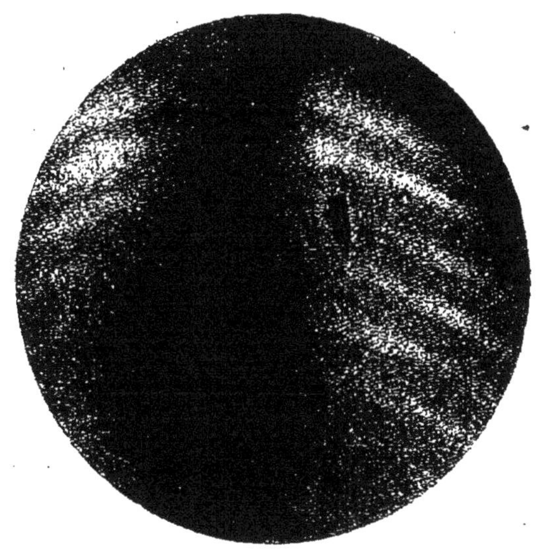

Balle de fusil intra-pulmonaire sans réaction appréciable.

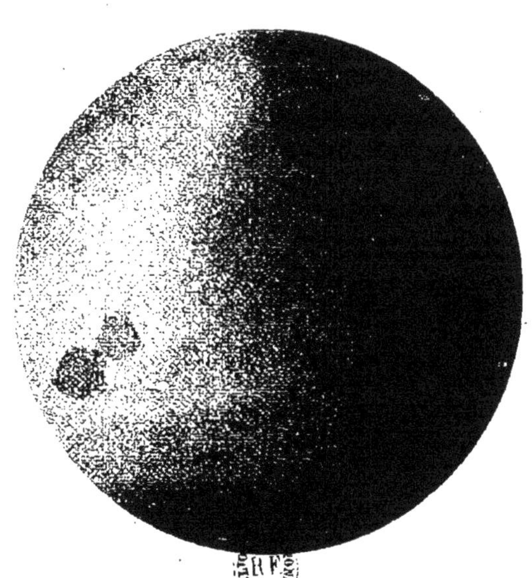

Déplacement en inspiration et en expiration d'un éclat d'obus polygonal intra-pulmonaire et d'un index triangulaire fixé sur la paroi antérieure.

ger est à tant de millimètres dans telle direction ; ce qui sera devenu manifestement faux grâce à la rétractilité pulmonaire. Si le chirurgien est assez heureux pour retirer quand même le projectile, il est bien certain que la mobilité qui peut être souvent gênante, n'est pas un obstacle insurmontable au succès de l'intervention. Certaine technique opératoire celle de Duval par exemple, est même basée sur cette mobilité, et ce chirurgien attire au dehors les lobes du poumon pour les palper et y déceler les projectiles.

Les opérateurs qui suivent cette technique n'ont que faire d'un repérage qui a la prétention de préciser la situation d'un projectile à des fractions de millimètre près.

Mais alors, et c'est là où je voulais en venir, qu'avons-nous besoin de mensurations si précises qui souvent seront inexactes, ou d'appareils si compliqués, pour nous guider sur un point mobile qui fuit la pointe du compas qui le désigne ?

Est-ce à dire que toute localisation est inutile ? Ce serait une grosse erreur. J'ai voulu montrer seulement qu'une précision excessive était illusoire, presque impossible à obtenir pour les corps étrangers du poumon, et que, du reste, elle n'était pas indispensable pour mener à bien une intervention chirurgicale en pareil cas.

Comment doit se comporter le radiologiste. — Quelle conduite devra donc tenir le radiologue pour être utile au chirurgien ?

Ici il est nécessaire d'établir une distinction suivant que l'acte opératoire sera commandé par une complication pleuro-pulmonaire, ou par la seule présence du projectile.

A. En cas de complication, surtout de complication septique telle que : pleurésie purulente totale ou enkystée, pyo-pneumothorax, hémo-thorax, abcès du poumon, gangrène pulmonaire, etc... le projectile passe au second plan. Il faut renseigner le chirurgien, sur la localisation et l'étendue de la collection à ouvrir et à drainer, pour qu'il puisse se rendre compte par quelle voie il doit l'aborder. Parfois en vidant la collection, le corps étranger s'éliminera de lui-même, soit de suite, soit dans les jours suivants. S'il ne s'élimine pas il faut attendre la guérison de la complication et on s'occupera ensuite du projectile comme dans le cas que nous allons maintenant étudier.

B. Il n'y a pas de complication susceptible d'intervention opératoire, mais il existe un projectile dans le poumon qui provoque ou non une réaction locale et dont l'extraction est à envisager.

Il sera nécessaire de faire tout d'abord une topographie aussi exacte que possible du corps étranger. On indiquera en même temps l'existence ou l'absence de réaction pulmonaire, zone obscure autour du projectile, diminution de clarté du poumon entier ou du lobe qui contient le fragment métallique, diminution de l'expansion pulmonaire, et de l'amplitude des mouvements respiratoires. Tous ces éléments sont utiles pour la discussion de l'indication ou contre-indication opératoire.

On procédera ensuite à une localisation aussi soigneuse que possible. Nous avons montré qu'en pratique une détermination très précise est douteuse et nullement nécessaire. Néanmoins on s'entourera pour cette recherche de tous les soins possibles

Pour faire cette localisation chacun emploiera le procédé dont il a l'habitude, le meilleur étant toujours celui que l'on connaît le mieux et qu'on sait appliquer avec le moins d'erreurs.

J'estime cependant qu'il est mieux de ne pas se contenter d'une seule indication, mais qu'il est très utile de déterminer la situation et la profondeur du projectile par rapport à plusieurs points de la paroi du thorax. Un point postérieur, un point antérieur et un point latéral suffisent ordinairement, mais il serait facile d'en prendre d'autres. Cela permet au chirurgien de choisir la voie qui lui paraîtra la plus commode pour aborder le corps étranger, cette voie étant loin d'être toujours la plus courte.

Pour établir rapidement ces données avec une exactitude suffisante, on peut utiliser des procédés de mensuration radioscopiques.

Le procédé de *Hirtz* et *Gallot* décrit par Gallot dans les *Archives d'Électricité médicale* (avril 1915, p. 115), permet de faire rapidement et sans aucun calcul le repérage en profondeur au moyen d'un écran percé et d'un fil à plomb. Il donne en quelques instants la profondeur d'un corps étranger par rapport à autant de points de la paroi que l'on voudra.

Pour aller encore plus vite, lorsqu'on a affaire à des blessés valides ce qui est fréquent, j'ai fait modifier cet appareil pour pouvoir faire le repérage en position debout. J'ai remplacé le fil à plomb par une tige rigide graduée, glissant dans un manchon fixé en face du trou et maintenu toujours perpendiculaire à la surface de l'écran, par suite dans l'axe du rayon normal d'incidence.

Je ne donne pas ce procédé pour irréprochable, mais il est simple, commode, rapide; il supprime toute erreur de calcul et toute erreur d'appréciation pour la distance et le déplacement de l'anticathode dont on n'a même pas à tenir compte.

Voici donc des renseignements multiples et suffisamment précis pour permettre au chirurgien de choisir le point par lequel il trouve plus rationnel d'aborder le thorax.

Comment maintenant allons-nous le guider au cours de l'intervention.

Si malgré les déplacements inévitables provoqués par les mouvements respiratoires et le pneumo-thorax, le chirurgien a la chance de trouver rapidement le corps étranger, le rôle du radiographe est terminé.

Si cette heureuse solution n'intervient pas, il ne faut pas s'entêter à chercher le projectile à l'aveugle et s'exposer à déchirer inutilement le poumon. Il faut indiquer au chirurgien la situation exacte de ce qu'il cherche.

Un seul procédé paraît rationnel, l'examen sur la table radioscopique; car à corps mobile, nous devons opposer un moyen de recherche mobile.

La table chirurgicale sera en même temps une table radioscopique permettant de faire par intervalles un court examen et de dire au chirurgien quelle situation occupe le corps étranger, par rapport à une pince ou à tout autre instrument métallique orienté dans la plaie de façon convenable. Le tout est d'avoir une table munie de moyens de protection suffisants, pour mettre à l'abri le chirurgien et ses aides; de s'en servir le moins possible et pendant de très courts instants, en raison du danger très réel de ces examens.

D'autres procédés de localisation et de guidage peuvent assurément donner aussi de bons résultats entre les mains d'opérateurs habitués à les utiliser. Je ne veux pas être exclusif, et je le répète, le procédé le meilleur est celui que l'on connaît bien et dont on a le mieux la pratique.

Si j'ai exposé un peu longuement la méthode précédente c'est qu'elle m'a paru simple et facile, qu'elle élimine toute instrumentation compliquée et ne nécessite en somme qu'une table radioscopique dont il existe, il est vrai, toute une série de modèles très beaux et assez complexes, mais qu'il est facile d'improviser avec un peu d'adresse et d'ingéniosité [1].

III. Conduite à tenir. Indications et contre-indications opératoires. — La conduite à tenir dans les plaies pénétrantes du thorax intéresse au plus haut point le radiologiste, parce que dans la discussion au sujet des indications et contre-indications opératoires, à côté des renseignements cliniques médicaux et chirurgicaux, une grande place doit être faite aux renseignements radiologiques.

Il est donc nécessaire que le radiologiste soit à même d'apprécier exactement la valeur des arguments fournis par son examen.

Nous retiendrons trois groupes de faits.

A. *Indication formelle et urgente.* — Dans un *premier groupe* nous avons à faire à des malades infectés fébriles, présentant l'aspect de grands malades.

L'examen radioscopique nous indiqne que le foyer d'infection ou de suppuration est intra-thoracique. Il nous montre des ombres pathologiques étendues de forme et d'aspect variable sur la description desquelles ce n'est pas le lieu d'insister.

Ces images nous indiquent l'existence soit d'une infection pleurale : pleurésie purulente totale ou enkystée, hémothorax ; soit d'une infection pleuro-pulmonaire : pyo-pneumo-thorax, gangrène pleuro-pulmonaire ; soit d'une collection pulmonaire limitée : abcès du poumon.

Dans tous ces cas l'indication opératoire est non seulement formelle mais urgente. Point n'est besoin de s'embarrasser de la recherche d'un projectile ou de son repérage. C'est un malade qui ne dépend pas de la chirurgie des projectiles de guerre, mais de la chirurgie des complications septiques pleuro-pulmonaires, dont les indications sont déjà bien établies et connues.

Si après l'intervention le projectile n'est pas éliminé, le blessé rentre dans un des groupes suivants.

1. Signalons spécialement la table de Wullyamoz et le modèle modifié par Arcelin.

B. *Indication formelle non urgente.* — Dans un *second groupe* nous rangerons toute une série de blessés, qui sans présenter des symptômes de grande infection, ni de foyers de suppuration apparents, sont porteurs de projectiles intra-pulmonaires mal supportés.

Chez ces malades nous observons *cliniquement* de petites poussées de congestion pulmonaire, ou bien de petits épanchements pleuraux, des hémoptysies à répétition, des poussées de bronchite.

L'examen du thorax montre une diminution de sonorité ou même une matité limitée, des modifications dans la transmission des vibrations : exagération ou abolition; des râles, des ronchus, des frottements, une respiration un peu soufflante, le plus souvent du silence respiratoire.

Au *point de vue fonctionnel* ces malades toussent et crachent, ils ont de la dyspnée, surtout de la dyspnée d'effort, de la tachycardie, des douleurs thoraciques révélées ou exagérées par la toux et par la marche.

L'*état général* est défectueux, certains ont des poussées fébriles intermittentes, d'autres pâlissent et maigrissent; quelques-uns ont passé pour des tuberculeux jusqu'au jour où l'examen radiographique a décelé l'existence d'un projectile ignoré.

L'*examen radiologique* non seulement révèle la présence du projectile et préside à sa localisation, mais encore fournit une série d'indications précieuses qui montrent une diminution considérable de la valeur fonctionnelle du poumon atteint.

Tantôt on constate une obscurité diffuse, peu étendue, limitée au pourtour du projectile ou à son voisinage.

Tantôt l'obscurité s'étend à tout le lobe intéressé et parfois même au poumon tout entier. L'expansion vésiculaire provoquée par l'inspiration forcée ou par la toux a complètement disparu, tandis qu'elle persiste dans l'autre poumon.

L'étendue de la course du diaphragme dans les mouvements respiratoires est limitée, parfois des exsudats pleuraux surajoutés obscurcissent la base, effacent partiellement ou totalement le contour du diaphragme, l'immobilisent et comblent le sinus costal.

Dans tous les cas de cette catégorie, il est évident que le projectile est la seule cause de tous les accidents. Il y a encore indication opératoire formelle, mais elle n'est pas urgente. On a tout le temps d'étudier la situation du corps étranger et les réactions qu'il provoque. Une fois tous ces renseignements recueillis on pourra entreprendre l'intervention.

C. *Indication discutable.* — Enfin dans un *troisième* et *dernier groupe,* nous rangerons les corps étrangers bien tolérés. Certains blessés présentent une tolérance parfaite. Je connais un soldat porteur d'un gros éclat d'obus (25 millimètres sur 15) dans le poumon droit qui depuis dix mois n'a jamais éprouvé le moindre malaise; chez lequel on ne trouve aucun trouble physique ou fonctionnel décelable à l'examen clinique ou radioscopique.

D'autres ont une tolérance moins parfaite et ressentent de très légers troubles fonctionnels tels que dyspnée d'effort légère, palpitations, douleurs thoraciques, réflexes nerveux; mais pas de toux, aucun signe physique à l'auscultation, aucune réaction fébrile. Pour quelques-uns on peut se demander si ces légers malaises ne sont pas le fait de la suggestion.

Jusqu'à présent nous n'avions vu que des indications opératoires formelles, sur lesquelles tout le monde est unanime. Cette troisième catégorie renferme des cas plus discutables, et qui au point de vue intervention, sont résolus positivement par les uns, négativement par les autres.

Voyons leurs arguments.

Les premiers avec Marion et Duval sont formellement interventionnistes. Pour eux tout projectile intra-pulmonaire doit être enlevé, parce qu'il peut devenir le point de départ d'une infection secondaire, et qu'il y a *toujours* un petit foyer de suppuration autour du projectile.

Il est certain qu'il est inquiétant d'abandonner un projectile dans le poumon surtout s'il est d'un certain volume. Il y a là quelque chose d'anormal, d'anti-chirurgical. C'est une solution qui ne laisse pas toute satisfaction et toute tranquillité.

Une raison d'un autre ordre a été aussi invoquée par certains interventionnistes. C'est que tout homme qui se sait porteur d'un projectile intra-pulmonaire est perdu au point de vue militaire. Cet argument qui peut avoir sa raison d'être actuellement n'est pas d'ordre médical, après la guerre il perdra toute sa valeur, nous ne le retiendrons pas.

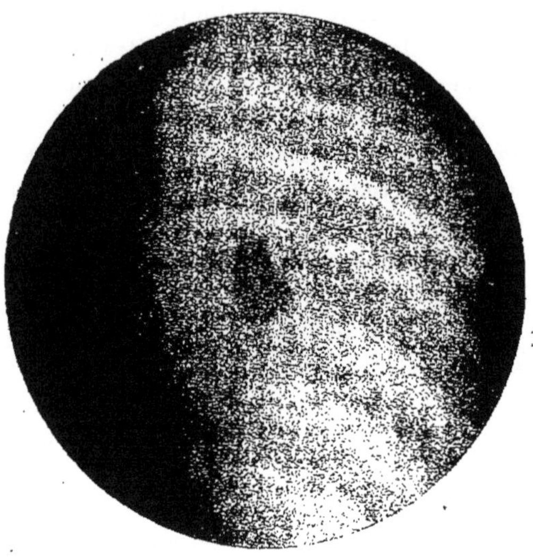

Gros éclat d'obus intra-pulmonaire très bien supporté depuis 10 mois. Aucune réaction appréciable, aucun trouble fonctionnel.

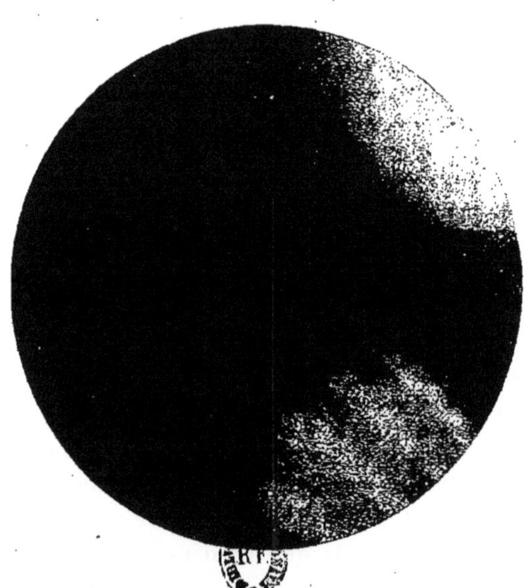

Gros éclat d'obus intra-pulmonaire avec réaction importante. Obscurité de tout le sommet du poumon.

Les seconds restent partisans de l'abstention. Certains projectiles disent-ils sont très bien tolérés depuis très longtemps. On a cité des cas de 14 à 18 mois sans aucun accident.

Si l'intervention était comme on le prétend sans danger, on pourrait s'y résoudre, mais il y a des cas de mort (Observ. de *Leriche* avec autopsie négative).

Il n'est pas bon de répandre dans le public médical l'idée d'intervention simple, bénigne et nécessaire. Cela peut être vrai pour les chirurgiens de carrière, mais on peut être sûr que ceux-là ne se décideront qu'à bon escient. Cela est au contraire fort dangereux pour les chirurgiens d'occasion qui sont ceux qui ne doutent de rien. Ils n'hésiteront pas à se lancer dans une intervention délicate et dangereuse sur la foi d'une communication brillante ou d'un article théorique.

Attendons comme le veut *Tuffier* une indication formelle et précise avant de nous décider. *Primum non nocere.*

Contre-indications. — Certains chirurgiens précisent même des cas particuliers de contre-indication. *Mauclaire* signale la situation profonde du projectile au voisinage des gros vaisseaux hilaires, ce qui augmente les risques opératoires. *Quénu* indique comme contre-indication la multiplicité des projectiles ce qui compliqne la technique opératoire.

Enfin tous les chirurgiens ne sont pas du même avis au sujet de l'état local du poumon au voisinage du corps étranger.

Certains prétendent trouver un petit foyer de suppuration d'une façon constante.

D'autres m'ont affirmé n'avoir rencontré dans certains cas, aucune trace d'infection ou de suppuration. Ils disent avoir trouvé déjà le projectile en voie d'enkystement dans un tissu pulmonaire densifié ou sclérosé tout autour[1]. Cette constatation a une très grande valeur parce qu'elle montre que certains projectiles peuvent s'enkyster dans le poumon, s'entourer de tissu scléreux et peut-être plus tard d'une infiltration calcaire comme un tubercule guéri. Dans ce cas ils pourraient être indéfiniment tolérés. Il est évident que pour bien juger cette question un recul de quelques années est nécessaire.

1. Belot (*Journal de Radiologie et d'Électrologie*, mai-juin 1916) démontre radiographiquement la formation de ces cicatrices fibreuses en présence du proj[illegible].

Conclusion. — Dès à présent nous devons conclure qu'il ne faut pas admettre de règle absolue parce que l'absolutisme est une erreur en médecine. Il n'y a pas seulement des projectiles et une technique operatoire ; il y a des blessés. des médecins et des chirurgiens. La décision doit toujours rester affaire de sens clinique, de jugement, de prudence et de conscience professionnelle.

TABLE DES MATIÈRES

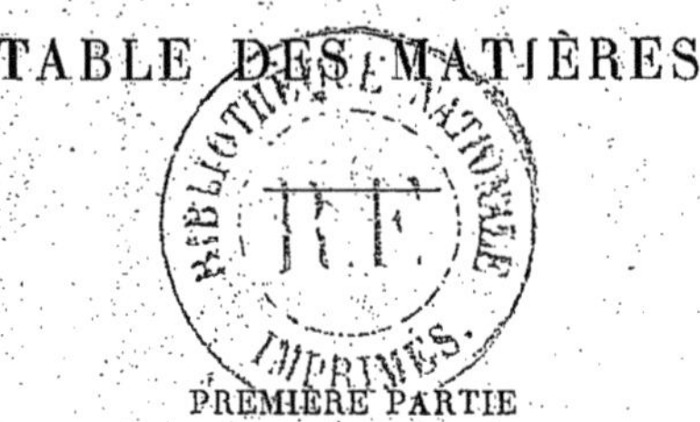

PREMIÈRE PARTIE

Généralités.

DEUXIÈME PARTIE

Étude radiologique des Plèvres

TROISIÈME PARTIE

Étude radiologique des Bronches.

QUATRIÈME PARTIE

Étude radiologique des Poumons.

CINQUIÈME PARTIE

Plaies pénétrantes du thorax par projectiles de guerre.

CHARTRES. — IMPRIMERIE DURAND, RUE FULBERT.

MASSON ET CIE, ÉDITEURS
LIBRAIRES DE L'ACADÉMIE DE MÉDECINE
120, BOULEVARD SAINT-GERMAIN, PARIS

Nº 785 Mars 1916.

RÉCENTES PUBLICATIONS MÉDICALES

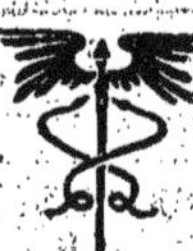

Collection des PRÉCIS MÉDICAUX

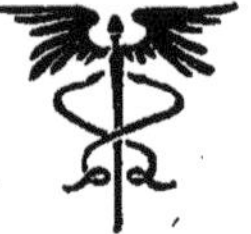

(VOLUMES IN-8º, CARTONNÉS TOILE ANGLAISE SOUPLE)

Anatomie et Dissection, par **H. ROUVIÈRE,** chef des travaux anatomiques et professeur agrégé à la Faculté de Médecine de Paris. — TOME I. — **Tête, Cou, Membre supérieur.** (*197 fig., presque toutes en couleurs*). . . . . **12** fr.

TOME II (*et dernier*) : **Thorax, Abdomen, Bassin, Membre inférieur** (*259 figures*) . . . . **12** fr.

Ce volume est avant tout un livre d'enseignement : M. Rouvière a pensé qu'il ne fallait pas se contenter d'indiquer à l'étudiant, par une énumération forcément aride, ce qu'il va rencontrer, mais qu'il était nécessaire de l'avertir au préalable des principaux détails d'ordre systématique concernant le segment considéré, et de les lui montrer clairement par des figures. De cette manière, l'élève prendra d'abord une connaissance de la région, puis pourra entreprendre la dissection en suivant les indications du paragraphe de technique.

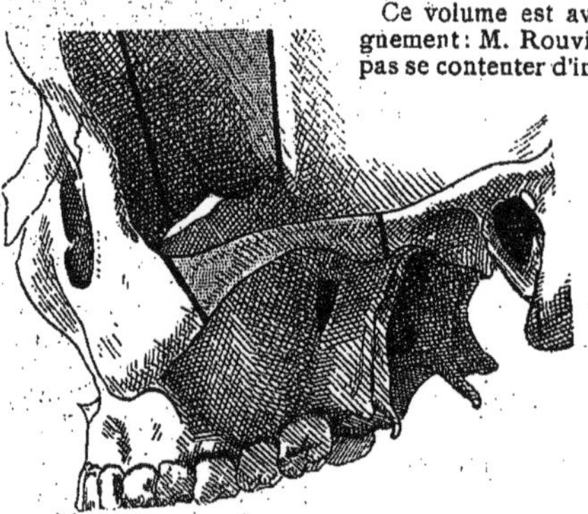

Fig. 112. — Section de la paroi externe de l'orbite.

COLLECTION DE PRÉCIS MÉDICAUX *(Suite)*

Hygiène, par J. COURMONT, professeur à la Faculté de Lyon, avec la collaboration de **Ch. LESIEUR** et **A. ROCHAIX**. (810 pages, 227 figures en noir et en couleurs) . . . . . . **12** fr.

Déontologie et Médecine professionnelle, par Et. **MARTIN**, professeur à la Faculté de Lyon . . . . . . **5** fr.

Introduction à l'étude de la Médecine, par **G.-H. ROGER**, professeur à la Faculté de Paris. 5e *édition*. **10** fr.

Dissection, par le professeur **P. POIRIER** et **A. BAUMGARTNER**, ancien prosecteur, 2e *édition* (241 *figures*) . **8** fr.

Physique biologique, par **G. WEISS**, prof. à la Faculté de Paris. 3e *édition* (575 *figures*). **7** fr.

Anatomie Pathologique, par **M. LETULLE**, professeur à la Faculté de Paris, et **L. NATTAN-LARRIER**, ancien chef de Laboratoire à la Faculté.

TOME I. *Histologie pathologique générale; Anatomie pathologique spéciale* (*App. circulatoire, respir.; Plèvre; Médiastin*), 248 fig. **16** fr.

TOME II (et dernier) *en préparation*.

Les auteurs ont rejeté les notions schématiques et les théories pour donner une description exacte des lésions. C'est donc, au sens propre du mot, un *Précis*. Leur ouvrage est brillamment illustré : ses 248 figures sont *toutes* originales.

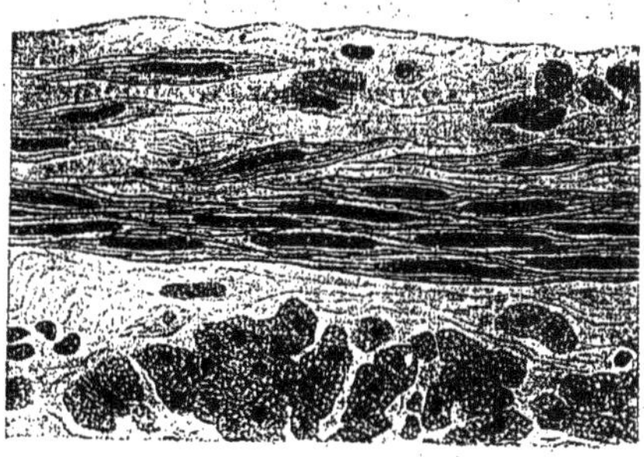

Fig. 29. — Muscles lisses dans un leiomyome utérin.

Physiologie, par Maurice **ARTHUS**, professeur à l'Université de Lausanne. 4e *édition* (320 fig.) . . . . **12** fr.

Chimie physiologique, par **M. ARTHUS**. 7e *édit* (130 fig., 5 planches en couleurs). **7** fr.

Examens de Laboratoire *employés en clinique*, par **L. BARD**, professeur à l'Université de Genève, avec la collaboration de MM. **G. MALLET** et **H. HUMBERT**. 2e *édition* (162 *figures en noir et en couleurs*). **10** fr.

COLLECTION DE PRÉCIS MÉDICAUX (*Suite*)

Parasitologie, par **E. BRUMPT**, professeur agrégé à la Faculté de Paris. 2e *édition entièrement remaniée et complétée* (1011 pages, 698 figures, dont 251 originales et 4 planches hors texte en couleurs). . . . **14** fr.

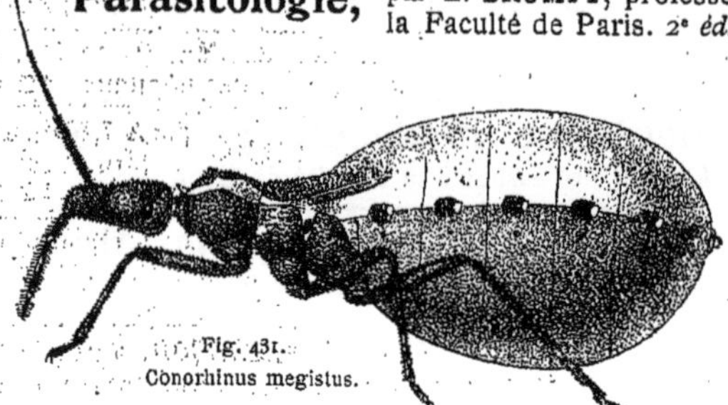
Fig. 431. Conorhinus megistus.

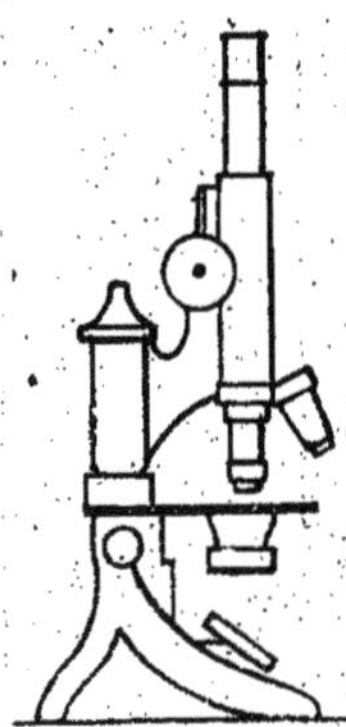

Microscopie *Technique, Expérimentation, Diagnostic*, par **M. LANGERON**, préparateur à la Faculté de Médecine de Paris, chef des travaux de parasitologie à l'Institut de Médecine Coloniale ; Préface du professeur **R. Blanchard**. 2e *édition*. 1 vol., 292 pages (*824 figures*) . . . . . **12** fr.

Ce nouvel ouvrage contient condensé pour les étudiants et tous ceux qui travaillent au laboratoire, ce qu'il faut savoir du Microscope, de sa technique, des procédés de préparation, de conservation et de récolte des objets d'examen.

Diagnostic médical et Exploration clinique, par **P. SPILLMANN, P. HAUSHALTER**, professrs, et **L. SPILLMANN**, agrégé à la Fac. de Nancy, 2e *éd.* **8** fr.

Médecine infantile, par **P. NOBÉCOURT**, agrégé à la Faculté de Paris. 2e *éd.* (*136 fig., 2 planches*). . . . . **14** fr.

Chirurgie infantile, par **KIRMISSON**, prof. à la Fac. de Paris, 2e *éd.* (*475 fig.*). **12** fr.

Médecine légale, par **LACASSAGNE**, Pr à l'Université de Lyon, 2e *édition* (*112 fig. et 2 pl.*). **10** fr.

Ophtalmologie, par **V. MORAX**, ophtalmologiste de l'hôpital Lariboisière, 2e *édition* (*427 figures*). **14** fr.

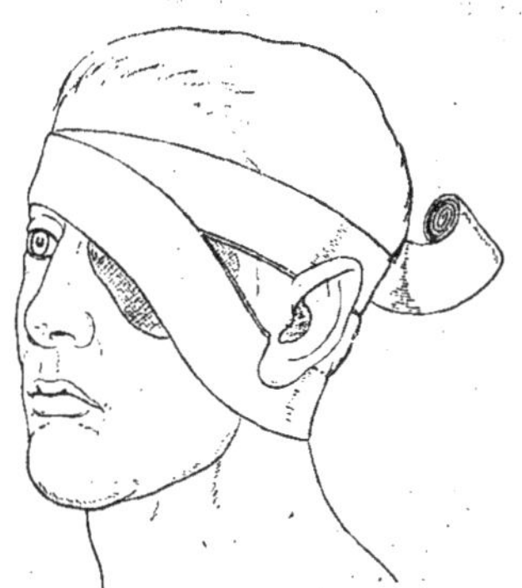

Ophtalmologie

du Médecin praticien

PAR

Le Dr Albert TERSON

1 vol. in-8° de 498 pages (347 figures) et une planche hors texte en couleurs.

Relié toile. . . . . **12** *fr.*

DANS LA MÊME COLLECTION

Oto-rhino-laryngologie

du Médecin praticien

Par le Dr Georges LAURENS

Ancien interne et assistant d'otologie des hôpitaux.

DEUXIÈME ÉDITION REVUE ET AUGMENTÉE

1 *vol. in-8° de* x-448 *pages* (593 *figures*) *relié toile*. . . . . **10** *fr.*

Traité de l'examen des Crachats

Étude Histochimique, Cytologique, Bactériologique et Chimique, par **F. BEZANÇON**, Professeur agrégé à la Faculté de Médecine de Paris, Médecin des Hôpitaux, et **S. I. DE JONG**, Ancien chef de clinique à la Faculté de Médecine de Paris. 1 vol. in-8° de 411 pages, avec 8 planches en couleurs . . . . **10** fr.

G.-M. DEBOVE
Doyen de la Faculté de Médecine, Membre de l'Académie de Médecine.

Ch. ACHARD
Professeur agrégé à la Faculté,
Médecin des hôpitaux.

J. CASTAIGNE
Professeur agrégé à la Faculté,
Médecin des hôpitaux.

Manuel des Maladies du Foie et des Voies Biliaires

Par J. CASTAIGNE et M. CHIRAY

1 *vol. de* 884 *pages, avec* 300 *figures dans le texte* . . . . . . **20** *fr.*

Manuel des Maladies du Tube digestif

Tome I : ***BOUCHE, PHARYNX, OESOPHAGE, ESTOMAC***

par G. PAISSEAU, F. RATHERY, J.-Ch. ROUX

vol. grand in-8° de 725 *pages, avec figures dans le texte* . . **14** *fr.*

Tome II : ***INTESTIN, PÉRITOINE, GLANDES SALIVAIRES PANCRÉAS***

par M. LOEPER, Ch. ESMONET, X. GOURAUD, L.-G. SIMON, L. BOIDIN et F. RATHERY

1 *vol. grand in-8° de* 810 *pages, avec* 116 *figures dans le texte.* **14** *fr.*

Traité Élémentaire de Clinique Médicale

PAR
G.-M. DEBOVE
Doyen honoraire de la Faculté de Médecine, membre de l'Académie de Médecine.
ET
A. SALLARD
Ancien interne des Hôpitaux de Paris.

1 *vol. grand in-8° de* 1296 *pages, avec* 275 *figures, relié toile.* **25** *fr.*

Anatomie
ET
Physiologie Médicales

PAR

L. LANDOUZY
Professeur de la Clinique Laënnec,
Doyen de la Faculté de Médecine,
Membre de l'Institut.

Léon BERNARD
Agrégé à la Faculté
de Médecine de Paris,
Médecin de l'Hôpital Laënnec.

AVEC LA COLLABORATION DE

MM. les Drs Léon BERNARD, GOUGEROT, HALBRON, S. I. DE JONG, LÆDERICH, LORTAT-JACOB, SALOMON, SÉZARY, VITRY

1 *vol. gr. in-8° de* 650 *pages, avec* 336 *figures en noir et en couleurs,* 6 *planches hors texte, relié toile* . . . . **20** *fr.*

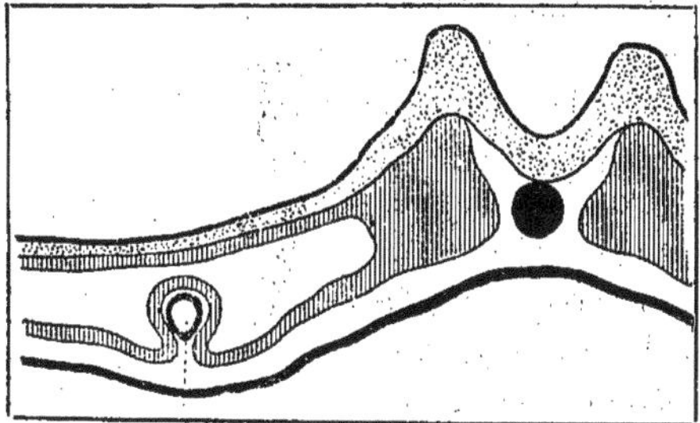
Fig. 64. — Schéma d'un embryon montrant la formation des tubes vasculaires cardiaques.

Original dans sa conception et son exécution, cet ouvrage présente sur un plan nouveau un ensemble de connaissances jusqu'ici éparses dans des manuels distincts. — Étude à la fois *morphologique et physiologique* (c'est ce qui fait son originalité), ce volume comporte dans le texte et en planches hors texte de nombreuses figures.

Manuel
de Pathologie Interne

Par G. DIEULAFOY
Professeur de clinique médicale à la Faculté de Médecine de Paris,
Médecin de l'Hôtel-Dieu, Membre de l'Académie de Médecine.

16e *édition.* 4 *vol. in-*16 *avec fig. en noir et en couleurs, cart.* **32** *fr.*

Vient de paraître :

Les Bronchites chroniques

Leur traitement

PAR MM.

Antoine FLORAND — Médecin de l'hôpital Lariboisière.
Max FRANÇOIS — Assistant de consultation à l'hôpital St-Antoine.
Henri FLURIN — Médecin des Eaux de Cauterets.

1 vol. in-8°, de VIII-*351 pages* . . . . 4 fr.

Culture Physique et Cures d'exercice

Par le Dr Francis HECKEL

A une époque où les soins donnés à l'éducation physique se sont fortement enracinés dans les mœurs, il a semblé qu'on pouvait écrire mieux qu'un *Manuel de gymnastique* ou qu'un *Traité de physiologie*. Cet ouvrage expose ce que *tous* devraient savoir de ces sujets, ce que cependant aucun enseignement organisé n'est chargé d'apprendre aux jeunes générations.

1 *volume in-8° de* 624 *pages, avec* 24 *planches* . . . . 10 *fr.*

Inspection-Palpation Percussion-Auscultation

Leur Pratique en Clinique médicale

PAR

M. LETULLE

Professeur à la Faculté de Médecine de Paris,
Membre de l'Académie de Médecine.

1 *volume p. in-8° de* VIII-264 *pages, avec* 106 *figures expliquées et commentées* . . . . 3 *fr.*

BIBLIOTHÈQUE DE THÉRAPEUTIQUE CLINIQUE

à l'usage des Médecins praticiens (*suite*)

LES

Médicaments usuels

Par le Dr Alfred MARTINET

QUATRIÈME ÉDITION, ENTIÈREMENT REVUE

1 vol. in-8° de 609 pages, avec figures dans le texte . . . . . **6** *fr.*

Les Aliments usuels

Composition — Préparation

Par le Dr Alfred MARTINET

DEUXIÈME ÉDITION, ENTIÈREMENT REVUE

1 volume in-8° de VIII-352 *pages, avec figures* . . . . **4** *fr.*

Les Agents physiques usuels

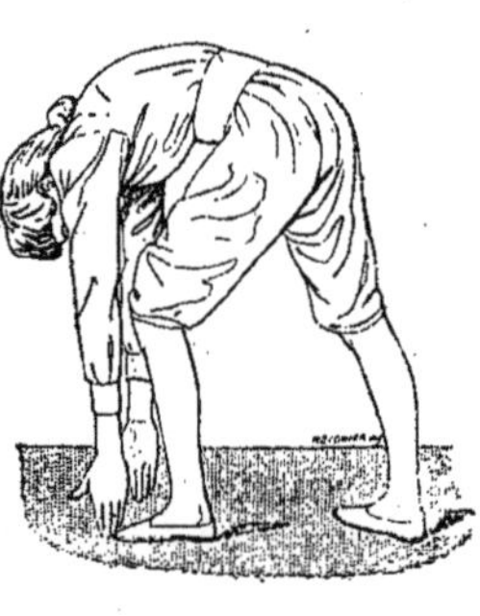

(Climatothérapie — Hydrothérapie Crénothérapie — Thermothérapie Méthode de Bier — Kinésithérapie Électrothérapie — Radiumthérapie)

Par les Drs A. MARTINET, A. MOUGEOT, P. DESFOSSES, L. DUREY, Ch. DUCROCQUET, L. DELHERM, H. DOMINICI.

1 vol. in-8° de XVI-633 *pages, avec 170 fig. et 3 planches hors texte.* **8** *fr.*

Traité Médico-Chirurgical

DES

Maladies de l'Estomac

et de l'Œsophage

PAR MM.

A. MATHIEU
Médecin
de l'Hôpital St-Antoine.

L. SENCERT
Professeur agrégé
à la Faculté de Nancy.

TH. TUFFIER
Professeur agrégé,
Chirurgien
de l'Hôpital Beaujon.

AVEC LA COLLABORATION DE

J.-CH. ROUX
Ancien interne
des Hôpitaux de Paris.

ROUX-BERGER
Prosecteur
à l'Amphithéâtre
des Hôpitaux.

F. MOUTIER
Ancien interne des hôpitaux de Paris.

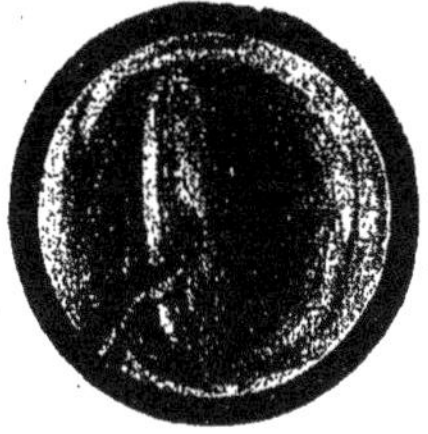

Fig. 43
Extraction œsophagoscopique
d'une pièce de monnaie.

1 *vol. gr. in-8° de* 934 *pages*
avec 300 *figures dans le texte.* **20 fr.**

Pressions artérielles

et Viscosité sanguine

CIRCULATION — NUTRITION — DIURÈSE

Par le Docteur **Alfred MARTINET**

1 *vol. in-8° de* 273 *pages, avec* 102 *figures en noir et en couleurs.* **7 fr.**

La Pratique Neurologique

PUBLIÉE SOUS LA DIRECTION DE

PIERRE MARIE

Professeur à la Faculté de Médecine de Paris, Médecin de la Salpêtrière.

PAR MM.

O. CROUZON, G. DELAMARE, E. DESNOS, G. GUILLAIN, E. HUET, LANNOIS, A. LÉRI, F. MOUTIER, POULARD, ROUSSY

1 vol. gr. in-8°, de 1408 *p., avec* 302 *fig. Relié toile* . . . . . . 30 fr.

Les Manifestations Fonctionnelles des Psycho-névroses *Leur Traitement par la Psychothérapie*, par J. **DEJERINE** et E. **GAUCKLER**. 1 *vol. grand in-8° de* IX-561 *pages, avec 1 planche hors texte* . . . . **8** fr.

Les Psycho-névroses *et leur traitement moral*, par le professeur **DUBOIS**, préface du professeur **DEJERINE**. 3e *édition*. 1 *vol. in-8° de* 560 *pages*. . . . . **8** fr.

Notions indispensables aux Infirmières

par Henri **HARTMANN**, professeur de Clinique chirurgicale à la Faculté de Médecine de Paris. 1 *vol. in-8°* (53 *figures dans le texte et* 29 *figures en appendice*). . . . . **1** fr.

Les Phagocytes en Chirurgie

Par le Dr Raymond PETIT

avec une Préface de M. le Professeur METCHNIKOFF

1 *vol. in-8°, avec 2 planches hors texte en couleurs*. . . . . . **8** *fr.*

Deux cents Consultations médicales *pour les Maladies des Enfants*, par le Dr **Jules COMBY**, médecin de l'hôpital des Enfants malades. 5e *édition*. 1 *vol. in-16, cartonné toile.* **3** fr. **50**

Guide pour l'Évaluation des Incapacités

DANS LES ACCIDENTS DU TRAVAIL

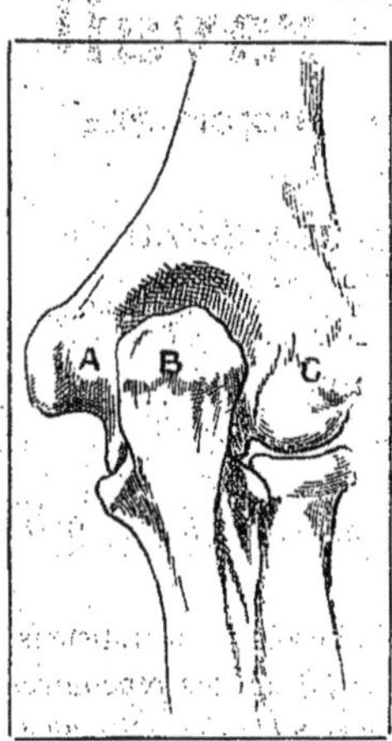

PAR

L. IMBERT
Agrégé des Facultés,
Professeur à l'Ecole de Médecine de Marseille,
Médecin expert près les Tribunaux.

C. ODDO
Professeur à l'Ecole de Médecine de Marseille,
Médecin expert près les Tribunaux.

P. CHAVERNAC
Médecin expert près les Tribunaux.

Préface de M. René VIVIANI

1 *vol. in-8° de* 950 *pages, avec* 88 *figures, cartonné toile* . . . . **12** *fr.*

Tout accident doit être exprimé en chiffres, puisqu'il se réduit en dernière analyse à une indemnité. Au milieu des incertitudes de la jurisprudence, ce livre guide le médecin, en s'appuyant à la fois sur l'expérience médicale et les connaissances juridiques des auteurs.

Le Vade-Mecum du Médecin Expert

PAR

A. LACASSAGNE
Professeur de Médecine légale
à l'Université de Lyon.

L. THOINOT
Professeur de Médecine légale
à la Faculté de Paris.

1 *volume in*-18, *de* XII-265 *pages, relié peau* . . . . **6** *fr.*

Notions pratiques d'Electricité

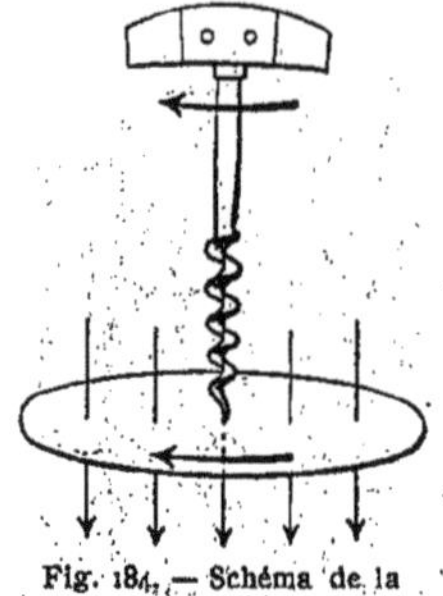

Fig. 184. — Schéma de la règle de Maxwell.

à l'usage des Médecins

Avec renseignements spéciaux pour les Oto-Rhino-Laryngologistes.

Par M. LERMOYEZ

Membre de l'Académie de Médecine,
Médecin des Hôpitaux de Paris.

1 *vol. gr. in-8 de* 863 *pages, avec* 426 *fig., relié toile* . . . . **20** *fr.*

Cet ouvrage est divisé en 10 sections qui traitent du courant électrique ; du magnétisme ; de la mesure, distribution, production, accumulation, réception de l'énergie ; des installations électro-médicales portatives et fixes ; de l'éclairage et du chauffage.

Précis de Radiodiagnostic

Par le Dr JAUGEAS

Assistant de radiographie à l'hôpital Saint-Antoine,
Chef de Laboratoire de radiologie du Dr Béclère.

PRÉFACE DU Dr BÉCLÈRE, MEMBRE DE L'ACADÉMIE DE MÉDECINE

1 *vol. in-8° de* 437 *pages, nombreuses figures et* 48 *planches hors texte, relié toile* . . . . **16** *fr.*

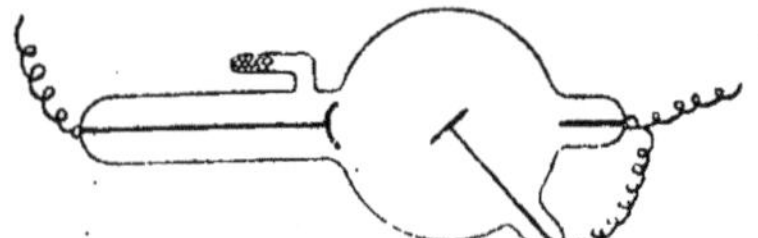

Fig. 11. — Ampoule à potasse.

Les planches hors texte ont été multipliées dans l'ouvrage. — Ce volume expose d'abord les règles d'une installation radiographique et le maniement des instruments. Il étudie ensuite les applications et montre, par des épreuves radiographiques, les caractères sous lesquels apparaissent à l'état normal les régions explorées. Une 3e partie est réservée aux applications cliniques.

Traité d'Histologie

PAR

A. PRENANT
Professeur
à la Faculté de Paris.

P. BOUIN
Professeur agrégé
à la Faculté de Nancy.

L. MAILLARD
Chef des travaux de Chimie biologique
à la Faculté de Médecine de Paris.

Tome I : *Cytologie générale et spéciale*

1 *vol. gr. in-8°, de* 977 *p., avec* 791 *fig. dont* 172 *en couleurs* . . . . **50** *fr.*

Tome II : *Histologie et Anatomie*

1 *vol. gr. in-8° de* XL-1199 *p., avec* 572 *fig. dont* 31 *en couleurs*. . . . . **50** *fr.*

Ce *Traité* est un exposé de la science histologique dans son ensemble, où chaque question est traitée avec le souci de prendre sa place dans un tout systématique. Il présente les rapports que la cytologie, l'histologie et l'anatomie microscopique soutiennent avec la chimie et la physiologie de la cellule, avec l'embryologie, la physiologie et l'histologie pathologique.

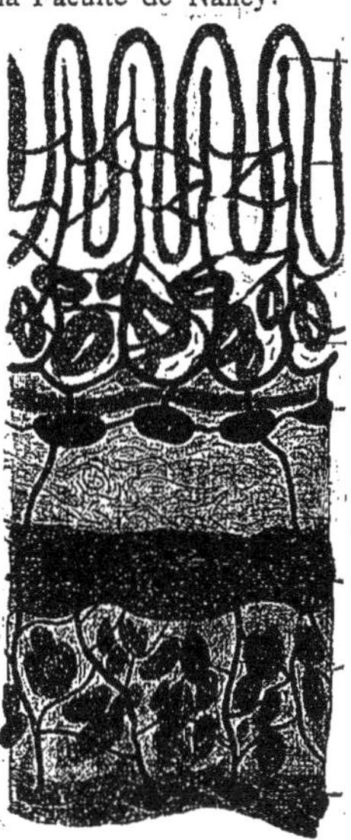

Fig. 405. — Lymphatiques de la paroi stomacale.

Traité de Physiologie

PAR

P.-J. MORAT
Professeur à l'Université de Lyon.

Maurice DOYON
Professeur adjoint à la Faculté de Médecine de Lyon.

TOME I. **Fonctions élémentaires.** — Prolégomènes, contraction. — Sécrétion, milieu intérieur, avec 194 figures. . . . . **15** fr.
TOME II. **Fonctions d'innervation**, avec 263 figures. . . . . **15** fr.
TOME III. **Fonctions de nutrition.** — Circulation. — Calorification. **12** fr.
TOME IV. **Fonctions de nutrition** (*suite et fin*). — Respiration, excrétion. — Digestion, absorption, avec 167 figures. . . . . **12** fr.
En préparation : TOME V ET DERNIER. *Fonctions de relation et de reproduction.*

DIVERS

Maladies du Cuir Chevelu

Par le Docteur **R. SABOURAUD**
Directeur du Laboratoire Municipal à l'Hôpital Saint-Louis.

Tome I. — *Les Maladies Séborrhéiques : Séborrhées, Acnés, Calvitie,* 1 vol. gr. in-8°, avec 91 figures en noir et en couleurs. . . . . **10** fr.

Tome II. — *Les Maladies desquamatives : Pityriasis et Alopécies pelliculaires,* 1 vol. gr. in-8°, avec 122 fig. en noir et en couleurs. . . . . **22** fr.

Tome III. — *Les Maladies cryptogamiques : Les Teignes,* 1 vol, gr. in-8° de VI-855 pages, avec 433 figures et 28 planches . . . . **30** fr.

La Pratique Dermatologique

PUBLIÉE SOUS LA DIRECTION DE MM.

ERNEST BESNIER, L. BROCQ, L. JACQUET

PAR MM. AUDRY, BALZER, BARBE, BAROZZI, BARTHÉLEMY, BÉNARD, ERNEST BESNIER, BODIN, BRAULT, BROCQ, DE BRUN, COURTOIS-SUFFIT, DU CASTEL, CASTEX, DARIER, DEHU, DOMINICI, DUBREUILH, HUDELO, JACQUET, JEANSELME, LAFFITTE, LENGLET, LEREDDE, MERKLEN, PERRIN, RAYNAUD, RIST, SABOURAUD, SÉE, THIBIERGE, TRÉMOLIÈRES, VEYRIÈRES.

4 *vol. reliés, avec figures et* 89 *planches en couleurs.* . **156** *fr.*
Tome I **36** fr. ; Tomes II. III, IV, chacun **40** fr.

L'Alcool

ÉTUDE ÉCONOMIQUE GÉNÉRALE

Ses rapports avec l'Agriculture, l'Industrie, le Commerce, la Législation, l'Impôt, l'Hygiène individuelle et sociale

par LOUIS JACQUET
Ingénieur des Arts et Manufactures.

PRÉFACE DE M. G. CLÉMENCEAU

In-8° de 945 *p., avec* 138 *tableaux,* 13 *graphiques et* 43 *fig.* . **17** *fr.*

Traité de Technique Opératoire

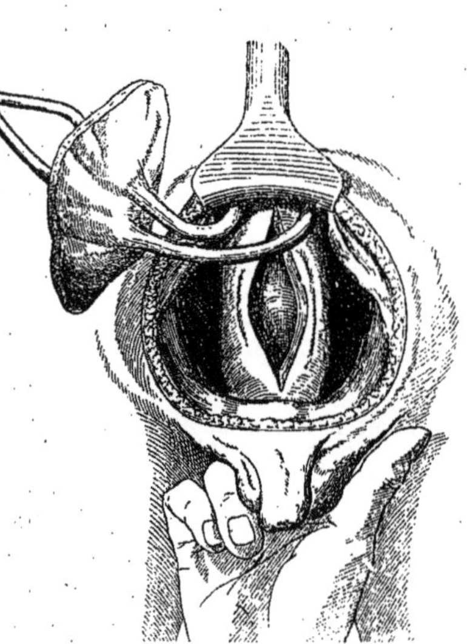

PAR

CH. MONOD

Professeur agrégé à la Faculté de Médecine de Paris.
Chirurgien honoraire des hôpitaux,
Membre de l'Académie de Médecine.

ET

J. VANVERTS

Chirurgien des hôpitaux de Lille,
Ancien interne, lauréat des hôpitaux de Paris, Membre correspondant de la Société de Chirurgie.

DEUXIÈME ÉDITION
ENTIÈREMENT REFONDUE

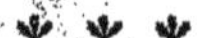

2 volumes grand in-8°, formant XII-2016 pages avec 2337 figures. . . **40** fr.

Précis d'Obstétrique

PAR MM.

A. RIBEMONT-DESSAIGNES	**G. LEPAGE**
Professeur à la Faculté de Médecine Accoucheur de l'hôpital Beaujon, Membre de l'Académie de Médecine.	Professeur agrégé à la Faculté de Médecine de Paris, Accoucheur de l'hôpital de la Pitié.

Sixième édition. 568 figures, dont 400 dessinées par M. RIBEMONT-DESSAIGNES

1 *vol. grand in-8° de* 1420 *pages, relié toile* . . . . **30** *fr.*

Vient de paraître :

Septième édition

Traité de Chirurgie d'urgence

PAR

Félix LEJARS

Professeur à la Faculté de Médecine de Paris,
Chirurgien de l'Hôpital Saint-Antoine.

1 *vol. gr. in-8°, de* 1170 *pages,* 1086 *figures,* 20 *planches.*
Relié en un volume . . . . **30** *fr.*
Se vend également en deux volumes reliés. **35** *fr.*

Cette fois encore le livre a été remis en chantier. Il n'a pas grossi, bien qu'il comporte cinq chapitres nouveaux sur la *dilatation aiguë de l'estomac*, les *interventions d'urgence dans les pancréatites aiguës, l'oblitération des vaisseaux mésentériques*, les *sigmoïdites*, les *luxations du bassin*, de multiples additions de technique et 92 figures nouvelles.

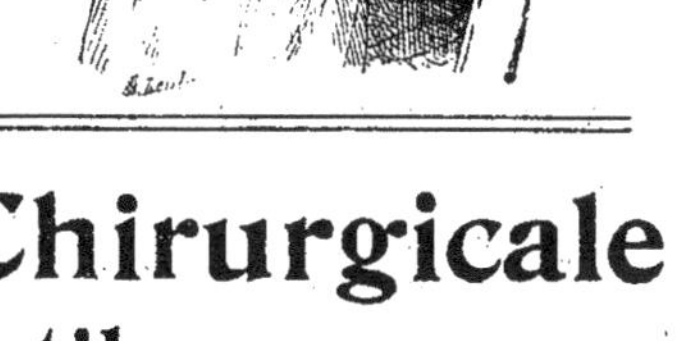

Technique Chirurgicale Infantile

Indications opératoires, Opérations courantes

Par L. OMBREDANNE

Professeur agrégé à la Faculté de Médecine de Paris,
Chirurgien de l'Hôpital Bretonneau.

1 *vol. in-8° de* 342 *pages, avec* 210 *figures* . . . . **7** *fr.*

Traité de Gynécologie Clinique et Opératoire

Par Samuel POZZI

Professeur de Clinique gynécologique
à la Faculté de Médecine de Paris,
Membre de l'Académie de Médecine,
Chirurgien de l'hôpital Broca.

QUATRIÈME ÉDITION, ENTIÈREMENT REFONDUE

AVEC LA COLLABORATION DE **F. JAYLE**

2 vol. gr. in-8° formant ensemble 1500 *pages, avec* 894 *figures dans le texte. Reliés toile* . . . . **40** fr.

Manuel de Dentisterie Opératoire

Par Edward C. KIRK, D. D. S.

Professeur de clinique à l'Université de Philadelphie.

TROISIÈME ÉDITION, REVUE ET AUGMENTÉE

Adaptation française par Raymond LEMIÈRE

1 vol. grand in-8°, de IV-856 *pages, avec* 875 *figures dans le texte*. . . . . **30** *fr.*

PÉRIODIQUES MÉDICAUX		Paris	France et Colonies	Union postale
		fr.	fr.	fr.
Annales de Dermat. et de Syphiligrap.	*Mensuel.*	30 »	32 »	32 »
— de l'Institut Pasteur.	*Mensuel.*	18 »	20 »	20 »
— des Maladies de l'Oreille et du Larynx.	*Mensuel.*	20 »	20 »	25 »
— Médico-Psychologiques. . . .	*Mensuel.*	25 »	25 »	30 »
— de Médecine	*Mensuel.*	20 »	20 »	23 »
Archives d'Anatomie microscopique. .	*4 Fascicules.*	50 »	50 »	50 »
— d'Anthropologie criminelle .	*Mensuel.*	24 »	24 »	27 50
— de Biologie.	*4 Fascicules.*	50 »	50 »	50 »
— de Médecine des Enfants. .	*Mensuel.*	16 »	16 »	18 »
— de Médecine expérimentale et d'Anatomie pathologique.	*Tous les 2 mois.*	30 »	32 »	34 »
Bulletin de l'Académie de Médecine. .	*Hebdomadaire.*	15 »	18 »	20 »
— et Mémoires de la Société de Chirurgie.	*Hebdomadaire.*	25 »	25 »	28 »
— et Mémoires de la Société médicale des Hôpitaux. . . .	*Hebdomadaire.*	25 »	26 »	28 »
— de la Société Française de Dermatologie.	*8 à 10 numéros*	15 »	15 »	17 »
— de l'Institut Pasteur.	*Bimensuel.*	24 »	25 »	26 »
— de la Société d'Etudes scientifiques sur la Tuberculose.	*9 Fascicules.*	8 »	8 »	10 »
— de la Société de Pathologie exotique.	*10 Fascicules.*	18 »	18 »	20 »
Comptes rendus des séances de la Société de Biologie.	*Hebdomadaire.*	25 »	25 »	28 »
Hygiène scolaire.	*10 Fascicules.*	4 »	4 »	4 »
Journal de Chirurgie.	*Mensuel.*	40 »	42 »	44 »
— de Physiologie et Pathologie générale.	*Tous les 2 mois.*	35 »	35 »	40 »
— de Radiologie et d'Electrologie.	*Mensuel.*	25 »	26 »	28 »
— d'Urologie médicale et chirurgicale.	*Mensuel.*	36 »	36 »	40 »
Lyon Chirurgical.	*Mensuel.*	20 »	20 »	25 »
Nouvelle Iconographie de la Salpêtrière	*Tous les 2 mois.*	30 »	32 »	33 »
La Presse médicale	*Bihebdomadaire*	10 »	10 »	15 »
Revue d'Hygiène et de Police sanitaire.	*Mensuel.*	25 »	27 »	28 »
— d'Histologie.	*Plus. Fascicules*	35 »	35 »	37 50
— de Gynécologie et de Chirurgie abdominale.	*Tous les mois.*	28 »	28 »	30 »
— Neurologique	*Bimensuel.*	35 »	35 »	38 »
— Générale d'Ophtalmologie . .	*Mensuel.*	20 »	22 »	22 50
— d'Orthopédie.	*Tous les 2 mois.*	15 »	17 »	18 »
— de la Tuberculose	*Tous les 2 mois.*	12 »	14 »	15 »

77761. — Imprimerie LAHURE, 9, rue de Fleurus, à Paris.

www.ingramcontent.com/pod-product-compliance
Ingram Content Group UK Ltd.
Pitfield, Milton Keynes, MK11 3LW, UK
UKHW020131220726
13923UKWH00001B/103